全国中医药行业高等教育"十四五"创新教材

江 西 中 医 药 大 学 特 色 教 材

中医病因病机理论与应用

（供中医学、中西医临床医学、针灸推拿学等专业用）

主 编 刘红宁 严小军

U0201354

全国百佳图书出版单位

中国中医药出版社

·北 京·

图书在版编目（CIP）数据

中医病因病机理论与应用 / 刘红宁，严小军主编 . —
北京：中国中医药出版社，2021.8
全国中医药行业高等教育"十四五"创新教材
ISBN 978 - 7 - 5132 - 6944 - 5

Ⅰ . ①中⋯　Ⅱ . ①刘⋯②严⋯　Ⅲ . ①中医病理学—
中医学院—教材　Ⅳ . ① R228

中国版本图书馆 CIP 数据核字（2021）第 075842 号

中国中医药出版社出版

北京经济技术开发区科创十三街 31 号院二区 8 号楼
邮政编码　100176
传真　010 - 64405721
山东临沂新华印刷物流集团有限责任公司印刷
各地新华书店经销

开本 787 × 1092　1/16　印张 12　字数 296 千字
2021 年 8 月第 1 版　2021 年 8 月第 1 次印刷
书号　ISBN 978 - 7 - 5132 - 6944 - 5

定价　58.00 元
网址　www.cptcm.com

服 务 热 线　010-64405720
购 书 热 线　010-89535836
维 权 打 假　010-64405753

微信服务号　zgzyycbs
微商城网址　https://kdt.im/LIdUGr
官 方 微 博　http://e.weibo.com/cptcm
天猫旗舰店网址　https://zgzyycbs.tmall.com

如有印装质量问题请与本社出版部联系（010 - 64405510）

编写说明

《中医病因病机理论与应用》是面向中医专业学生介绍中医病因病机理论及相关知识临床运用的一门课程，也可作为中医爱好者的学习读本。

中医病因病机是中医学重要的组成部分，是临床辨证论治的重要依据和导向。通过该课程的学习，我们希望能达到三个培养目标。

一是通过对中医病因概念、中医病机概念、基础理论做出更清晰的阐述，使中医专业学生能系统掌握中医病因、中医病机基本概念与基础理论知识。

二是通过外感病机临证精华、内伤病机临证精华的学习，巩固中医病因病机基础理论知识与相关知识，提升学生运用中医病因病机基础理论知识与相关知识的能力，为临床诊断治疗提供思路与方法。

三是通过对中医病因病机基础理论及相关知识的掌握，尤其是掌握病因病机知识的临床运用，可以坚定中医信念，树立中华优秀传统科技文化自信。

按照这三个培养目标，本教材分为上下两篇。上篇为理论篇，主要介绍中医病因学、中医发病学、中医病机概述、中医病机要素、中医病机分类。下篇为应用篇，主要介绍外感病机临证精华、内伤病机临证精华。

《中医病因病机理论与应用》编委会

2021年1月18日

目　录

上篇　理论篇

第一章　中医病因学 ▷▷▷▷

第一节　概　述

一、概念

所谓病因即疾病发生的原因。徐大椿《医学源流论》言："凡人之所苦，谓之病；所以致此病者，谓之因。"

疾病发生的原因多种多样，包括六淫、疫气、七情内伤、饮食失宜、劳逸过度、痰饮、瘀血、结石、外伤、寄生虫以及先天因素、医源因素、药源因素等。

中医临床通过直接询问发病原因，比如询问是否有传染病接触史，是否有外伤史等寻找病因；还可以通过辨证求因，即通过患者的临床表现，即症状、体征，来推求病因。

历代医家均重视疾病产生的原因、性质和致病特点，提出了不同的病因分类方法。人类对病因的认识是经历了知识积累和经验总结一个漫长的历史过程才发展到今天的。

二、沿革

（一）先秦时期对病因的认识

先秦时代，是指秦朝建立之前的历史时代，是指从传说中的三皇五帝到战国时期，经历了夏、商、西周，以及春秋、战国等历史阶段。

那时人类自身主动改造世界的能力低下、经验不足，因此把自然看成是被一种神秘力量所掌控的。看待疾病也不例外，那时主要使用和神灵相沟通的巫术治疗疾病，随着治疗经验慢慢积累，逐渐出现兼用药物从事医疗活动的专职人员，这些专职人员被称为巫医。《山海经·大荒西经》说："有灵山，巫咸、巫即、巫盼、巫彭、巫姑、巫真、巫礼、巫抵、巫谢、巫罗十巫，从此升降，百药爰在。"《山海经·海内西经》说："巫彭……皆操不死之药以距之。"因此有"医源于巫"之说。

古人对疾病的认识来源于生产生活的观察和实践。殷商时期，我国人类出现了原始的文字——甲骨文，甲骨文记载的殷人疾病名称有 16 种。近期的甲骨文研究将此时代甲骨文记载的疾病种类扩充至 54 种。该时代对于疾病的记载和命名，完全是基于最原始状态下对疾病的外在表象的观察。有按身体部位分类的疾首（头病）、疾身（腹病）、疾足（足病）、疾目、疾耳等；有按疾病的主要特征命名的蛊（ 🜲 ）、龋（ 🜳 ）等，还有心理情志疾病的记载如忧（ 🜴 ）等。这些文字记载了殷商时期人类对疾病的碎片认识，包括病位病因。

我国幅员辽阔、四季分明而东西南北中的气候特点又有差异，古代的农牧业生活与季节变化密切相关，因此古人对天文物候的观察非常细致和系统，天文物候知识相当普及，"三代以上，人人皆知天文"（顾炎武《日知录》）。原始社会，诞生了观象授时，即观察天象有规律的变化来定四季的方法，发明了测天象的圭表和计时的漏壶，提出了日、月、年的概念；夏代，出现了天干地支纪日法；商代，开始干支纪日，以朔望纪月，以太阳回归纪年；西周，著名的二十八宿参考系基本确定，有了十二次和十二辰，产生了岁星纪年和星岁纪年法；春秋时期，对五大行星有了认识；战国时期，制定了星表，并且采用赤道坐标系记述天体方位，有了准确的太阳黑子记录，对极光现象有了丰富的记载，通行古六历。对气象知识的重视和积累为"六气致病说"的产生奠定了基础。

（二）秦国医和的"六气致病说"

我国最早的病因学说是医和提出的"六气致病说"。据《左传·昭公元年》记载：公元前541年，秦国名医医和为晋平公诊病，他认为晦淫过度可以使之发生内热蛊惑之疾，而不是鬼神降灾。

他明确提出了六气致病的理论，指出："天有六气，降生五味，发为五色，徵为五声，淫生六疾。六气曰阴、阳、风、雨、晦、明也。分为四时，序为五节，过则为灾：阴淫寒疾，阳淫热疾，风淫末疾，雨淫腹疾，晦淫惑疾，明淫心疾。"

这说明：第一，四时、五节、六气等变化已被看作重要病因；第二，五味、五声、五色等医学概念已初步形成；第三，五行学说已经实际应用于医学；第四，六淫为病的观点，是后世病因学说的发源。"六气致病说"，具有朴素唯物主义的思想，是我国最早的病因学说。

（三）《黄帝内经》对病因的总结

中医基础理论形成的标志是《黄帝内经》的成书。《黄帝内经》是由许多医家和学者写成于不同时期的，既有写成于战国时期，又有成于秦、汉时期甚至更后，可以说是一部中医学论文集。

《黄帝内经》以阴阳为纲，系统阐述了"六淫""七情""饮食""环境"等致病因素及其特点。《素问·调经论》提出："夫邪之生也，或生于阴，或生于阳。其生于阳者，得之风雨寒暑；其生于阴者，得之饮食居处，阴阳喜怒。"初步把外感病邪称为"阳"，情志和生活不适宜因素称为"阴"。

《素问·阴阳应象大论》说："天有四时五行，以生长收藏，以生寒暑燥湿风……故曰冬伤于寒，春必温病；春伤于风，夏生飧泄；夏伤于暑，秋必痎疟；秋伤于湿，冬生咳嗽。"即阐明六种气候的太过或不及可以导致疾病的发生。

《素问·阴阳应象大论》说:"人有五脏化五气,以生喜怒悲忧恐。故喜怒伤气,寒暑伤形,暴怒伤阴,暴喜伤阳。厥气上行,满脉去形。喜怒不节,寒暑过度,生乃不固。"这是对"七情"致病的记载。

《素问·痹论》说:"饮食自倍,肠胃乃伤。"《灵枢·师传》说:"食饮者,热无灼灼,寒无沧沧,寒温中适,故气将持,乃不致邪僻也。"《素问·阴阳应象大论》说:"水谷之寒热,感则害人之六腑。"《素问·生气通天论》说:"味过于酸,肝气以津,脾气乃绝。味过于咸,大骨气劳,短气,心气抑。味过于甘,心气喘满,色黑,肾气不衡。味过于苦,脾气不濡,胃气乃厚。味过于辛,筋脉沮弛,精神乃殃。"这些论述表明《黄帝内经》十分注重饮食劳逸致病。

《素问·五常政大论》说:"天不足西北,左寒而右凉;地不满东南,右热而左温。""是以地有高下,气有温凉;高者气寒,下者气热。"即认为,在不同地区,气候环境不同对人体会产生不同的影响。

除以上主要致病因素外,《黄帝内经》论及的病因还包括毁伤致病、寄生虫致病、误服药物致病、先天致病等。同时《黄帝内经》还认识到了正气的强弱是致病因素能否侵入人体的关键因素。故《素问·刺法论》说:"正气存内,邪不可干。"

(四)张仲景"三因"学说

东汉张仲景在《金匮要略》中把病因按其传变途径概括为:"千般疢难,不越三条,一者经络受邪入脏腑,为内所因也;二者,四肢九窍,血脉相传,壅塞不通,为外皮肤所中也;三者,房室、金刃、虫兽所伤。以此详之,病由都尽。"

这是对于疾病传变途径的一次较全面的分类,总结了《黄帝内经》的病因学说,并对后世的三因学说产生了启发。

(五)陈无择"三因"学说

至宋代,中医病因学说才形成系统化理论。宋代陈无择结合前人经验,在其著作《三因极一病证方论》明确提出了三因学说,即六淫侵袭为外因,七情所伤为内因,饮食劳倦、跌仆金刃以及虫兽所伤为不内外因。三因分类一直为后世病因分类的规范。

在《三因极一病证方论》中对疫疠、痰饮均有记载,同时陈无择认为三因既可单独致病,也能相兼为病,并强调:"医事之要,无出三因。"

陈氏进一步于治疗上提出"审因辨证论治"的原则,即所谓"分别三因,归于一治",认为"不知其因,施治错谬","三因既明,则所施无不切中"。书中论述临床各科疾病时,无不详别三因,随因而治。

"三因说"及"审证求因"原则的提出使传统中医病因学进一步完善,后世多遵循此说来指导临床。

（六）吴有性"戾气"学说

明末清初的吴有性著有《温疫论》一书，创造性地提出了"戾气"学说，为温病学派的建立奠定了基础。《温疫论》原序说："瘟疫之为病，非风、非寒、非暑、非湿，乃天地间别有一种异气所感。"这种异气又称作"杂气""庚气""病气""疫气"。吴有性提出"戾气"是经口鼻侵犯人体的，突破了前人关于"外邪伤人皆从皮毛而入"的笼统观点。他还推论"天地之杂气，种种不一"，"有是气则有是病"，"一气自成一病"说明戾气种类不同，引起的疾病不同，一种戾气感染，病证相类似。中医病因学在概念上获得了重大突破。

（七）病因学的现代发展

孙广仁教授主编的《中医基础理论》，将病因分为外感病因、内伤病因、病理产物性病因、其他病因。外感病因包括六淫、疫气；内伤病因包括七情、饮食失宜、劳逸；病理产物性病因包括痰饮、瘀血、结石；其他病因包括外伤、寄生虫、先天因素、医过、药邪等。

常富业、王永炎等提出"毒邪"致病论，并将毒邪分为3类：生物性毒邪、物理化学性毒邪和内源性毒邪。许筱颖、郭霞珍等人根据《丹溪心法》中"浊主湿热、有痰、有虚"，《金匮要略心典》中"毒者，邪气蕴结不解之谓"，今人"邪盛谓毒"的观点，提出了"浊毒"致病论。周仲瑛提出"伏毒"致病论。"伏毒"是指内外多种致病的邪毒潜藏于人体某个部位，具有伏而不觉，发时始显的病理特性，表现为毒性猛烈、病情危重或迁延反复的临床特点。其发病多为伏藏的邪毒遇感诱发，如外感新邪、饮食劳倦、情志刺激、胎产伤正等；发病迟早不一，缓急有别，且可因病、因人而异。姜良铎等提出现代社会的环境污染作为致病因素不等同于外感六淫、疫疠，并将环境中对人体有损害的环境因子包括所有环境污染物统称为"环境毒"，并将"环境毒"分为气毒、水毒、食毒、土毒、声毒等。

著名老中医干祖望教授认为"三因"学说需吸收现代病因学的一些内容，进一步完善。外因为六淫和二害（疠疫和污染）；内因为七情和衰退；不内外因包括先天性和后天性因素，其中后天性因素有外来伤害（物理性、生物性、化学性、反射性）和内伤（劳逸过度、饮食不节）。经过历代医家对病因的不断充实完善，才形成了现代基本完备的病因学说体系，而且该学说体系还将不断得到完善。

第二节 中医病因及不同病因的致病特点

中医学对疾病的认识，包括病因、发病和病机三大部分。病因是指凡是破坏人体相对平衡状态而导致疾病的原因。中医把病因分为外感病因（包括六淫和疠气）、内伤病因（包括七情太过、饮食失宜、劳逸、禀赋等）、病理产物形成的病因（如瘀血、痰饮、结石等）和其他病因（外伤、药邪等）四类，不同的病因发病特点各异。

一、外感六淫

《素问·调经论》将一切致病因素统称为邪气。《素问·至真要大论》说："百病之生也，皆生于风、寒、暑、湿、燥、火，以之化之变也。"这里的风、寒、暑、湿、燥、火指自然界的六种气候变化（即六气）。正常的六气各有其用，"燥以干之，暑以蒸之，风以动之，湿以润之，寒以坚之，火以温之"（《素问·五运行大论》）；如果六气之用太过，就会变成六淫即六种致病因素，正如《素问·阴阳应象大论》中说"风胜则动，热胜则肿，燥胜则干，寒胜则浮，湿胜则濡泻"。

《金匮要略·脏腑经络先后病脉证》云："清邪居上，浊邪居下，大邪中表，小邪中里。""五邪中人，各有法度，风中于前，寒中于暮，湿伤于下，雾伤于上，风令脉浮，寒令脉急，雾伤皮腠，湿流关节，食伤脾胃，极寒伤经，极热伤络。"这条原文是对各种外邪的特性、致病规律及其临床表现做出的阐述，基本概括了六淫病因学说的主要内容。

1. **风邪**　风为春季的主气，但四季皆有风，故风邪引起的疾病虽以春季为多，但不局限于春季，四季均可发生。中医学认为风邪为外感发病的一种极为重要的致病因素。风邪的性质和致病特点如下。

（1）风为大邪，其性散漫，多中肌表：《素问·太阴阳明论》说"犯贼风虚邪者，阳受之"，"伤于风者，上先受之"，风邪的病变多从人体的上部开始。风邪袭人致病，发病急，变化快，病位不定。风邪有轻扬善行，向上、向外、升发的特点，其性散漫而不居，因其无处不到，故为大邪。常伤及人体的头面、肌表、肩背等属于阳的部位。

（2）风为阳邪，中于前：风邪善动而不静，多侵袭人体阳位而为病，故属阳邪。"风中于前"有三种理解。其一，历代医家多将"前"解释为"午前"，即风为阳邪，中于午前，"寒中于暮"即寒为阴邪，中于日暮。而一日之中，午前为阳，为风邪当旺之时，所以风邪伤人多在午前。其二，"风中于前"之"前"，即为一年之始，亦即春季，春天最易出现风邪致病。其三，"前"指俞穴，"暮"指募穴。俞募穴为一组对应的特定要穴，不仅是脏腑经络之气转输或聚集的枢纽，同时也是脏腑和体表病邪之气出入去留的处所。因风为阳邪，寒为阴邪，"五脏募皆在阴，而俞在阳"（《难经·六十七难》），故风中于俞，寒中于募，正是随其类以相从。《诸病源候论·妇人杂病诸候》进一步指出："俞皆在背，中风多从俞入，随所中之俞而发病。"

（3）善行而数变，为百病之长：《素问·风论》说："风者，善行而数变。""善行"是指风具有病位游移，行无定处的特性。在痹病中，"其风气胜者为行痹"（《素问·痹论》），行痹为肌肉酸痛，或关节疼痛，其痛游走而无定处。"数变"是指风邪致病具有变幻无常和发病迅速的特性。《素问·风论》言："风者百病之长也，至其变化乃为他病也，无常方，然致有风气也。"风邪常常为外邪致病的先导。

（4）风令脉浮：因风邪伤人多侵袭肌表，病位在外，人体正气外出抗邪，鼓动脉气于外，同时风性散漫不收，故使脉象应指多浮而缓。

2. **寒邪** 寒为冬季的主气，冬季气候寒冷，由于气温骤降，防寒保暖不够，则常易感受寒邪。凡致病具有寒冷、凝滞、收引特性的外邪，称为寒邪。寒邪的性质和致病特点如下。

（1）寒为小邪，其性紧束，常中经络之里：寒邪具有寒冷收引之性，与风邪散漫开泄、无处不到之性相反，故相对而言称为小邪。如《金匮要略·脏腑经络先后病脉证》曰："大邪中表，小邪中里。"寒邪侵袭人体，可使气机收敛，皮肤、肌腠、经脉拘急收引，气血凝结，阻滞不通，不通则痛，故而导致各种疼痛的症状，如寒邪侵袭体表经脉，引起头项强痛，骨节疼痛，伤及脏腑经络，可致胸腹冷痛等。

（2）寒为阴邪，中于暮：阳盛则热，阴盛则寒，寒为阴气盛的表现，其性属阴，故为阴邪。关于"寒中于暮"也有三种理解。其一，一日之中，午前为阳，午后为阴。日暮之后，为阴寒最盛之时，亦为人体阳气始衰之时，故寒邪多在此时侵入人体，损伤阳气而令人致病。其二，"暮"即为一年之末，亦即岁暮，亦即冬季。冬天气候寒冷，阴盛阳衰，寒邪极易乘此伤及人体而致病。其三，"暮"指募穴。东垣先生认为若脾胃元气很虚，病传五脏，九窍不通，都是阳气不足、阴气有余之证，治则要抑阴扶阳，取腹部募穴，引阳气上行，说明寒邪侵犯部位和治疗着眼于募穴上。

（3）寒性凝滞而主痛：凝滞，即凝结、阻滞不通之意。人身气血津液所以能运行不息，畅通无阻，全赖阳气的温煦和推动。若寒邪侵入人体，阳气受损，温煦推动功能减弱，使经脉气血阻滞，津液运行、输布失常，变生气滞、瘀血、痰浊、内湿等，并可引起各种疼痛，如头项强痛、身痛、关节疼痛、腹痛等。《素问·举痛论》说："寒气入经而稽迟，泣而不行，客于脉外则血少，客于脉中则气不通，故卒然而痛。"

（4）寒令脉急（紧）：因寒邪收引紧束，侵入人体，使经脉拘急收引，阳气闭郁不宣，气血凝滞不通，故脉象应指多紧急而不柔和。

3. **暑邪** 《素问·五运行大论》说："其在天为热，在地为火……其性为暑。""暑胜则地热。"暑为夏季的主气，乃火热所化。暑邪致病有明显的季节性，主要发生于夏至之后，立秋之前。凡致病具有炎热、升散特性的外邪，称为暑邪。暑邪的性质和致病特点如下。

（1）暑为阳热之邪，其性炎热：《素问·生气通天论》言"因于暑，汗，烦则喘喝，静则多言，体若燔炭，汗出而散"，指出暑邪致病会出现汗多烦渴、喘息气粗、壮热等阳热证候。

（2）暑性升散，耗气伤津：暑性开泄，暑邪伤人则耗气而多汗，故耗气伤津，引起气、阴液亏乏的证候。"散"指暑邪侵犯人体，多直入气分，可致腠理开泄而多汗、口渴喜饮、尿赤短少等津伤之症外，往往可见气短、乏力，甚则耗气太过，清窍失养而突然昏倒、不省人事。故《素问·举痛论》说："炅则腠理开，荣卫通，汗大泄，故气泄。"

（3）暑易夹湿：暑热季节常多雨潮湿，加之人们易贪凉饮冷，故暑邪常易夹湿邪。《素问·生气通天论》言："湿热不攘，大筋软短，小筋弛长。软短为拘，弛长为痿。"暑邪易夹湿气，导致暑湿相兼的病证。

（4）暑伤肺气：暑邪热盛则易伤害肺气。《素问·气交变大论》云："岁火太过，炎暑流行，肺金受邪。"肺为娇脏，不耐寒热，其症状特点为少气、咳喘、血泄、注下、嗌燥、耳聋、中热、肩背热，甚则胸中痛、胁支满、胁痛。暑邪伤肺，易导致肺络损伤，出现咯血咳嗽之症，称为"暑瘵"。

4. 湿邪　湿为长夏主气。长夏是指夏秋之间，即指大暑至秋分前一段时间。天之阳热下降，地之湿气上腾，氤氲熏蒸，是一年中湿气最重的时候。凡致病具有重浊、黏滞、趋下特性的外邪，称为湿邪。湿邪的性质和致病特点如下。

（1）湿为浊邪，流注于下：湿为地之湿气，为浊中之浊。其性类水，水性下行，故湿邪常注于下，易伤人体下部，导致下肢水肿、淋浊、带下、泄泻等病证。

（2）湿为阴邪，易阻遏气机，损伤阳气：湿性重滞而类水，故为阴邪，侵入人体后，留滞于脏腑经络，最易阻遏气机，使气机升降失常，常出现胸闷脘痞、大便不爽、小便短涩等症。脾为阴土，主运化水湿，性喜燥而恶湿。故湿邪留滞，常先困脾，使脾阳不振，运化无权，水湿内停，发为腹泻、尿少、水肿、腹水等病证。

（3）湿性重滞，易流关节："重"即沉重或重着之意，是指感受湿邪，其临床表现多有沉重、重着的特点。如湿邪外袭肌表，则清阳不升、营卫不和而见头重如裹、四肢沉重、倦怠身重。"滞"即黏滞、停滞之意，指湿邪易致经络阻滞，气血不通。关节为宗筋所聚之处，故湿邪留滞经络，则使关节疼痛重着，屈伸不利，甚则肢体肿胀。

（4）有明显的季节性和隐匿性：湿是长夏的主气，故湿邪在夏季最为盛行，而暑湿、泄泻、湿热痢等都是长夏中常见的湿病。且湿邪发病一般较慢，不易被察觉。当今社会，人们多贪凉饮冷，偏嗜肥甘厚味，长期积累致脾阳受伤，湿邪渐生渐积，人多未察觉。

（5）致病的广泛性：湿邪可侵犯人体的多部位，不仅可以侵袭肌表，还可损害脏腑。如湿在上焦，出现头重鼻塞；湿在中焦，则腹满痞胀，呕吐泄泻；湿在下焦，则浮肿，淋浊带下等。此外，湿可引起多种病证，伤湿、湿阻、痰饮、水肿等。湿可与它邪相兼如风湿、暑湿、寒湿、湿热。

5. 燥邪　燥为秋季主气，秋季天地之气不断收敛，空气失去水分导致气候干燥。燥邪为病有温燥、凉燥之分。初秋有夏热之余气，燥与温热相兼侵犯人体，则成温燥；深秋又有近冬之寒气，燥与寒邪相兼侵犯人体，故亦见凉燥病证。凡自然界具有干燥、收敛清肃特性的外邪称为燥邪。燥邪的性质和致病特点如下。

（1）燥性干涩，易伤津液：干涩，即干燥滞涩之意。《素问·阴阳应象大论》说："燥胜则干。"故燥邪为病，易出现伤津干涩症状，如口渴、口咽干燥、皮肤干燥，甚则皮肤皲裂、毛发不荣、尿少、大便干结等。

（2）燥易伤肺及肝：肺为娇脏，喜润恶燥，外合皮毛，开窍于鼻，司呼吸而与大气相通。燥邪伤人，常自口鼻而入，侵犯人体，影响肺的宣发与肃降，出现干咳，或痰少黏腻，甚则咳出血丝痰、胸痛喘逆等。肺与大肠相表里，燥邪伤肺津液，可导致肠燥大便干结。燥在五行属金，金能制木，故燥邪致病常及于肝。又如《素问·气交变大论》说："燥气流行，肝木受邪。民病两胁下少腹痛，目赤痛眦疡。"

6. **火邪**　火热旺于炎热的夏季，并不像暑那样具有明显的季节性，也不受季节气候的限制。火热之气太过，变为火热之邪，伤人致病，一年四季均可发生。外感火热致病，多为直接感受温热邪气所致，亦可由感受风、寒、暑、湿、燥等外邪转化而来，即"五气化火"。火、热为同一性质的病邪。一般认为热为火之渐，火为热之极，并且温能化热，热能化火。自然界中具有火之炎热特性的外邪，称为火（热）邪。火邪的性质和致病特点如下。

（1）火（热）为阳邪，其性炎上："阳胜则热"，阳主燥动而向上，故火热为病，发为实热证，而见高热、恶热、烦渴、汗出、脉洪数等症。火热之性燔灼、升腾，故为阳邪。阳邪侵入，人体阴气与之相搏，邪气亢盛则致人体阳气病理性偏亢，火性趋上，火热之邪易侵害人体上部，尤以头面部为多见，如目赤肿痛、咽喉肿痛、面赤等。

（2）火（热）易扰心神：《素问·至真要大论》说："诸躁狂越，皆属于火。"火热与心相通应，易扰心神，心神不宁而心烦失眠；重者扰神可出现神昏谵语或狂躁不安等症。

（3）火（热）邪易伤津耗气：火热邪气侵犯人体，既可伤津，亦能耗伤人体正气。火热之邪侵入，热淫于内，一方面迫津外泄；另一方面则直接耗损阴津，往往伴有口渴喜冷饮、咽干口燥、小便短赤、大便干结等津伤液耗的症状。阳热太盛，则耗气过多，故《素问·阴阳应象大论》曰："壮火食气。"热邪迫津外泄，气随津脱，可见体倦乏力、少气懒言等气虚证表现。

（4）火易生风动血，易致肿疡：火邪侵袭人体易于引起肝风内动和血液妄行的病证。生风，指火热之邪燔灼肝经，耗伤阴液，常引起"热极生风"，可见高热、神昏谵语、四肢抽搐、颈项强直、两目上视、角弓反张等症状。动血，火热之邪侵犯血脉，迫血妄行，引起各种出血证，如吐血、衄血、便血、尿血、皮肤发斑、月经过多、崩漏等症。火热之邪入于血中，不仅迫血妄行，还可结聚于局部，可使局部气血壅聚不散，腐蚀血肉，致痈肿疮疡。

二、疠气

疠气是指一类具有强烈致病性和传染性的外感病邪。疠气以其"为病颇重""如有鬼厉之气"而名。《说文解字》："疫，民皆病也。"疫即在同一时期，众多人发生症状相似之病。明末吴又可撰《温疫论》说："伤寒与中暑，感天地之常气，疫者感天地之疠气，在岁运有多寡，在方隅有厚薄，在四时有盛衰。"吴有性的"戾气论"，认为"温疫之为病，非风非寒，非暑非湿，乃天地间别有一种异气所感"。

1.疠气的致病特点

（1）传染性强，易于流行：《素问遗篇·刺法论》说："余闻五疫之至，皆相染易。"在《诸病源候论》讲道："人感乖戾之气而生病，则病气转相染易，乃至灭门，延及外人。"传染性强是疠气致病的最主要特点。疠气可通过空气、食物等多种途径在人群中传播，甚至流行。

（2）发病急骤，病情严重：《温疫论·杂气论》曾提及某些疫病，"疫气者……为病颇重"，"缓者朝发夕死，急者顷刻而亡"。由于疠气多属热毒之邪，其性疾速，且常夹毒雾、瘴气等秽浊之邪，故其致病潜伏期短，来势凶猛，变化多端，病死率高。发病过程中常出现发热、动血、动风等危重症状。

（3）致病的特异性：《温疫论·杂气论》说："大约病偏于一方，沿门合户，众人相同者，皆时行之气，即杂气为病也。为病种种，是知气之不一也。盖当时适有某气，专入某脏腑某经络，专发为某病，故众人之病相同。"疠气对机体作用部位具有特异性，而产生相应的病证。疠气种类不同，所致之病各异，谓之"一气一病"。如痄腮，一般表现为耳下腮部肿胀。

2. 疠气的发生和流行的因素

（1）气候因素：自然反常气候变化，如久旱、酷热、水涝、瘴气等，均容易产生疠气而导致疾病的发生。如《诸病源候论》卷十和卷十一中的瘴气候和山瘴疟候，都与岭南气候有密切的关系。

（2）环境和饮食卫生：通过呼吸道吸入或消化道食入的疫疠病有流行性感冒、流行性腮腺炎、脊髓灰质炎、流行性脑膜炎、白喉、百日咳、伤寒、痢疾、霍乱等；通过蚊虫叮咬传染的有疟疾、丝虫病、登革热等；通过土壤和疫水接触传染的有钩虫病、血吸虫病等。环境卫生恶劣，空气、水源或食物被疫邪污染，接触者均可滋生疠气。

（3）预防隔离：因为疠气具有传染性和流行性的特点，预防和隔离措施不得力，往往可使疫疠广泛流行。《晋书·王彪之传》（约公元 370 年）有记载，"永和末，多疾疫，旧制朝臣家有时疾，染易三人以上者，身虽无病，百日不得入宫"，可知古人已知隔离可阻止疫病传染。

（4）社会因素：社会因素对疠气的发生与疫病的流行也有一定的影响。《温疫论·伤寒例正误》中说"夫疫者，感天地之戾气也……多见于兵荒之岁"。若国家战乱，社会动荡不安，生活极度贫困，或者防疫体制不健全等均可使疫病不断发生和流行。

三、七情内伤

《灵枢·百病始生》曰："夫百病之始生也，皆生于风雨寒暑，清湿喜怒。喜怒不节则伤脏，风雨则伤上，清湿则伤下。三部之气，所伤异类。"七情有喜怒忧思悲恐惊之别，五脏有心肝脾肺肾之异，情志伤脏的方式也各不相同。

1. 七情的概念　七情，是指喜、怒、忧、思、悲、恐、惊七种正常的情志活动，是机体对外界环境刺激的不同反应。当情志刺激或其他不良因素强烈持久地作用于人体，超过了人体自身的生理调节范围，导致人体气机失常，脏腑气血功能失调而诱发疾病，就是"内伤七情"。

2. 七情致病基础　《黄帝内经》认为七情的生理基础是五脏气血阴阳。情志活动是以五脏精气为物质基础，由外界环境的作用，经五脏气化而表现于外的情感反应。正如《素问·阴阳应象大论》说："人有五脏化五气，以生喜怒悲忧恐。"人的情志活动是通过"五脏化五气"所化生出来的气血津液精等营养物质来实施的。

3. 七情内伤的致病特点　《三因极一病证方论·三因论》曰："七情，人之常性，动之则先自脏腑郁发，外形于肢体，为内所因。"七情致病不同于六淫。六淫从口鼻或肌表而入侵人体，发病初见表证，而七情致病易直接伤及内脏，导致脏腑气机失常，气血运行紊乱。七情致病特点如下。

（1）直接伤及内脏，易伤心、肝、脾胃：七情有喜怒忧思悲恐惊之别，五脏有心肝脾肺肾之异，情志伤脏的方式也各不相同。"怒伤肝""喜伤心""思伤脾""忧伤肺""恐伤肾"，不同的情绪刺激对应的脏腑不同。《灵枢·百病始生》说："喜怒不节则伤脏，脏伤则病起于阴也。"

各种情志刺激都与心有关。张介宾《类经》云："心为五脏六腑之大主，而总统魂魄，兼赅意志，故忧动于心则肺应，思动于心则脾应，怒动于心则肝应，恐动于心则肾应，此所以五志唯心所使也。"心是五脏六腑之大主，心神在情志致病中起主导作用。所以七情伤脏，均先影响心神，心神受损必涉及其他脏腑产生种种病变。此外，由于肝的疏泄功能能够调畅情志，关系到机体全身气机的运转，因而，七情致病导致脏腑气机紊乱，必然影响到肝的疏泄功能太过或不及，所以肝失疏泄也是情志致病发病机制的关键。脾胃为人体脏腑气机升降运动的枢纽，为气血生化之源，故各种情志伤脏，常可损伤脾胃，导致脾胃纳运升降失常。情志所伤为害，又以心、肝、脾（胃）和气血的功能失调为多见。

（2）七情内伤致病影响脏腑气机，耗伤脏腑正气：《三因极一病证方论·七气叙论》云："喜伤心，其气散；怒伤肝，其气击；忧伤肺，其气聚；思伤脾，其气结；悲伤心包，其气急；恐伤肾，其气怯；惊伤胆，其气乱。虽七诊自殊，无逾于气。"七情内伤致病，其主要的机制在于影响了内脏气机升降出入，导致气机失调而见气血紊乱。此外，七情致病在扰乱气机的同时也损耗脏腑的正气。正如《脾胃论》中有云："凡怒、忿、悲、思、恐、惧，皆损元气。"究其原因，一是精、气、血、津液是情志活动的物质基础，七情过用或五志化火均能耗损气血，灼伤阴津；二是七情伤及脾胃，使后天生化无源，日久终至精津涸竭；三是某些情志刺激可直接耗伤精血，如大惊猝恐之精气流淫，暴怒伤肝血随气逆之出血等。

1）喜则气缓、喜则气下：《素问·举痛论》说："喜则气和志达，营卫通利，故气缓矣。"在正常情况下，适度的喜悦能缓解精神紧张，使营卫通利，心情舒畅。《灵枢·本神》说："喜乐者，神惮散而不藏。"过度喜乐伤心，导致心气涣散不收敛，致神不守舍甚至心气暴脱的病机变化。

喜则气下是喜对气机的又一影响，《素问·调经论》说"喜则气下"，杨上善注云："喜则气和志达，营卫之行通利，故缓而下也。"但下甚则病，如《淮南子》"大喜坠阳"中"坠"字之意。故善养生者，"宜抑喜而养阳"（《备急千金要方》）。

2）怒则气上："大怒则形气绝，而血菀于上，使人薄厥"（《素问·生气通天论》）。怒则气上是指大怒则肝气疏泄太过，血随气上逆的病机变化。临床见头晕头胀、面红目赤，或呕血，甚至昏厥猝倒。《素问·举痛论》说："怒则气逆，甚则呕血及飧泄。"

3）忧则气闭：《灵枢·本神》云："愁忧者，气闭塞而不行。"《素问·通评虚实论》又云："隔塞闭绝，上下不通，则暴忧之病也。"可见，暴忧可以导致"上下水谷""闭绝""不通"。《名医类案》中有一个妇人由于性沉多忧导致腹部积块的病案。

4）思则气结：《素问·举痛论》云："思则心有所存，神有所归，正气留而不行，故气结矣"。思则气结是指思虑劳神过度，脾运失职的病机变化。临床可见精神萎靡、心悸、失眠健忘、反应迟钝、腹胀纳呆、便溏等。

5）悲则气消：《素问·举痛论》云："悲则心系急，肺布叶举，而上焦不通，营卫不散，热气在中，故气消矣。"悲哀过度时心系挛急，肺布叶举，上焦闭塞不通，营气和卫气不能正常布散，气郁于中，进而化热，热则肺气耗伤。《医宗金鉴》云："肺白善悲，脐右动气，洒淅寒热，咳唾喷嚏，喘呼气促，肤痛胸痹，虚则气短，不能续息"。临床常见意志消沉、精神不振、气短胸闷、乏力懒言、溲血、崩漏等表现。

6）恐则气下：《灵枢·本神》云："恐惧而不解则伤精，精伤则骨酸痿厥，精时自下。"此处是指过度恐惧伤肾，致肾气失固，气陷于下的病机变化。临床可见二便失禁、或男子遗精，孕妇流产，还可见则骨酸痿厥等症。

7）惊则气乱：《素问·举痛论》云："惊则心无所倚，神无所归，虑无所定，故气乱矣"。此是指突然受惊吓，使心气紊乱而出现心悸心慌等。

（3）七情内伤可相互交织为病：七情致病可以单独致病，也可两种或两种以上情志同时或交互致病。由于情绪变化的复杂多变特性，这种多情志刺激的交互同时作用，又成为七情内伤致病的重要特点。如忧思交织既可伤肺也可伤心脾；郁怒交织伤肝也可伤心脾；猝喜大惊既可伤心亦可及肾等。

（4）可致病情加重，或迅速恶化：情绪积极乐观，当喜则喜，喜而不过，则有利于病情的好转乃至痊愈。若情志消极悲观，或异常波动，可加重病情，使之迅速恶化甚则死亡。如有高血压病史的患者，若遇恼怒，致血气上逆、肝阳上亢，血压可迅速升高，发生眩晕，甚至突然昏厥，或口眼歪斜，半身不遂等。心脏病患者，常因情志异常波动，出现心绞痛、心肌梗死，使病情加重或迅速恶化。

四、饮食失宜

《素问·平人气象论》中说："人以水谷为本，故人绝水谷则死。"《金匮要略》指出："凡饮食滋味，以于养生，食之有妨，反能为害……若得宜则益体，害则成疾，以此致危。"这里说的"食之有妨"，就是指饮食失宜。人体通过摄入食物吸收各种营养物质，化生为气、血、津液等，以维持人体正常的生命活动。饮食失宜，主要损伤脾胃运化功能，故而称"饮食内伤"，导致食积、聚湿、化热、生痰等病理变化。

1. 饮食不节（饥饱失常）　正常的饮食应定时，食量要适度，不宜过饥，亦不能吃得太多而过饱。饥不择食或饥而不食，均可导致疾病的发生。《医经溯洄集·内伤余议》云："盖饥饿不饮食，与饮食太过，虽皆是失节，然必明其有两者之分，方尽其理。节也者何？无不尽无太过之中道也。夫饥饿不饮食者，胃气空虚，为此不足，因失节也。饮食自倍，而停滞者，胃气受伤，此不足之中皆有余，亦失节也。以受伤言，则不足，以停滞言，则有余矣。"

（1）过饥：过饥，指摄食不足，或饥而不得食，或有意识限制饮食，或因脾胃功能虚弱而纳少，或因七情内伤不思饮食等。《灵枢·五味》说："谷不入，半日则气衰，一日则气少矣。"长时间摄入不足，气血生化缺乏，脏腑组织失养，机体功能减退。临床上常可出现面色无华、心悸气短、少气乏力、眩晕、自汗等症。另一方面又因气血生化不足致正气不足，机体免疫力下降，无力抵抗外邪，易感其他疾病。

（2）过饱：过饱，指暴饮暴食、饥不择食，或胃火旺盛多食，超过脾胃消化、吸收、运化能力致病。《素问·痹论》说："饮食自倍，肠胃乃伤。"过饱伤食轻者表现为饮食积滞不化，以致食积，可见脘腹胀满疼痛、嗳腐吞酸、纳呆、呕吐、泄泻等；严重者可酿成疳积，出现手足心热、面黄肌瘦、脘腹胀满、心烦易怒等。若"积食"停滞日久，进一步影响脾胃功能，还可聚湿、化热、生痰而引起其他病变。

2. 饮食不洁　饮食不洁是指食用了不卫生或陈腐变质，或有毒的食物，导致疾病的发生。饮食不洁导致胃肠疾病发生，出现腹痛、吐泻、痢疾及其他胃肠道传染病，如霍乱、肠伤寒和肝炎等；或引起肠寄生虫病，如蛔虫、蛲虫、寸白虫，临床可见腹痛、面黄肌瘦、嗜食异物等。若进食腐败变质、有毒食物，可致食物中毒，常出现剧烈腹痛、吐泻等中毒症状，甚至昏迷或死亡。

3. 饮食偏嗜　饮食偏嗜指过分偏爱某些食物而导致某些疾病的发生。如饮食偏寒偏热，或饮食五味有所偏嗜等，致人体阴阳失调，引起疾病发生。

（1）寒热偏嗜：过食生冷寒凉之物可损伤脾胃阳气，寒湿内蕴，而见腹痛、腹泻等症。如《兰室秘藏·中满腹胀门》曰："或多食寒凉，及脾胃久虚之人，胃中寒则生胀满，或脏寒生满病。"过食辛温燥热之物可致胃肠积热，而见口渴、口臭、腹满胀痛、便秘或痔疮等。《素问·阴阳应象大论》云："水谷之寒热，感则害于六腑。"饮食应寒温适中，少食辛热之品，慎食生冷之物，脾胃之气就可保持平衡而无偏盛偏衰之弊，邪气无从发生。

（2）五味偏嗜：五味（酸、苦、甘、辛、咸）与五脏各有其特异亲和性。较长期偏嗜其中某味食物，可使所相对应的脏腑功能偏盛，久而损伤内脏，破坏五脏的平衡而发生病变。

（3）肥甘厚味偏嗜：《素问·奇病论》说："肥者令人内热，甘者令人中满。"肥甘厚味一般指是指油腻、甜腻精细或者味道浓厚的食物。《素问·生气通天论》说："高粱之变，足生大疔。"过食肥甘厚味，可聚湿生痰、生热，易致肥胖、眩晕、中风、消渴等病变。

4. 饮酒偏嗜　酒为水谷之精，其性剽悍而有毒。少饮可令人血脉通畅，气血调和，但饮酒过度，又可使人致病。热酒之气亦可损伤脾胃，酿成湿热。《证治要诀·呕吐论》曰："伤酒恶心呕逆，吐出宿酒，昏冒眩晕，头痛如破。"这是指饮酒过多而致的急性酒毒涌发之证。又说："久困于酒，遂成酒积，腹痛泄泻……多饮结成酒癖，腹中有块，随气上下……多饮酒积入脾，遂成酒黄。"此指的是慢性酒毒内攻之证。同时饮酒过多，灼伤胃络，热迫血逆而为吐血；或胃火循经上炎而为齿衄、鼻衄；或热郁肠道，损伤肠络而为便血；或热毒下注而成尿血等。

五、劳逸失调

劳逸失调包括过度劳累和过度安逸两方面。适度的劳动和体育锻炼，有助于气血运行，增强体质。必要的休息和娱乐活动，可以消除疲劳，恢复体力和脑力，不会使人发病。如果劳逸失调，包括体力劳动、脑力劳动及过度房事失调，或过度安逸，皆可使脏腑经络及精气血津液神失常而使人发病。

1. **过劳** 过劳指过度劳累，包括劳力、劳神和房劳三方面。

（1）劳力过度：又称"形劳"，是指较长时期的体力劳动超过个人机体能力能负担的劳动或运动。一方面劳力过度则耗气，可见神疲乏力、少气懒言、消瘦自汗等症。如《素问·举痛论》所说"劳则气耗"，"劳则喘息汗出，外内皆越，故气耗矣"。另一方面过度劳力可致形体损伤，即劳伤筋骨。《素问·宣明五气》所说"久立伤骨，久行伤筋"，久立或久行可见腰膝筋骨酸软等症。

（2）劳神过度：又称"心劳"，长期用脑过度或精神压力过大，思虑劳神而积劳成疾。劳神过度是指思虑太过劳伤心脾而言。"脾在志为思"（《素问·阴阳应象大论》），心主血藏神，过度脑力活动，耗伤心血，损伤脾气，而致心脾两伤，常见心悸、失眠、多梦、纳少、腹胀、便溏、泄泻等症。

（3）房劳过度：又称"肾劳"，是指房事不节（房事太多、手淫恶习、早孕多产等）使肾精亏损。《寿世保元·脾胃论》说："纵其情欲，则耗精而散气。"肾藏精，主封藏，肾精不宜过度耗泄。若房事过多则耗伤肾精，常出现腰膝酸软、眩晕耳鸣、精神萎靡或遗精、早泄、阳痿、不育不孕等病证。

2. **过逸** 刘完素《伤寒直格》将逸列为八邪之一。过逸即过度安逸，即安闲少动、不做思考、长期卧床、不参加必要体力和脑力活动，使气机不畅、血行阻滞，久则致病，表现为精神萎靡、健忘、心神迟缓、反应迟钝甚至筋弛骨软。如《金匮要略·血痹虚劳病脉证并治》言："夫尊荣人，骨弱肌肤盛，重因疲劳，汗出，卧不时动摇，加被微风，遂得之。"养尊处优，不从事劳动之人，外表肥胜而阳气不固，稍感风邪，入里血凝于肌肤成血痹病。

六、禀赋异常（先天因素）

禀赋异常，是指禀受于父母的一类致病因素。禀赋异常能引发某些遗传或先天性疾病，包括禀赋不足和缺失。

1. **禀赋不足** 禀赋不足指小儿禀受父母的精气不足或因妊娠期调护不当，致使精气血虚弱，发育不良或畸形，而出现五脏系统的病变。因禀赋不足所致之病证，称为胎弱，又称胎怯、胎瘦。

2. **禀赋缺失** 禀赋缺失指小儿禀受父母的精气不足，致使出生时存在的某脏器组织的缺失（如独肾、单耳等），或各种形态和结构的异常。

七、病理产物类致病因素（痰饮水湿、瘀血、结石等）

病理产物类致病因素主要指在疾病发展过程中生成的疾病病理变化的产物，如痰饮水湿、瘀血、结石等，又能成为新病证的病因，作用于人体，导致脏腑功能失调，继而引发新的病理变化，也称为继发性病因。病理产物类致病因素具有既是病理产物，又是致病因素的双重特征。

1.痰饮水湿

（1）痰饮水湿的概念：痰饮水湿是水液代谢障碍形成的病理产物。其中较稠浊的部分称为痰，又称痰浊；较清稀的部分称为饮，又称水饮。痰又分为有形之痰和无形之痰。有形之痰是指视之可见、触之可及、闻之有声的痰，如咳吐出来的痰液，咳嗽喘息的痰鸣等。无形之痰则与之相反，只见其症，不见其形，症状可表现为如眩晕、心悸气短、恶心呕吐、神昏谵语、苔腻脉滑等。痰饮水湿皆为阴邪，异名而同类，相互间或同时存在，或相互转化。因此，很多情况下难以完全分开，在临床上"水湿""水饮""痰湿""痰饮"等常相提并论。

（2）痰饮水湿的形成：痰饮多由外感六淫、七情内伤及饮食劳逸等，使肺、脾、肾及三焦等脏腑气化功能失常，水液代谢障碍，以致水津停滞而成。肺为水之上源，主行水。肺气的宣发与肃降，治理和调节着津液的输布、运行和排泄。若外邪犯肺，肺气不宣则津液不布，凝聚而生外感之痰饮；肺气不足，治节无权，水湿津液失于宣降，则痰饮恋肺；肺阴不足，虚火煎熬津液，则可发为内伤燥痰，故有"肺为贮痰之器"之说。脾位于中焦，主运化水湿，是气机升降的枢纽。若外感湿邪，致脾气阻滞不运，或内伤思虑，劳倦太过耗伤脾气，使脾虚不运，运化水液功能减退，则水液代谢障碍，多余的水液停滞于局部形成痰饮水湿等，故有"脾为生痰之源"之说。肾司水液的蒸腾气化。三焦为"决渎之官"，为水与气通行之道路，若三焦气化失司，则水道不利而生痰饮。肝气郁结，气机阻滞，气不行水，或胸阳不振，胸阳痹阻，行血无力，均可致湿浊聚积而成痰饮。津液在体内的正常输布离不开脾气的运化、肺气的宣降、肾阳的蒸腾气化、肝的疏泄与调畅气机和三焦气化，其中任何一个脏腑功能的失调，都会导致津液的输布障碍，产生水液停聚的病理变化。

（3）痰饮水湿致病特点

1）影响气血运行：痰饮水湿多为有形的病理产物，一旦形成则常阻碍气血的运行，日久可致瘀血形成，多夹瘀为病。

2）阻滞气机：痰饮水湿停滞，易于阻滞气机，导致脏腑气机升降出入失常。沈金鳌《杂病源流犀烛》说："痰之为物，流动不测，故其为害，上至颠顶，下至涌泉，随气升降，周身内外皆到，五脏六腑俱有。"

3）影响水液代谢：痰饮水湿本为水液代谢障碍所形成的病理产物，其一旦形成之后，便可作为一种新的致病因素进一步作用于机体，进一步影响肺、脾、肾及三焦等脏腑的水液代谢功能。如痰浊阻肺，可使肺的宣发肃降失职，水道不通；痰湿困脾，则脾阳不振，水湿不运；饮停于下，则肾阳虚衰，水液蒸腾气化无力。这些均可影响体内水液的输布代谢，使水液代谢障碍更加严重。

4）易合他邪为患：痰饮水湿为湿浊之邪。阴湿之邪胶着黏滞，故痰饮致病，并常兼夹他邪为患，临床上风痰、寒痰、热痰、燥痰、湿痰、火痰、气痰、痰瘀等常相兼为患。

5）易蒙蔽清窍，扰乱神明：痰饮致病，每易上蒙清窍，扰乱神明，出现头晕目眩、头重、精神萎靡不振；痰迷心窍，则心悸、神昏、谵语；痰火扰心，则发为癫狂。

6）病势缠绵，病程较长：痰饮水湿皆由体内津液积聚而成，有重浊黏滞的特征，且作为致病因素作用于机体，又会影响脏腑气机，影响水液代谢障碍，互为因果。痰饮所致的胸痹、眩晕、咳喘、癫痫、瘰疬、痰核、瘿瘤、流注、阴疽等病，多反复发作，缠绵难愈。气血津液同行脉中，气滞可致血瘀，且可致津停成痰，久则痰瘀胶结成"老痰""顽痰"。

（4）常见的痰饮水湿病证特点

1）痰证：痰浊在肺，则见咳嗽、咳痰、喘促；痰阻于心，则胸闷心悸；痰火扰心，则发为癫狂；痰迷心窍，则神昏、心悸、谵妄；痰停在胃，则恶心呕吐、胃脘痞满；痰在经络筋骨，则肢体麻木、半身不遂，或生成痰核、瘰疬，或发为阴疽、流注；痰浊上犯于头，则眩晕、昏冒；痰阻咽喉，则为梅核气。痫病乃痰所致，平时患者无明显症状，一旦发作，痰浊内动，则突然昏仆、四肢抽搐、牙关紧闭、口吐白沫。

2）饮证：《金匮要略》把饮证分四种（痰饮、悬饮、溢饮、支饮）。饮在肠间，表现为"痰饮"，则肠鸣辘辘有声；饮在胸胁表现为"悬饮"，则胸胁胀满、咳唾引痛；饮在胸膈表现为"支饮"，则胸闷、咳喘、不能平卧；饮在肌肤表现为"溢饮"，则水肿、无汗、身体重痛。

3）水证：水证是指水液停蓄，因其质地清稀、流动性大，多流积于人体下部或松弛部位。水证一般包括两方面。一是水液充斥机体内外，泛滥肌肤，以恶寒、身重、浮肿为主要特征；二是水液停蓄于体内，以浮肿、小便不利、胸闷气短等水饮内停为特征。如《金匮要略·痰饮咳嗽病脉证并治》："假令瘦人，脐下有悸，吐涎沫而癫眩者，此水也，五苓散主之。"

4）湿证："中湿者也，必先有内湿，而后感外湿，故其人平日土德不及，而湿动于中，由是气化不速而湿侵于外，外内合邪。"水多游溢为患，湿多浸淫为患。临床上湿证以身体困重、肢体酸痛、腹胀腹泻等为主要表现。水湿致病病位广泛，或壅于上焦，使肺气痹阻，气滞不畅；或阻于中焦，则脾胃升降失常，清浊之气相混；或注于下焦，膀胱气化失司，小便排泄不利。因患者体质阴阳之差异或用药之失误，湿证可以从寒而化或从热而化。水湿从寒而化，可犯心或入肾，使心肾阳气虚衰，阴寒内盛；水湿从热而化，湿热留于三焦，则病势多缠绵难解，郁甚化火，更可产生一系列变证。

总之，痰饮水湿在不同的部位有不同的临床表现，大体可归纳为咳、喘、悸、眩、呕、满、肿、痛八大症状。虽然痰饮水湿病证繁多，错综复杂，但舌苔滑腻，为其共有特点之一。

2.瘀血

（1）瘀血的概念：《说文解字》说："瘀，积血也。"瘀血，是指体内有血液停滞所形成的病理产物，既包括脉管中凝聚不行之血，又包括体内存积的离经之血。在中医文献中有恶血、败血、著血、蓄血、干血、凝血及留血等名称。

（2）瘀血的形成：外感六淫、疫疠，内伤七情、饮食、劳逸，痰饮、结石、各种外伤、疾病失治误治等致病因素是形成瘀血的初始病因。其作用于人体后，引起五脏功能失常，气血运行失调，经络涩滞不畅等，从而导致血液运行障碍而形成瘀血。

瘀血的形成，主要有两方面。一是由于内外伤，或其他原因引起出血，离经之血积存体内，形成瘀血。离经之血积留体内为瘀血，古代医著及历代医家已有明确论述，如《黄帝内经》说："血溢肠外，肠外有寒，则汁沫与血相搏，则并合凝聚不得散"，"孙络外溢，则有留血"，"有所堕坠，恶血在内而不去"。《诸病源候论》说："从高顿仆，内有血……得笞掠，内有血结"。二是外感六淫、疠气，内伤七情，或饮食、劳倦、久病、年老等，导致人体气虚、气滞或血寒、血热，使血行不畅而凝滞，从而产生瘀血。

（3）瘀血的致病特点和临床表现：瘀血形成以后，不仅失去血液的濡养作用，而且会作为致病因素影响全身或局部的气血运行，产生疼痛、出血或经脉瘀塞不通，或脏腑出现癥积、在体表可见瘀肿或肿疡，以及瘀血不去、新血不生的其他症状。正如《血证论·卷五》所说："此血在身，不能加于好血，而反阻新血之化机。"

1）阻碍气血：瘀血停滞脏腑经络，必然会影响气的正常运行，而导致气机郁滞，而气滞又可加重瘀血，故瘀血必多兼气滞，见局部疼痛、青紫、肿胀等症。

2）影响脏腑：五脏六腑靠血以濡润。血瘀则气滞，血瘀本身又是致病因素，因血瘀，五脏六腑失于濡润而见：阻于心则胸痹、心痛、心悸、癫狂；阻于肺，则喘急、咳血；阻于肝，则胁痛，或见胁下癥积；瘀于胞宫，则小腹疼痛、痛经、经闭。久之成恶性循环，还可引发更为错综复杂的病机变化。

3）阻滞经脉：《灵枢·本脏》说："经脉者，所以行气血而营阴阳，濡筋骨，利关节者也。"经脉以通为要，瘀血阻于经脉，则血液失于畅行，不痛则通，局部可出现疼痛、青紫、瘀斑、瘀点、癥积肿块，甚则坏死等病证；经脉瘀阻不通，脉络受损，则血逸脉外而见出血紫暗有块等。

4）病位固定：瘀血作为一种有形的病理产物，一旦停滞于体内某一部位，多难以及时消散，故其致病具有病位相对固定的特点，如局部刺痛固定不移，或癥积肿块日久不消等。

5）病证繁多：瘀血形成的病理基础是气血运行失调，而气血运行全身，无处不到，因此，瘀血致病病位广泛，病证繁多，随其所瘀阻的部位不同，而有不同的临床表现。

3.结石

（1）结石的基本概念：结石，是指凡体内湿热浊邪蕴结不散，或久经煎熬形成砂石样的病理产物，在身体某一部位形成坚硬如石的物质，可发生于身体多个部位。结石是在多种因素作用下形成的病理产物，又可成为某些疾病的致病因素，如砂淋、黄疸等。《诸病源候论·淋病诸候》中已明确提出："石淋者，淋而出石也。肾主水，水结则化为石，故肾客沙石。"

（2）结石的形成：结石主要是由于脏腑本虚，湿热浊邪乘虚而入，蕴郁积聚不散，或湿热煎熬日久而成，常与饮食、情志、服药及体内寄生虫等因素有关。

（3）结石的致病特点：结石致病，由于形成的部位不同，症状表现差异很大。结石停聚，阻滞气机，影响气血，损伤脏腑，气机壅塞不通为基本病机，疼痛是各种结石的共同症状。

1）多发于肝胆、胃、肾和膀胱等脏腑：胆主胆汁的生成与疏泄，胃主食糜通畅下降，肾和膀胱主尿液生成与排泄。胆汁、食物、尿液等宜疏通排泄，若壅闭滞塞，则气机阻滞，水停血瘀，浊物凝聚，易酿成结石。

2）易阻滞气机，损伤脉络：结石为有形之病理产物，停留在脏腑器官内，多易阻滞气机，影响气血津液运行与排泄。

3）病程较长，病情轻重不一：结石是湿热蕴结或气血瘀阻，日久煎熬而成，除胃柿石外，大多结石形成过程均较长。一般来说，结石小，脏腑气机尚能通畅，则病情轻，甚至无任何症状；结石过大，则病情较重，症状明显，发作频繁。

4）阵发性疼痛为主，甚则发生绞痛：结石停留体内，影响气血的运行，一般可见到局部的胀痛、酸痛、钝痛等。一旦结石导致通道梗阻不通，则可发生剧烈的绞痛。

5）易致湿热为患：结石本由脏腑亏虚、湿热浊邪蕴结或煎熬日久而成，一旦形成，患者又易感湿热邪气，或内生湿热之邪。湿热浊邪则乘虚走注结石留滞之脏腑，出现湿热病证。

痰饮、瘀血、结石三种病理产物性致病因素，既相互区别，又相互影响。痰饮停聚，阻滞气血，可形成瘀血、结石；瘀血、结石内阻，亦可影响水液代谢，形成痰饮。临床常有痰瘀并见、痰饮结石相兼等病变。

八、其他病因

1.药邪

（1）药邪的形成：药邪，是指用药不当而发生毒副作用或变生他病的一种致病因素。任何药物的作用均有二重性。有毒药物，过量或误服必可致病；无毒药物，久服也多有偏性，故均不可过量。如果药物炮制加工不当，或医生不熟悉药物的性味、功效、常用剂量、不良反应、配伍禁忌而使用不当，或患者不在医生指导下盲目用药，均可导致疾病，甚至发生药物中毒。

（2）药邪的致病特点

1）多表现为中毒症状：误服或过服有毒性的药物，多表现为中毒症状，其症状的轻重与毒性药物的成分、剂量有关。

2）过敏：药物过敏虽有明显的个体差异和遗传倾向，但发病仍然取决于药邪，轻则出现荨麻疹、湿疹、哮喘、恶心呕吐、腹痛腹泻等病证，重则可见厥脱。

3）发病急骤，病势危重：服了毒性大的药物往往会引起急性中毒，发病急骤。若不及时采取正确的解毒措施，往往病情会迅速恶化，对机体脏腑造成严重的损害，甚至死亡。

4）加重病情，变生他疾：药物使用不当，会助邪伤正，一方面使原有的病情加重，另一方面还会引起新的疾病，如妇女妊娠期用药不当会引起流产、畸胎或死胎等。误用补药在"虚不受补"的患者中，表现证候以脾胃纳运失司为主，在疾病治疗中，表现出各种变证，如不及时处理，也有转化而成严重情况的。

2.外伤

（1）外伤的概念：外伤是指外力或外在因素的作用所引起的人体损伤，通常是指因机械暴力，或焰火沸液，或寒冷低温等外界理化性因素所导致的创伤而言。外伤致病因素的范围较广，包括跌打损伤、持重努伤、金刃（枪弹、手术）所伤、烧烫伤，以及冻伤和虫兽伤等。

（2）外伤的分类及致病特点

1）跌仆、枪弹、金刃伤：这些损伤因素轻者可引起受损部位皮肤、肌肉的损伤，如瘀血、肿胀、出血，甚则筋伤、骨折、关节脱位等。重者，除局部损伤外，往往累及内脏，或因出血过多，进而导致气随血脱、昏迷、抽搐等严重病变。亦可因创伤后感染，毒邪内攻，进而造成阴阳失调的严重局面，甚至死亡。

2）烧烫伤：烧烫伤又称"火烧伤""火疮""火伤"等，总称为水火烫伤。烧烫伤主要指高温所引起的灼伤，其中包括高温液体，如沸水（油）、高温蒸气、烈火、电热及其他高温物品作用于人体所造成的损害。

3）冻伤：冻伤指人因遭受低温侵袭，而引起的局部或全身性损害。冻伤在冬季较为常见。一般来说，温度越低，受冻时间越长，冻伤程度越重。冻伤发生于暴露部位，如指、耳、鼻等。冻伤易于出现紫斑、水肿，甚或皮肉紫黑、溃破等，此时称之为"冻疮"。

4）虫兽伤：虫兽伤，主要指毒蛇、猛兽、犬及其他家畜、动物咬伤，此外还包括某些昆虫咬（蜇）伤等。轻者，可引起局部损伤，如疼痛、肿胀，出血；重者，其毒素迅速通过血液波及全身，导致重要脏器中毒，出现全身中毒症状，如高热、神昏、神志恍惚、肢体抽搐等；更有甚者，有迅速致死的危险。

5）化学伤：化学伤指某些化学物质对机体造成的直接损害。机体一旦受化学毒物的伤害，即可在相关部位，乃至全身出现相应病证，如局部皮肤黏膜的烧灼伤，或红肿、水泡，甚或糜烂。全身性症状如头痛头晕、恶心呕吐、嗜睡、神昏谵语、抽搐痉挛等。

6）电击伤：电击伤指意外的触电事故所造成的人体损害。电击伤者有触电或遭受雷击史，在触电部位往往有程度不等的烧伤、血肿、暂时或长时间不省人事，甚至呼吸停止、面色青紫或苍白、脉搏细微，亦有的表现为时有惊厥、痉挛，甚则僵直者。

第三节　病因与病机

宋代陈无择在《三因极一病证方论》中明确提出了三因学说，指出六淫邪气为外因，七情所伤为内因，饮食劳逸、跌仆金刃、虫兽所伤等为不内外因。除此之外，一些疾病过程中产生的病理产物，如瘀血、痰饮等，常常又成为新的致病因素，引起疾病的进一步发展。因此从引起疾病发生发展的过程来看，病因会随着疾病的变化而变化，所以我们可以将病因分为初始病因与直接病因。

一、初始病因与直接病因

（一）初始病因

初始病因是指在发病初始阶段，引发疾病的原始病因。初始病因一般指外因、内因、不内外因。外因为六淫和二害（疫疠和污染）；内因为七情和衰退；不内外因包括先天性因素和后天性因素，其中后天性因素有外来伤害（物理性、生物性、化学性、反射性）和内伤（劳逸过度、饮食不节）等。

同一初始病因作用于不同的个体可能会产生不完全相同的病理因素，这些病理因素又会成为导致人体疾病发生发展变化的第二病因，甚至是第三、第四病因。初始病因的分类和总结有助于把握疾病总的传变规律，为临床阻断疾病发展或判断疾病预后提供指导。但就疾病的不同阶段而言，无法通过初始病因判断、确定疾病后续发展阶段的治则治法，需结合不同阶段的直接病因予以施治。从《黄帝内经》"病机十九条"的内容来看，构成证候的病机要素有病因、病位等。

进而言之，同一初始病因，伤人致病后，实际多随个体而从化，如外感六淫常易从火化，刘河间即倡"六气皆从火化"学说，提示病机的动态演变，才是疾病发生发展过程中的关键因素。至于"内生五气"的转化兼夹，如因病生痰、因痰致病、因瘀致病的理念，更可帮助我们理解以直接病因作为病机辨证之纲的用意。

（二）直接病因

直接病因是指导致当前疾病状态的直接致病因素。例如，久居湿地，感受湿邪，湿邪困脾，导致机体水液代谢障碍，导致痰饮等病理产物产生，痰饮留滞于肺，引起哮喘疾病的发生。其中湿邪是初始病因，痰饮则是导致哮喘的直接病因。直接病因作为病机辨证的主体，其作用于人体，皆通过与机体发生一系列反应（邪正交争）而呈现相应的外在表征信息，临证采用取象比类的方法，即可据此分析其病位、病性和病理因素所属，为治疗提供依据。

直接病因是疾病发生的重要中间环节，决定疾病的性质、演变及转归。在疾病发展过程中病理因素常相互兼夹、复合为患，从而表现出复杂的致病特点，是多种疑难病证的病机特征。因而，病机辨证的核心内容是直接病因，结合六经、脏腑、卫气营血等不同病位分析其病理变化，以确定疾病的证候性质。

干祖望曾经把直接病因导致患者出现的症状、体征，称为中介症。人和病是客观存在的物质，既然是物质，当然是永恒运动、无限发展的，邪加人而致病，中间必然有其联系、酿成的过程。在这个过程中即产生"证"而出现"病"。这个过程无以名之，可暂称为"中介症"。这个中介症，隶属于"证"。"证"中有一级中介症、二级中介症与三级中介症三大类。凡邪中人即病，无明显病理变化、病理产物等复杂的机制者，为一级中介症，如风、寒、暑、湿、燥、火、瘟疫、急性创伤等属此。凡邪和人结合之后，经过复杂的正邪相搏、病理变化、病理产物之后而形成的症，或由一级中介症转化而来的病变，为二级中介症。二级中介症有气滞、血瘀、痰饮、水气、郁结、脏躁等，以及由脏腑阴阳气血失调所产生的内风、内寒、内湿、内燥、内热（火）等"内生五邪"。至于三级中介症，它可以由二级中介症发展而致，也可以由一级中介症直接而致（最典型的为严重的急性创伤）。三级中介症有大汗亡阳、毒入心包、气随血脱、肝风痉厥等。在此，干祖望系统阐述了在疾病由轻到重的变化过程中，直接病因在不断变化，人体的证候特征也在不断变化。直接病因是对当前的疾病发展阶段"审证求因"的结果，与初始病因不同。

二、辨直接病因是辨病机主导

不论何种病因，疾病始终是外部因素作用于人体的结果，即初始病因作用于人体的不同结果，而人体的个体体质差异会产生不同的疾病，其本质是机体的病理反应。在疾病的发展过程中，原因和结果又常常是相互作用、互为因果的。在治疗时，我们往往考虑的是"直接病因"，换句话说，我们不需要考虑何种初始原因引起的某一"直接病因"，但针对这种"直接病因"的治疗方法、治疗手段其实是一样的，即所谓的"异病同治"。直接病因是疾病发生的重要中间环节，决定疾病的性质、病位、演变及转归，辨清直接病因是辨证论治的主导。

直接病因属于关键病机的范畴，它们是一个有机的整体，它们形成了中医机动灵活又有规律可循的辨证论治过程。比如，患者证候表现是恶寒、发热、无汗、头身疼痛、得热痛减、遇冷痛剧、舌苔薄白、脉浮紧等，我们根据这些证候特点判断关键病机为寒邪伤表、肺失宣发。这时直接病因是单一的寒邪，病机也是单一的寒邪伤表，使用辛温发汗、散寒解表的方法，可用麻黄汤加减治疗。如果患者不仅有恶寒、发热、无汗、头身疼痛，还出现咳嗽、烦躁、不得眠等证候，此时我们根据证候判断，直接病因不仅有寒邪，还有寒邪入里郁结体内产生的热邪，关键病机为寒邪伤表，入里化热，热扰胸中。这时可使用大青龙汤加减治疗。

江西中医泰斗姚荷生，曾指出中医分析疾病的过程是：首先分析直接病因，接着分析藏结病所，最后推导出关键病机。可见分析直接病因、藏结病所、关键病机是中医辨证论治的实质。关键病机就是证候病机，是指疾病在某一阶段所表现证候的发生机制。如胃痛肝气犯胃证的病机为肝气郁结，横逆犯胃，胃气阻滞。总之，直接病因反映了不同病理因素之间、不同脏腑之间的病机转化、传变规律，是临床辨证论治必须把握的关键。

综上所述，可知审证求因、审证求机的过程，就是辨证的过程。求机的实质是求直接病因。病机是辨证的核心，是通向论治的桥梁。抓住了病机，就抓住了病变本质，治疗也就有了更强的针对性。通过司外揣内、取象比类的思辨方法获取直接病因，可为辨识病机提供依据，为辨证论治提供指导与方向。

第二章　中医发病学 ▷▷▷▷

第一节　中医发病学概论

　　疾病发生、发展、转归规律是发病学研究的主要内容。发病学研究的内容包括致病因素的性质、感邪的轻重、病邪的入侵途径、机体抵抗力的盛衰和体质特征、致病时环境等对发病过程的影响。中医发病学是以"正邪斗争观"作为立论的指导思想。疾病的发生与否取决于正与邪的较量，换句话说，正气虚是决定发病的主导因素，邪气侵袭机体则是发病的重要条件。故《黄帝内经》云"正气存内，邪不可干"，"邪之所凑，其气必虚。"

一、发病的基本原理

　　1.**邪气侵袭是发病的外在条件**　《素问·调经论》将一切致病因素统称为邪气，指出："夫邪之生也，或生于阴，或生于阳。其生于阳者，得之风雨寒暑；其生于阴者，得之饮食居处，阴阳喜怒"。张介宾《类经》解释此段经文时说："风雨寒暑，生于外也，是为外感，故曰阳。饮食居住，阴阳喜怒，生于内也，是为内伤，故曰阴。"因此，中医学中的邪气，包括外感六淫、疬气，内伤七情、饮食、劳逸，以及外伤、虫兽伤等，此外，一些病理产物如水湿、痰饮、瘀血、结石，均属于邪气。邪气的属性将影响疾病的病性、病位以及病势等，具体如下。

　　（1）病邪与病性：疾病有寒、热、燥、湿、风、火、痰、瘀等证（病性有寒、热、虚、实、阴、阳之分），其病证性质多取决于病邪类型。一般来说，感受阳邪，易导致阳偏盛而伤阴，出现实热证；感受阴邪，易导致阴偏盛而伤阳，出现实寒证，即所谓"阳胜则热，阴胜则寒"。《黄帝内经》曰："气盛身寒，得之伤寒；气虚身热，得之伤暑。"欲知病之寒热，惟从证候之寒热而识，如"诸病水液，澄澈清冷，皆属于寒；诸呕吐酸，暴注下迫，皆属于热"。寒热如此，他邪亦然。病证属性正是病邪属性的体现，识证实则明邪气之性，知其性则论治有方。

　　（2）病邪与病位：《灵枢·刺节真邪》说："虚邪之中人也，洒淅动形，起毫毛而发腠理。其入深，内抟于骨，则为骨痹；抟于筋，则为筋挛；抟于脉中，则为血闭，不通则为痛。"《灵枢·五邪》云："邪在肺，则病皮肤痛，寒热，上气喘，汗出，咳动肩背。""邪在肝，则两胁中痛，寒中，恶血在内，行善掣节，时脚肿……"说明病邪所中部位不同，疾病的证候表现不一。疾病的发生，不但性质各异，而且在病变部位上具有特殊规律，后者主要取决于病邪性质。外邪之中，六淫与时疫又不相同，如《广瘟疫论》所述："风寒从表入里，自皮毛而肌肉、而筋脉、而胸膈、而肠胃，一层渐深一层，不能越此而入彼……时证从口鼻而入，先中中焦，后变九传。其传自里出表，虽出表，而里未必全无邪留，经过之半表，未必全无邪干。"

（3）病邪交互重叠：在疾病发生发展过程中，证候表现十分复杂，非由单一病邪所致。盖病邪感人，始终不变者少而交互移易者多，或始寒而终热，先热而后寒，或风随火至，寒从燥化，或湿郁化热，寒积饮留，或诸邪阻络，瘀血中生，是以初病或微，后病殊甚，前证未已，变证蜂起。何梦瑶《医碥》曰："六淫七情皆足以致郁。如外伤于风寒湿三气，皆足以闭遏阳气，郁而成热固也。"此六淫生郁化热之例。《三因极一病证方论·痰饮叙论》曰："人之有痰饮病者，由荣卫不清，气血败浊，凝结而成也。内则七情泊乱，脏气不行，郁而生涎，涎结为饮，为内所因；外有六淫侵冒，玄府不通，当汗不泄，蓄而为饮，为外所因；或饮食过伤，嗜欲无度，叫呼疲极，运动失宜，津液不行，聚为痰饮，属不内外因。"病证之繁复变化，由病邪之因果交替，重出叠加而致者多矣。

（4）病邪强弱起伏：邪气与病情的轻重也有密切的关系，病证的轻重除体质因素外，还取决于感邪的轻重。一般来说，感邪轻浅者则病轻，感邪深重者则病重。外感六淫初起，其证多轻浅。疠气致病，常始发即病情重笃。疾病既由病邪交侵而发，然病邪无处不在，又无时不有，何以病发，务必要知邪有强弱，人有盛衰。强邪袭人，气盛者亦罹其病；弱邪微感，气衰者未即成疾。或有邪虽不强，人复不衰，病不即发，邪伏体内，待复染新邪，内外呼应方发为疾病。

此外，有时邪气还是发病的决定因素，如外伤和虫兽伤等。

2. 正气不足是发病的关键因素　正气，是与邪气相对而言的，是指精气血津液（或称气血阴阳）和脏腑经络等组织结构的功能体现。正气的强弱与精气血津液等物质是否充足、脏腑经络等组织器官的功能正常与否有关。精、气、血、津液是产生正气的物质基础，也是脏腑经络等组织器官功能活动的物质基础。正气作用体现在两方面：一是抗御外邪，防止病邪侵入，或发病后驱邪外出；二是自身调节，适应外部环境变化，维持体内生理平衡，或对病后损伤组织的修复，使人体恢复健康。

（1）正气不足是发病的内在因素：《灵枢·百病始生》曰："风雨寒热不得虚，邪不能独伤人。卒然逢疾风暴雨而不病者，盖无虚，故邪不能独伤人。此必因虚邪之风，与其身形，两虚相得，乃客其形。"如果单有病邪作用，没有正气相对或绝对不足，病邪不能单独伤人。《金匮要略·脏腑经络先后病脉证》："若五脏元真通畅，人即安和"，"不遗形体有衰，病则无由入其腠理。"又有《脾胃论·脾胃虚实传变论》记载："脾胃之气既伤，而元气亦不能充，而诸病之所由生也。"《温疫论·原病》亦指出："凡人口鼻之气，通乎天气。本气充满，邪不易入，本气适逢亏欠，呼吸之间，外邪因而乘之。"这些论述，充分说明了人体正气不足是疾病发生的内在因素。

（2）内伤病证的内在基础是脏腑正气内虚：正气内虚，气乏无力，运化无权以致全身阴阳气血津液调节及气化失常，使痰饮、痰浊、瘀血、癥积等内生邪实应运而生。这种内生的病理产物，又成为一种新的病因停聚于脏腑经络，一则障碍气机的升降出入，二则阻滞气血津液的调达运行，三则更加耗损正气，加剧脏腑阴阳气血的平衡失调，形成恶性病理循环。

（3）人体正虚的程度与发病轻重有一定的关系：在一般的情况下，正虚的程度与感邪的轻重成正比。正如《锦囊秘录》所说："正气旺者，虽有强邪，亦不能感，感亦必轻，故多无病，病亦易愈；正气弱者，虽即微邪，亦得易袭，袭则必重，故最多病，病亦难痊。"

3. 正邪的较量是决定发病的关键，也是判断疾病虚实的依据　《灵枢·百病始生》云："必因虚邪之风，与其身形，两虚相得，乃客其形。"从中医发病学的角度看，疾病的发生与否，主要取决于人体正气和致病邪气两方面，人体正气充盛就能拒邪于外（外因是条件、内因是根据），而邪气为病多由正气虚衰所致（外因通过内因而起作用）。在疾病的发展变化过程中，正气和邪气的力量对比在不断地发生着消长盛衰的变化。邪正斗争，不仅关系着疾病的发生、发展和转归，而且也影响着病证的虚实变化。

二、虚实的基本原理

1. 虚与实的概念　所谓实，是指邪气盛而正气尚未虚衰，是以邪气盛为主要矛盾的一种病理变化。实所表现的证候称为实证。发病后，邪气亢盛，正气不太虚，尚足以同邪气相抗衡，临床表现为亢盛有余的实证。一般多见于疾病的初期或中期，病程一般较短。如外感热病进入热盛期阶段，出现了以大热、大汗、大渴、脉洪大等"四大"症状，称"阳明经证"，此时，邪气虽盛，但正气尚未大伤，还能奋起与邪气斗争，邪正激烈斗争的结果，以实热证的形式表现出来。

所谓虚，是指正气不足，抗病能力减弱，是以正气不足为主要矛盾的一种病理变化。虚所表现的证候，称为虚证。或体质素虚，或疾病后期，或大病久病之后，气血不足，伤阴损阳，导致正气虚弱，正气对病邪虽然还在抗争，但力量已经显示出严重不足。如大病、久病，消耗精气，或大汗、吐、利、大出血等耗伤人体气血津液、阴阳，均会导致正气虚弱，出现阴阳气血虚损之证。如崩漏，由于大量出血，其症状除了出血之外，同时伴有面色苍白或萎黄、神疲乏力、心悸、气短、舌淡、脉细等，称作"脾不统血"。就邪正关系而言，心脾生理功能低下，既有脾虚之证，又有心血不足之候，属虚证。

2. 虚实错杂　在疾病过程中，邪正的消长盛衰，不仅可以产生单纯的虚或实的病理变化。由于疾病的误治或治疗不当，以致病邪久留，损伤了人体的正气；或因正气本虚，无力驱邪外出，而致水湿、痰饮、瘀血等病理产物的凝结阻滞，往往可以形成虚实同时存在的虚中夹实、实中夹虚等虚实错杂的病理变化。

虚中夹实：虚中夹实是指以虚为主，又兼夹实候的病理变化。如脾阳不振之水肿即属于此。脾阳不振，运化无权，皆为虚候；水湿停聚，发为浮肿为实。

实中夹虚：实中夹虚是以实为主，兼见虚候的一种病理变化。如外感热病在发展过程中，常见实热伤津之象。因邪热炽盛而见高热、汗出、便秘、舌红、脉数之实象，又兼口渴、尿短赤等邪热伤津之征，病本为实为热，津伤源于实热，而属于虚，此为实中夹虚。

3. 虚实转化　疾病发生后，邪正双方力量的对比经常发生变化，因而疾病在一定条件下也常常发生实证转虚，因虚致实的病理变化。

由实转虚：疾病在发展过程中，邪气盛，正气不衰，由于误治、失治，病情迁延，虽然邪气渐去，但是人体的正气、脏腑的生理功能已受到损伤，因而疾病的病理变化由实转虚。例如，外感性疾患，疾病初期多属于实，如表寒证或表热证等，由于治疗不及时或治疗不当，护理失宜，或年高体弱，抗病能力较差，从而病情迁延不愈，正气日损，可逐渐形成肌肉消瘦、纳呆食少、面色不华、气短乏力等肺脾功能衰减之虚象。

因虚致实：所谓因虚致实，是由于正气本虚，脏腑生理功能低下，导致气、血、水等不能正常运行，产生了气滞、瘀血、痰饮、水湿等实邪停留体内之害。此时，邪实明显，但正气不足，脏腑亦衰，故谓之因虚致实。如肾阳虚衰，不能主水，而形成的阳虚水停之候，既有肾脏温化功能减退的虚象，又有水液停留于体内的一派邪实之象，这种水湿泛滥乃由肾阳不足、气化失常所致。实际上，因虚致实是正气不足，邪气亢盛的一种虚实错杂的病理变化。

4. 虚实真假　病机的或实或虚，在临床上均有一定的征象。但必须指出，临床上的征象，仅仅是疾病的现象，在一般情况下，现象与本质相一致，可以反映病机的虚或实。但在特殊情况下，即现象与本质不完全一致的情况下，在临床上往往会出现与疾病本质不符的许多假象，因而有"至虚有盛候"的真虚假实和"大实有羸状"的真实假虚的病理变化。

真虚假实（至虚有盛候）：真虚假实之虚指病理变化的本质，而实则是表面现象，是假象。如正气虚弱的人，因脏腑虚衰，气血不足，运化无力，有时反出现类似"实"的表现。一方面可以见到纳呆食少、疲乏无力、舌胖嫩苔润、脉虚无力等正气虚弱的表现，同时又可见腹满、腹胀、腹痛等一些类似"实"的症状。但其腹虽满，却有时减轻，不似实证之腹满不减或减不足言；腹虽胀，但有时和缓，不若实证之常急不缓；腹虽痛，但喜按，与实证之腹痛拒按不同。所以病机的本质为虚，实为假象，即真虚假实。

真实假虚（大实有羸状）：真实假虚病机本质为实，而虚则是表面现象，为假象。如热结肠胃，里热炽盛之患者，一方面见到大便秘结、腹满硬痛拒按、潮热谵语、舌苔黄燥等实证的表现，有时又可出现精神萎靡、不欲多言。但患者语声高亢气粗，肢体倦怠稍动则舒适，大便下利，但得泄反快。究其本质，此是实而不是虚。

虽然致病因素对机体起着破坏作用，但是通过这种刺激也可以调动并提高机体对邪气的抵抗能力。祖国医学早就认识到麻疹、天花等病，"但发过不再作耳"（《瘟疹世医心得》），"后有其气不复传染焉"（《万氏家传痘疹心法》）。又如疟疾，《景岳全书》说："外人入南必一病，但有轻重之异，若久而与之俱化则免矣。"

第二节　发病途径

发病是疾病过程的起始阶段，标志着人体已经从健康状态进入到疾病状态。邪气入侵是疾病发生的重要条件，同时病邪外入的途径是发病学的重要组成部分。

一、外邪入侵途径

1. **从鼻窍气道而感邪**　肺开窍于鼻，温热病邪和有些疫邪多随鼻息而入，侵袭于肺。《温热经纬·叶香岩外感温热篇》说："温邪上受，首先犯肺，逆传心包……"性质属热的邪气即温邪，侵入人体的途径多是"上受"，即由口鼻而入，先犯手太阴肺。

2. **从口咽食道而感邪**　口咽通于胃，大部分毒邪（如药毒、有毒的食物等）、部分疫邪（如疫痢、霍乱）以及有些寄生虫等，主要由口咽经食道侵入，使脾胃、肠道受邪发病。古代医家把因饮食受邪而发病，称为"食注"。

3. **从皮毛腠理而感邪**　外感六淫大多从皮毛肌腠侵入人体，逐渐传变入里而发病。《素问·皮部论》说："是故百病之始生也，必先于皮毛，邪中之则腠理开，开则入客于络脉。"病邪侵袭途径则由皮毛而经络而脏腑，由浅入深，由表入里。

4. **从前后阴二窍而入**　风、寒、湿、热、虫、毒等病邪可以经由接触、性交等方式从前阴和后阴侵入人体而发病。房事太过可以导致胞宫里虚，外邪乘虚从前阴侵入胞宫，损及冲任而发病。《诸病源候论·妇人杂病诸候》篇还有"妇人阴痒，是虫食所为"的记载，指出虫邪寄生于阴部导致阴痒。

5. **从伤口而入**　此种情况多见于外伤和部分中毒性疾病。例如，金刃伤、枪弹伤的伤口不洁，湿、热、风、毒等病邪乘机侵入而发病，《诸病源候论·金疮病诸候》中所谓"金疮中风痉候""金疮成痈肿候"等便是。

二、内伤病邪侵入发病途径

内伤病邪形成，多由于饮食失宜、情志失调、劳逸失度等病因作用于机体，从而使脏腑阴阳功能失调，气血津液运行受阻，则转化为病邪而发病，多病发于里。内伤病邪的发病途径主要为直接伤及脏腑，或者直接影响气血津液。

1. **七情内伤**　七情内伤主要是突然强烈或慢性持续的情志刺激过度。侵入发病途径是直接伤脏，首先作用于心，然后波及相应的脏。如怒首先由心接受，超过了心承受的范围而及肝，表现为盛怒，怒反过来又伤肝。七情还可影响气机，导致人体阴阳气血失调而发病。

2. **饮食**　饮食寒冷偏嗜，如饮食偏寒直接损伤脾胃阳气，偏热则损伤胃阴，导致体内阳气亢盛；或饮食不节损伤脾胃运化功能，停积不化而变为宿食，从而发生食积胃肠诸证；或五味偏嗜，造成五脏生理功能失调，出现五行相乘、相侮等病理现象。

3. **劳逸**　过劳，为"劳则气耗"，"劳则喘息汗出，内外皆越"，劳力过度则伤气；

劳神过度，则劳伤心脾；房劳过度，则耗伤精气。过度安逸，则气血不畅，或脾胃功能减弱。

内邪与外邪虽不同，但都是伤害机体而发病。内邪，本生于体内，有的形成于脏腑，如寒、热之邪；有的滋生于气血，如燥邪、风邪；有的瘀结于血脉，如瘀血；有的弥散于各处，如痰饮、水湿；有的结生于空腔脏器，如结石等。存在于各处的病邪，不但可以伤害本体组织，且能侵袭相邻脏腑，瘀滞血脉津液，引起多种病证，如包块、肿胀等。

三、病理产物致病因素的发病途径

1. **痰饮**　沈金鳌在《杂病源流犀烛》中记载："痰之为物，流动不测，故其为害，上至颠顶，下至涌泉，随气升降，周身内外皆到，五脏六腑俱有。"中医有"百病兼痰"之说。痰饮水湿之邪随气升降流行，内而脏腑，外而筋骨皮肉，无所不至，可影响多个脏腑组织。

2. **瘀血**　唐容川《血证论·卷五》将瘀血病变部位分为上中下焦、经络脏腑之间、腠理肌肉及攻心乘肺。"瘀血"这一病理产物致病因素可直接侵犯肌肤或经络脏腑，或直接影响气血津液运行，而引起发病。

四、其他病邪发病途径

1. **外伤**　不论是金疮、跌打、冻伤或虫兽伤，都是从皮肤侵入，或皮肤肌肉损伤，或内入肌肉损伤筋骨、脏腑。毒蛇咬伤还可引起全身中毒，甚至死亡。

2. **诸虫**　不同虫体侵入的途径不一样。蛔虫、蛲虫、绦虫、姜片虫、肝吸虫、阿米巴原虫是随饮食物从口侵入人体；疟原虫和血丝虫，是通过蚊虫叮咬传入人体；钩虫，是通过接触有感染性钩虫幼虫的泥土，从皮肤侵入人体；而血吸虫，是通过接触有血吸虫幼虫的疫水，也是从皮肤侵入人体的。

第三节　影响发病的因素

疾病的发生与机体的内、外环境密切相关。外环境主要是指人类赖以生存的自然和社会环境。自然环境包括气候、地域以及与人类生活、居住、活动息息相关的场所。社会环境包括人的政治地位、经济状况、文化层次、社会交往等。内环境主要是指机体的解剖结构、生理功能、心理特质等。正气的强弱、体质特征、心理特质等都直接关系到内环境的动态。疾病不仅与外环境的气候、地理、社会文化等因素相关，还与人体内环境的正气、体质、情志等因素相关。

一、环境因素（外环境）与发病

1. **自然环境**　《黄帝内经》认为"人以天地之气生，四时之法成"（《素问·宝命全形论》），"天食人以五气，地食人以五味"（《素问·六节藏象论》），人类早已认识到外界生存环境与人类生存的密切关系。春夏秋冬的四季轮替，寒热温凉的气候变化，东南西北的方位异殊，居处高低的地理差异，造就了自然环境的万千变化。这千变万化的自然环境，在正常情况下，是人类生存的必要条件；在异常情况下，则成为致病因素，侵犯人体引起疾病。

（1）气候因素

1）不同季节的发病倾向：在正常情况下，人体遵循着节气的演变规律及相应的气候条件而生长，人体的脏腑、经络都随着相应气候的交替，呈现着一定的生理变化。邪气也往往随着四时气候的变化而侵入人体相应的部位。《素问·八正神明论》云："天温日明，则人血淖液而卫气浮，故血易泻，气易行；天寒日阴，则人血凝泣而卫气沉。"这可以看出气候变化对发病的影响，气候温热则气血畅行，而气候寒冷则气血凝滞沉缓。正常的气候变化给人体生理带来了相应变化。

《灵枢·四时气》云："四时之气，各不同形，百病之起，皆有所生。"《素问·生气通天论》说："因于露风，乃生寒热。是以春伤于风，邪气留连，乃为洞泄；夏伤于暑，秋为痎疟；秋伤于湿，上逆而咳，发为痿厥；冬伤于寒，春必温病。四时之气，更伤五脏。"在四时气候变化的影响下，容易发生季节性的多发病，如六淫致病，表现有一定的季节倾向性。春日多风，故多风病，易发风温；夏令炎热，湿热蕴蒸，易致伤暑、中暑及湿热病证；秋令易生燥邪，易发温燥或凉燥；冬令严寒，风寒凛冽，易发寒病等。在具体发病的倾向上，则"春善病鼽衄，仲夏善病胸胁，长夏善病洞泄寒中，秋善病风疟，冬善病痹厥。"

2）日月变化与时间因素：《灵枢·岁露论》说："人与天地相参也，与日月相应也。故月满则海水西盛，人血气积，肌肉充，皮肤致，毛发坚，腠理郄，烟垢著。当是之时，虽遇贼风，其入浅不深。至其月郭空，则海水东盛，人气血虚，其卫气去，形独居，肌肉减，皮肤纵，腠理开，毛发残，膲理薄，烟垢落。当是之时，遇贼风则其入深，其病人也卒暴。"《黄帝内经》不仅认识到人体气血活动与天时变化密切相关，并且还认识到海水受月亮盈亏的影响而有涨有落，人体的气血活动亦随之而形成有规律的盛衰变化。因此，人体的发病也与日月盈虚相关。

中医学认为一天中阴阳消长变化与发病也有一定的关系。《素问·金匮真言论》云："平旦至日中，天之阳，阳中之阳也；日中至黄昏，天之阳，阳中之阴也。合夜至鸡鸣，天之阴，阴中之阴也；鸡鸣至平旦，天之阴，阴中之阳也。"这是一日中阴阳变化的规律，其对发病的影响，正如《灵枢·顺气一日分为四时》所说："朝则人气始生，病气衰，故旦慧；日中人气长，长则胜邪，故安；夕则人气始衰，邪气始生，故加；夜半人气入脏，邪气独居于身，故甚也。"即是说在一日之中，早晨人体的阳气与自然阳气一样始生，病邪衰退，所以患者感到早晨比较清爽；中午人的阳气隆盛，正气胜邪，所以病情缓和患者安静；傍晚人的阳气始衰，邪气开始增加，故病情加重；夜半人体阳气入脏，邪气亢盛，故病情重笃。

（2）地理因素：地理因素是指不同地域、地势、地质水土与生活习俗等对人体的致病作用和对病情影响。由于人类生活居处的方域有东西南北之异，地势有高下燥湿之殊，水土有厚薄之分，气候有凉热之别，生活习俗与饮食习惯亦各有不同，对疾病的发生和流行就有不同的作用和影响。一般说来，西北之域，地势高峻，居处干燥，气候寒冷而多风，水土刚强，人之腠理常闭而少开，故多风寒中伤或燥气为病；东南之方，地势低下，居处卑湿，气候温暖或炎热潮湿，水土薄弱，人之腠理常开而少闭，故多湿邪或湿热为病。清代王燕昌在《王氏医存》认识到地域与发病的密切关系，"一州一县之地，山居水村，常亦有异。按淮水左右，五谷俱全，南向尚食米，北向麦、秋、豆。又南有潮湿恶烟毒瘴，北有寒风严冻，家用煤炕"强调"致病之端，各宜分辨"。

居处地域和生活环境的骤然迁移或改变，也可因一时不能适应而造成疾病的发生或加重，可以称之为"水土不服"。《诸病源候论·痢疾诸候》明确指出："夫四方之气，温凉不同，随方嗜欲，因以成性。若移其旧土，多不习伏，必因饮食，以入肠胃，肠胃不习，便为下痢，故名不伏水土痢也"。此即由于地域的变迁，不适应气候环境和生活习俗的改变而造成的"水土不服"。此外，一些疫戾之邪也具有地域性，《诸病源候论》中就有瘴疟"生于岭南，带山瘴之气，其状发寒热，休作有时，皆由山溪源岭嶂湿毒气故也"的记载。

2. 社会环境 人类的社会性是人区别于其他生物的根本特征之一，在社会这个大家庭中，每个人所扮演的角色与其所处的社会环境密切相关。就疾病的发生而论，除了以上讨论的自然环境以外，必然还与人们所生活的社会环境有关。

（1）社会治乱：一般来说，社会稳定，经济繁荣，人们能够安居乐业，疾病较少发生和流行。若社会动荡，政治腐败，则容易造成疾病的发生和流行。如《后汉书》记载"延熹四年正月，大疫。太公六韬曰：'人主好重赋役，大宫室，多台游，则民多病瘟也'"，说明当时民病瘟疫源于政治腐败。有些病证与战乱显然有直接联系，如清·雷少逸《时病论》所说"咸丰八载至同治纪元，粤匪窜扰吾衢，大兵之后，继以凶年，沿门合境，尽患瘟疫"，明·张介宾《景岳全书》指出："夫伤寒为病，盖由冬令严寒，以水冰地裂之时，最多杀厉之气，人触犯之而实时病者，是为正伤寒，此即阴寒直中之证也。然惟流离穷困之世多有之，若时当治平，民安饱暖，则直中之病少见，此伤寒之一也。"

（2）社会境遇：李中梓曾指出"境缘不遇，营求不遂，深情牵挂，良药难医"，说明周围社会环境是影响精神活动以及身体健康的重要因素。社会境遇致病，主要是指个人在社会地位、经济状况的改变，或个人的荣辱得失，都直接或间接地与发病有关。故《素问·疏五过论》云："诊有三常，必问贵贱，封君败伤，及欲侯王。故贵脱势，虽不中邪，精神内伤，身必败亡。始富后贫，虽不伤邪，皮焦筋屈，痿躄为挛。"不同地位和阶级的人对疾病的易感性和趋向性具有差异性。李中梓在《医宗必读·富贵贫贱治病有别论》亦曾说过："大抵富贵之人多劳心，贫贱之人多劳力；富贵者膏粱自奉，贫贱者藜藿苟充；富贵者曲房广厦，贫贱者陋巷茅茨；劳心则中虚而筋柔骨脆，劳力则中实而骨劲筋强；膏粱自奉者，脏腑恒娇；藜藿苟充者，脏腑恒固；曲房广厦者，玄府疏而六淫易客；茅茨陋巷者，腠理密而外邪难干。"

明·汪绮石在《理虚元鉴·卷上》中明确提出"境遇之因"是虚劳常见的六种致病

因素之一。"因境遇者，盖七情不损，则五劳不成，惟真正解脱，方能达观无损，外此鲜有不受病者。从来孤臣泣血，孽子坠心，远客有异乡之悲，闺妇有征人之怨，或富贵而骄佚滋甚，或贫贱而窘迫难堪，此皆能乱人情志，伤人气血"，"处逆境则怨抑难堪，处顺境而酒色眷恋，又不恪信医药，死何疑焉"，说明社会境遇不仅是重要的致病原因，也关系到疾病的预后。

（3）家庭和人际关系：家庭是社会最基本的细胞，是最重要的社会组织，还是人们最基本、最核心的精神家园。清·李渔云："世间第一乐地，无过家庭。"（《闲情偶寄·颐养部》）在家庭关系中，顺从父母心意，使老人心情愉悦舒畅，家庭就会和睦，万事兴旺，老少皆能得到健康。宋·陈直在《养老奉亲书·性气如嗜第四》指出："寿眉之人，形气虽衰，心亦自壮，但不能随时人事遂其所欲，虽居温给，亦常不足，故多咨煎背执，等闲喜怒，性气不定，止如小儿，全在奉承颜色，随其所欲，严戒婢使子孙，不令违背。若性怒一作，血气虚弱，中气不顺，因而饮食，便成疾患，深宜体悉。常令人随侍左右，不可令孤坐独寝，缘老人孤僻，易于伤感，才觉孤寂，便生郁闷。"家庭成员的和睦关系可以影响家庭成员的健康状况。

《灵枢·逆顺肥瘦》云："圣人之为道者，上合于天，下合于地，中合于人事。"人事即社会人际关系，包括同事关系、邻里关系、亲属关系、家庭关系等。人际关系协调，心情愉快，情绪稳定，可促进心身健康。反之，则易引起心理冲突和矛盾，情志不和，久蓄为病。如《长生不老诀·养生篇》云："父子和则家宅安乐，兄弟和则手足提携，夫妇和则闺房静好，朋友和则互相维护，故易曰和气致祥，乖气致戾。"

（4）生活和工作环境：古人对生活居住条件与发病的关系早有认识。例如，明·龚居中在《痰火点雪·卷二》所附的名医治验中提道："凡新宅壁上皆湿，地亦阴多，人乍来，阴气未散，心气素虚，醉后毛窍皆开，阴湿之气，入而乘心，故不能语。"新迁之居，由于室内装修或新添置的家具所产生的浊恶之气可通过皮肤等途径使人患病。清·尤乘在《寿世青编》中指出："屋无高，高则阳盛而明多；屋无卑，卑则阴盛而暗多。故明多则伤魄，暗多则伤魂。人之魂阳而魄阴，苟伤明暗，则疾病生焉。""若盛暑所居，两头通屋，弄堂夹道，风回凉爽，其为害尤甚。""人卧室宇，当令洁净，净则受灵气，不洁则受故气。"这些都强调居住环境不良可伤害人体健康。

人们在劳动中常因为工作性质的关系会接触到有害物质，有些职业由于工作环境的粉尘或有毒物质，或放射性物质，可以使人发生职业病。如打石工人易患硅肺；长期从事化工、制药等职业的人员易发生慢性中毒，患虚劳及癌症等；以铅为原料的工厂，工人易出现慢性铅中毒；长期在阴冷潮湿的环境下工作劳动的人，如矿工、地下工作者、潜水工作员易患痹病等；矿山开采、隧道工程、玻璃及陶瓷的工人，因常常接触粉尘，易患咳喘、肺痿等呼吸系统疾病等。至于发病的多少，病情的轻重，还与社会劳动的保护强度、接触时间长短密切相关。

二、情志因素与发病

情志活动是由外界（一定的自然和社会的条件）刺激所引起的内脏功能的反应。情志发病与其性质、强度及其持续时间有关。不同性质的情志刺激，其致病性不同。一般来说，喜较少发病，怒致病可重，惊恐发病多速，而忧思致病多呈缓慢的过程。突然强烈的情志刺激或长期持续的不良的情绪波动，超越了心神的可调节和可控制范围，可以导致阴阳失调、脏腑功能紊乱、气机运动受障，或精气血津液代谢失常，使正气减弱，易发疾病。《素问玄机原病式》说："五志七情过度而卒病也。"如七情变化超越了常度就会劳伤本脏而致病，所谓"怒伤肝，喜伤心，思伤脾，忧伤肺，恐伤肾"。情志刺激过强，如暴怒、大惊、卒恐、狂喜，多"触遇则发"。此外，朱丹溪认为"一有怫郁，诸病生焉"，怫郁若超过机体耐受限度，也可以成为致病的因素。某些情志因素虽不强烈，但持续作用过久，如忧愁不释，思虑不解，成日闷闷不乐或长时间压抑内心情感而不得宣泄，亦可积而成疾。

三、体质因素与发病

体质是人体在先天禀赋和后天调养基础上表现出来的功能（包括心理气质）和形态结构上相对稳定的固有特性，是机体发病的内部因素，它贯穿于疾病发展全过程，成为制约和影响疾病性质、疾病发展转归的一个基本要素。

1. **体质决定发病倾向** 体质在疾病发生、发展过程中占据决定性的地位。体质既然是身体中邪正盛衰本质的反映与概括，它本身就体现着正气的盛衰与邪气的强弱。正气是发病与否的内在因素，具有决定性的作用，因此体质决定发病的倾向。体质虚弱者，易于感邪为病，发病之后，趋向正虚；实性体质者，则易为内外邪气所扰，内外合邪，其病多实。邪实难除，其病有久延难愈之趋势。

2. **体质决定疾病性质和证候类型** 中医学用"从化"理论来解释体质因素对疾病性质的影响。"从化"是指疾病性质顺从体质而化。"从化"的一般规律是：素体阴虚阳亢者，受邪后多从热化；素体阳虚阴盛者，受邪后多从寒化；素体津亏血耗者，易致邪从燥化热化；若气虚寒湿偏盛者，受邪后多从湿化寒化。

体质差异与证候类型的关系，一方面表现为感受相同的致病因素，因个体体质因素不同，从而表现出不同的证候类型。清·章楠在《医门棒喝》云："邪气伤人，随人禀体而化。禀体多火，暑随火化燥；多寒，暑随寒而化湿。"同为感受暑邪，阳盛体质患者则从阳化燥，阴盛体质则从阴化湿。另一方面，病邪不同，而体质因素相同时，也可表现为相同或相似的证候类型。例如，阳热体质者，感受热邪而出现热证；若系感受风寒邪气，亦可郁而化热，表现为热性证候。因而体质因素在一定程度上可以决定某些疾病的证候类型。

3. **体质决定疾病的变化规律** 疾病是一个正邪斗争的过程。在这个过程中，正邪互有消长转化，而正邪的消长常与体质状态有着密切的关系。平和体质者，正气旺盛，发病后的阴阳属性变化因感邪及治疗当否而异，而且对治疗反应敏感，易于向愈。虚性体质者，每随其阴阳属性而转化，导致其虚更甚。气虚之人，易于感邪，受邪之后更易耗气，正虚而抗邪无力，其病久迁延不愈，或易反复受邪；实性体质者，为病多实，邪结不解，其病缠绵。

综上所言，个体体质因素决定着个体对某些病邪的易感性、耐受性及发病的倾向性。在感邪发病后，病机往往随体质强弱而转化；在疾病过程中，疾病又会使体质的偏颇在其原来的基础上发展、加重。

第四节　发病的形式

发病的形式亦是疾病发生时所表现的形式。中医学认为，疾病发生的基本原理是正邪交争，而发病与否，则取决于正、邪双方孰弱孰强的力量对比。由于不同的人，其体质状态、本身正气的强弱不同，以及邪气的种类、侵入的途径、侵犯的部位、毒力强弱等的差异，因而正邪交争的结果也便不同，从而在发病形式上就会表现出不同的类型，如感邪即发、徐发、伏而后发、继发、合病与并病、复发等。

一、感邪即发

感邪即发是指感受外邪之后即迅速发病，因而也称"猝发"或"顿发"。这种发病类型多见于病邪势盛，正气无力抗衡的情况。如感受风寒、暑热、温毒、疫疠之气等，由于邪气较盛，致病力强，故感而即发。又如内伤致病，包括情志变化剧烈、暴怒、大恐、过度悲伤等，导致气机逆乱、气血失调、脏腑功能障碍而迅即发病。再如各种外伤致病，或毒物所伤致病（包括误食毒物、药物中毒、吸入毒气等），都会立即发病。

二、徐发

徐发又称缓发，是指感邪后并未立即发病，而是积之日久缓缓发病。这种类型的发病大多见于邪气虽不强烈，但日积月累，如房事不节、嗜酒成癖、忧愁不解、思虑过度等内伤邪气，渐积致病而出现的临床症状。在外邪方面，如久居潮湿之地，起病也多缓慢。

三、伏邪后发

伏邪后发是指感邪以后不立即发病，而是病邪在体内潜伏一段时间，或在诱发因素作用下才引起发病。伏邪后发比较多见于外感性疾病，如温病中的"伏气温病"，《黄帝内经》中的"冬伤于寒，春必病温"，"夏伤于暑，秋必痎疟"。此外，如破伤风、狂犬病等外伤所致的疾病，也属于此类型。伏气温病的形成机制多因当时感邪较轻，邪正交争不甚，故而邪气得以潜伏于体内。如冬伤于寒后，寒伏藏于里，郁久化热，至春季阳气外泄时，伏热外溢，或因又感新邪，引动伏热而发病，形成春温病。伏邪发病时，病情均较重。

四、继发

在原有疾病的基础上，继而发生新的疾病称为继发病，如痛经继发不孕、带下病继发闭经、肝阳上亢引发中风、小儿食积所致疳积等。一般继发病与原发病在病理上均具有密切的关系。

五、合病与并病

这两种发病类型首见于《伤寒论》。合病，是指两经或两个部位同时受邪而出现的病证。例如，太阳与阳明合病，既见发热、头痛、恶寒无汗的表证，又见有腹痛、腹泻的里证，就属两经合病，或称表里同病。这种合病多因邪气较重，正气相对不足，感邪以后非但表邪不能外解，反而下迫于大肠所致。此时可用葛根汤解肌发汗，透邪外达，则腹泻自止。并病，是指某一部位的病证未解，又出现另一部位的病证。如太阳阳明并病，就是太阳病时，因发汗不彻底，以致表证未罢，邪气又郁于阳明之里，表现为发热微恶寒、头痛、微有汗出、面红、口渴、心烦等症状，属于二阳并病证候，可以用桂枝二越婢一汤治疗。

六、复发

疾病已经初步痊愈或病情已得到缓解，但在某些诱因的作用下，疾病再度发作或反复发作。这种发病类型称为"复发"。引起复发的机制主要是余邪未尽、正气未复、诱发因素的作用三方面。由复发引起的疾病，称为"复病"。

1. **复发的基本特点**　一是临床表现虽然类似初病，但其病理过程与初发病时已不完全相同，而是比初发病时的病理损害更严重、更广泛，病情亦更重；二是复发的次数越多，病情的稳定期就越短、预后越差，而且容易留下后遗症；三是复发大多有诱因。

2. **复发的主要类型**　疾病的复发可以表现为若干种不同的形式。稍愈即复发类，这种类型的复发多见于较严重的外感性疾病，如湿温、温毒、湿热性疾病，治疗后病情已缓解，处于恢复期阶段，由于余焰未尽，正气已虚，一旦由于饮食不慎、劳累过度等诱因的作用，就会引起疾病的复发。另一种类型是休止与复发交替出现，如休息痢、癫痫等疾病，休止期有如正常人，一遇到某些诱发因素的作用，就会引起发作。这种类型复发的机制，主要是由于正气不足，无力将病邪祛除殆尽，以致留有宿根，从而能在诱因作用下引起复发。还有一种属于急性发作与慢性缓解交替的类型，这种类型实际上是指临床症状的轻重交替。如哮喘、慢性肾病、胸痹心痛等，在缓解期症状表现较轻，若因感受外邪，或情志刺激，或饮食不当等诱因的激发，引起急性发作时，症状就会加重。总之，对疾病的治疗既要做到除邪务尽，不留宿根，又要扶助正气，避免诱因，才能减少疾病的复发。

3. **复发的诱因**　疾病复发的一个重要条件，就是诱因的存在。诱发因素，可以归纳为以下几方面。

（1）重感致复：重感致复是指因感受外邪而致疾病复发。无论外感性疾病，还是内伤性疾病，均可因感受外邪而致复发，其中较多见于热病初愈的时候。因为在热性病初愈时，正气抗御病邪的能力已经降低，而余邪尚未尽除，病理过程亦未完全结束，从而成了重感致复的内在根据。

（2）食复：因饮食不当而致复发者，称为食复。因疾病不同和体质的特点不同，在饮食方面的宜忌亦各有不同。如饮食不节可致脾胃病复发，鱼虾海鲜可致哮喘、瘾疹等病复发等。故在疾病痊愈的过程中，饮食调理尤为重要。

（3）劳复：形体过劳，或房事不节而致复发者，称为劳复。无论外感性疾病或内伤性疾病均可因劳复发。如温热病初愈早犯房事，可致复发；内伤病如哮喘、子宫脱垂、慢性水肿、胸痹心痛、疝气等，均可因过劳而致旧疾复发。

（4）药复：病初愈滥用补药，或药物调理不当而致疾病复发者，称为药复。故疾病初愈或病情缓解后，应重视饮食调理。若用药物则勿滥补，应掌握补而勿滞、祛邪勿伤正的原则。

（5）情志致复：情志致复是指因情志因素引起疾病复发者。情志过极，常能引起气机紊乱、气血运行失常，以致旧病复发。如癫病、癫痫、瘿瘤、梅核气等疾病，易受情志因素诱发旧疾。

此外，气候因素、地域因素也可成为复发的诱因。

第三章　中医病机概述 ▷▷▷▷

第一节　病机概念

　　病机之名，首见于《素问·至真要大论》的"审察病机，无失气宜"和"谨守病机，各司其属"。对于病机的"机"，唐·王冰释为"机要"，认为"得其机要，则动小而功大，用浅而功深"；明·张介宾释"机"为"要"和"变"，释病机为"病变所由出也"。就"机"字义而言，《说文解字》以"主发，谓之机"，段玉裁释为"机之用，主于发。故凡主发者，皆谓之机"；《庄子·至乐》将"机"释为事物变化之由，说"万物皆出于机，皆入于机"。综概诸说，当以疾病发生、发展、变化和结局的机制，作为病机的基本概念。

　　疾病的种类繁多，临床征象错综复杂，然而总离不开邪正斗争的盛衰，病位、病势的表里出入，阴阳、气血的失调，津液代谢的失常，以及脏腑、经络功能的紊乱等病机变化的一般规律。影响病机变化的因素，除邪正、阴阳、气血、津液及病变部位之外，天气、地域、环境以及患者的性别、年龄、体质等，也会对疾病的发生和发展产生明显的影响。因此，必须综合分析患者各方面的情况，对其病证进行具体而细致的辨别分析，方能把握病机的本质。

　　病机是指由各种致病因素作用于人体引起疾病的发生、发展与变化的机制，是从整体和动态的角度对患者所呈现的病理状态和病理变化的高度概括，是在辨别、分析、归纳所有的四诊（望、闻、问、切）资料的基础上对疾病的本质做出的结论，揭示了疾病发生、发展与变化、转归的本质特点及其基本规律。它是疾病临床表现的内在基础，亦是疾病发展、转归和诊断治疗的内在根据。病机包含四个要素，即病理因素、病位、病性及病势。

第二节　病机特点

一、整体联系的病机观

　　中医学以五脏为中心，根据藏象理论，把局部病理变化同全身状况联系起来，通过脏腑经络之间的相互联系和相互制约关系探讨疾病的发生与传变规律，从而形成了注重整体联系的病机观。如肝火上炎可出现头痛、目赤肿痛，从表象看，头痛与目赤肿痛似乎是各不相关的病理表现，但是从脏腑、经络表里相互联系的观点分析，则可以把这些病理表现同肝胆相联系，其病机是肝胆之火上灼头目。中医病机理论认为，疾病是局部和全身综合的病理过程，既不存在单纯的局部病变，也不存在没有局部病变的全身性疾病。局部病变可以影响全身，全身性疾患也常是通过局部反映出来。因此，中医病机理论是立足于整体联系的病机观来认识和研究疾病。

二、运动变化的病机观

中医病机理论在论述疾病的传变时，以五行母子、乘侮之论来阐释脏腑之间的病理影响，以阴阳盛衰、互损格拒来说明病机传变，以气病及血、血病传气来论述传变规律，有以脏腑表里、五脏关系来分析疾病变化，以六经、三焦及卫气营血病机来认识疾病过程。凡此种种，均需用运动变化的观点，视其胜退，察其吉凶，及时而正确地把握病机。这种既注意局部和整体的关系，又注重疾病的发展、变化规律，既注重病理传变的一般规律，又注重疾病变化的特殊情况，反映整体联系和运动变化的观点，正是中医病机理论辩证观的充分体现。

第三节　审察病机的方法

一、审察病机的要素

1. **病因**　中医学的病因观念，体现了直接审因和审证求因的辩证统一。以审证求因为主，直接审因为辅，形成了独特的病因体系。本书以此分出直接病因和间接病因。直接病因是从整体和动态去分析患者各种复杂的征象，经过综合和归纳，推导出疾病发生发展的原因。这种病因观念，是和病机融为一体的。它反映因果联系的复杂性、多样性、辩证性，能够卓有成效的指导临床实践。间接病因是疾病产生的外界因素。人与天地相参，与日月相应，气候反常，寒热失调，燥湿失度，情志异常，饮食劳倦，虫兽刀伤等，机体不能适应，常常致人于病，我们要针对这些原因采取预防措施。所谓"虚邪贼风，避之有时"，不接触或少接触这些因素是疾病预防和康复的重要方面。

就人体的疾病而言，表现于外的各种证候，包括症状和体征是结果，机体内在的病理过程是因，证候是由病理变化而产生的，二者之间存在着必然的内在联系。所以中医学的"审证求因"或"辨证求因"，从广义上解释，"因"不但是疾病的原因，也是疾病的本质和病理机转，"审证求因"实际是"审证求机"。所以本书认为，直接病因是审察病机的主导。间接病因作用到人体后，人发生了各种各样的病理变化，导致了各种病理因素，这是我们辨识病机的核心内容，也是我们落实治疗和细化治疗的关键。

2. **病位**　中医的病位通常有"表里""经络""脏腑"等，此外卫气营血辨证中的卫分、气分、营分、血分，三焦辨证的上、中、下三焦，六经辨证中的三阴三阳，也具有一部分病位的含义。临床上中医对病位的表述，有的比较明确，符合通常意义上的空间概念，有的则比较模糊，还包含有某些特定内涵。中医学的病位观念，反映了结构定位和功能定位相结合的特点。结构定位也不全以解剖结构为依据，而是通过一些特定的模式结构和层次设计来体现的。这种模式和层次又随各类不同的辨证方式而各具特点。比如《伤寒论》的六经辨证，是以阴阳为纲，由浅入深，分为三个层次作为定位依据的；温病学中的卫气营血辨证和三焦辨证，是以气血津液的受损程度，以及上中下三部脏腑功能的障碍状态为依据进行定位的；八纲辨证中的表里两纲，则是各类病位模式总的抽象和概括。因此，很多辨证方式，通常包括病位观念在内，它们之间有密切联系，只不过在定位模式的设计上各有特色。

病位是审察病机的第一步，落实病理因素的损害作用所在，使我们的治疗有了针对性。

3. 病性 病性是指疾病的性质，是对病因病机的归类、概括与抽象，是病证的本质属性，其含义比较笼统、抽象，但却具有纲领性的作用。

病性主要有阴阳、虚实和寒热。阴阳、寒热、虚实这六者不是并列关系。阴阳是总纲，热为阳，实为阳；寒为阴，虚为阴。寒热与虚实是侧重面各不相同而又有密切联系的两种辨证纲领与辨证大法。阴证、阳证、寒证、热证、虚证、实证不是具体的证候，而是共同具有某一方面性质的一大类证候的总称。这些证只有与具体证情相结合之后，如风寒表实证、肾阴虚证等，才能起重要的指导作用。

虚实、寒热之间的纵横联系，反映了中医学的病性观念。虚实是一组重要的辨证纲领，反映了基础物质的贮藏充盈状态和流通程度，以及在病理状态下呈现的衰弱和障碍程度，直接体现了疾病的性质。只有辨明虚实，才能在论治时正确运用补泻原则，不致犯虚虚实实之戒。寒热也是一组重要的辨证纲领，主要反映五脏功能活动在病理状态下受到的影响和程度，寒热辨证直接决定了病性的又一侧面。只有辨明寒热，才能在论治中正确运用温清大法以平调阴阳，不致寒热误投而祸变旋踵。

虚实和寒热是反映病变性质的两组纲领，是从邪正、阴阳两个侧面描绘疾病的本质，在临床上呈相互渗透、交叉纵横的复杂关系。一个完整的病性观念，对这两方面都必有所体现，否则就很难确定治疗方案。

4. 病势 病势是指疾病的发展变化趋势，包括轻重、缓急、顺逆、生死。古典医籍常以传变和转归予以概括。在疾病的发展变化中，由前一阶段变化为现证这一过程，称为传变；从现证推测其转变和归宿，称为转归。在确定具体病机时，既要考虑现阶段的病情，也要考虑其病变转归。只有全面把握疾病的传变和转归趋势，才能更加准确地把握现证病机。疾病的轻重缓急是总体上对病情轻重的估计，一般分为轻、中、重三个等级。尽管目前中医学缺乏统一的量化标准，但还是有很多方面可以帮助我们判断，比如症状、脉象、舌象等临床表现。所以病势也是审察病机的重要内容。

二、审察病机的依据

症状与体征可总称为"症"。症是中医辨证思维展开的基础。症有主症、兼症之分。临床辨证首先当确立主症，然后根据主症所具有的定位或定性属性的不同，从不同的途径加以分析，并结合兼症、病程等以辨别病证的病理因素、病位、病性与病势。

1. **主症**　所谓主症，可能是一个症状或是几个症状。这一个或几个症状，往往是疾病的中心环节，也是疾病的主要矛盾所在。所以，先抓住主症，然后再考虑其他兼症、舌象、脉象等，便能准确地求得病因、病位、病性、病势，给立法、处方以根据，才能取得显著的疗效。

（1）确定主症的方法：主症的确立，主要有三方面：第一、患者主诉比较痛苦而急需解决的症状，如发热、头晕、便秘、失眠、心慌、疼痛等；第二、由医生观察所得，如浮肿、口眼㖞斜等；第三、根据症状群关系选出，如头晕、恶心、胃脘痛、食欲差等症，若因胃脘痛而致其他症状加剧者，则胃脘痛为主症。上述第一、第二点比较容易掌握，第三点就比较难以掌握。

这里举一个刘渡舟老师的典型案例来说明抓主症方法。患者张某，女，40岁，1991年12月18日初诊。患者主诉上腹部痞满不舒。这是一个常见症状，在很多病证皆可出现。刘老首先考虑的是半夏泻心汤证一类的寒热错杂痞证，故进一步询问呕恶、肠鸣、下利等症。当这些症状呈阴性时，刘老师转而又询问冲气、胸闷、心悸、头晕诸症，以判断是否属于水气上冲病证。患者回答有头目眩晕、胸闷胁胀的症状，但并无心悸、气冲感觉。从现有的症状看来，少阳胆气不疏之柴胡证的可能性很大，故刘老师又追问口苦这一少阳病的特异性症状，并联想到太阳表气不开的合并病变，进一步询问是否有项背强痛，四肢疼痛或麻木的症状。诊察结果表明这些症状都是阳性的。于是刘老师抓住心下痞结、口苦头眩、胸闷胁胀而肢麻的主症，确定张某所患为太少两病的柴胡桂枝汤证，处以柴胡桂枝汤，七剂。一周后患者来述，服药一剂而通体轻快，七剂服尽而诸症大减。这一案例清楚地反映出刘老师抓主症的完整程序。

另外，有时还可以根据症状出现的先后顺序来确定主症。例如，患者身肿而气喘，肿和喘这两个较为突出的症状，哪一个是主症？首先应问明肿和喘的先后，如先肿而后喘，则肿是主症。水肿的形成与肺、脾、肾三脏的关系密切，可围绕肿这一主症及其伴随兼症，来辨别病位以哪一脏为主及病性的寒热虚实。若先肿而后喘、面色淡白、小便短少、大便稀溏、腹胀纳差、时吐涎沫、倦怠无力、舌苔白润、脉濡缓，其所表现的主要是脾的证候，肺只居次要地位，可以断定本病是脾阳不振、运化失职聚水而成肿，水气上泛而为喘。

由此可见，在临床治疗中，只有掌握了主症，并围绕主症进行辨证，才能从杂乱无章的症状中抓住主要矛盾，做到提纲挈领。要达到这一目的还必须在临证实践中认真摸索，细心体会。

（2）确定主症的原则

1）辨轻重缓急：主症的确定应该遵循"标本缓急"的中医基本治则。必须着眼于"本"与"急"，也就是选择与"本"关系最密切、最直接，或者与当前的主要矛盾最直接相关的"重"或"急"的症状、体征作为主症。特别是对于那些病情复杂的病证，或在病证发生变化的关键时刻，辨轻重缓急就显得尤为重要。如在慢性病发展过程中，出现大出血、剧痛难忍、呕吐不止、高热神昏等危急症状时，尤须注意权衡轻重缓急，根据具体情况，针对当前的主要矛盾确定主症。

2）辨先因后果：对于某些证候，须根据症状出现的先后次序，从因果关系上来分析主次，确定主症。如患者腹胀便秘，若腹胀先出现，便秘后发生，那么病机重心在腑气阻滞；反之，则病机重心在肠中燥屎。若主症确立错误，则诊治方向随之偏移，治疗难免南辕北辙，出现差错。

3）辨真假从舍：临床上某些病证，在发展到一定的阶段时，会表现出一些与本质相反的假象，此时须症状与舌、脉综合考虑，仔细辨别，不被假象所迷惑，正确取舍，去伪存真，以正确地选择主症。如《伤寒论》第 350 条说："伤寒，脉滑而厥，里有热，白虎汤主之。"这里脉滑为主症，厥为假象，只是举脉而省略了其他反映热性的症状。

2.兼症 兼症也称为次症，是指病证的次要症状与体征。兼症在疾病过程中处于次要和从属地位，表现一般不如主症突出或明显，有的往往随着主症的产生而产生，随着主症的变化而发生相应的改变。如某患者症见发热、面红、目赤、汗出、口渴喜冷饮、胃纳不佳、小便黄赤、大便干结、舌红苔黄、脉滑数，其中发热为主症，其他则为兼症，其他症状随着发热的增高或消退而出现加重或减轻的变化。

兼症虽然处于次要或从属的地位，但对于临床辨证而言，也有着重要意义。兼症对确定主症的病位、病性起着辅助作用，可缩小主症定位、定性的范围。兼症的分析应围绕主症，注意兼症与主症、兼症与兼症之间的关系，确定其病因、病位、病性、病势之所在。

首先，兼症能够强化主症原有的辨证意义。如主症为发热，基本上反映病性属热，而面红目赤、汗出、口渴喜冷、胃纳不佳、小便黄赤、大便干结、舌红苔黄、脉滑数等兼症则强化了主症病性为热。

其次，兼症能够从其他侧面补充主症的不足，缩小主症的定位或定性范围，以便更全面、更深入、更精确地反映病证的本质，明确病因病机。如心悸作为主症出现，仅能确定病位在心，本身虚实寒热定性不明确，只有通过兼症才能缩小定性的范围，确定该病证的病性。如心悸兼烦躁、失眠多梦、低热盗汗等症状，则为心阴虚证；兼胸闷痛、口唇暗紫等症状，则为心血瘀阻证等。

另外，有些否定性的症状、体征还具有鉴别诊断的意义，如发热而无恶寒症状存在，则可排除表证，说明其为里实热证。

三、审察病机的过程

（一）确定病位

确定病位是指根据患者发病有关的各种表现进行定位，亦即首先确定患者的病变所在部位。不同的辨证方法定位的方法不同，病位的名称亦不同，但指代的内容是一样的。但应注意，中医学的病位不等同于症状或体征发生的部位，它是运用中医学理论分析、综合所有证候之后对正邪斗争的位置做出的结论。这个结论既可与症状发生的部位一致，也可与发生症状的部位不一致。

　　根据中医对不同病位认识的特点，可以将中医病位划分为具有空间含义的具体病位与病理层次含义的模糊病位两大类来认识。确定病位大体有两步：首先是确定病位在表在里，然后进一步确定在什么脏腑。

　　1. **具体病位**　具有空间含义的具体病位，是指人体的脏腑、经络及其外合组织器官而言。对这类病位主要从以下几点分析。

　　一是依据脏腑功能定位。如患者出现急躁易怒、胸胁胀痛、面红目赤等症状，属肝的疏泄功能失调，可定位在肝；出现腹胀、纳差、便溏、乏力等症状，属脾的运化功能失调，故可定位在脾。

　　二是依据经脉循行部位定位。如手少阴心经在上肢内侧的后缘巡行，故上述部位出现闷胀疼痛等症状，可考虑定位于心。再如十二经脉在人体头面部的循行部位不同，故可以根据头面部疼痛的不同部位来确定病变所在的部位，如颠顶痛为厥阴经病变，后头顶与项部痛为太阳经病变，两侧痛为少阳经病变等。

　　三是依据脏腑所通应的官窍特征定位。如患者出现目痒、目红、目肿等症状，因肝开窍于目，可考虑定位于肝；出现鼻塞、流涕、嗅觉失灵等症状，因肺开窍于鼻，可考虑定位于肺。

　　四是依据脏腑外合组织来定位。如患者出现头发脱落、牙齿松动、骨软无力等症状，因发、齿、骨为肾之外合，故可考虑定位于肾。如肌肉消瘦、四肢无力、唇白无华等症状，因为肉、唇为脾之外合，故可考虑定位于脾。

　　五是参考发病季节、气候影响与某些脏腑的关系定位。如潮湿气候及长夏季节发病，多见湿邪困脾；秋凉、秋燥季节以及气候突变发病时，多见外邪犯肺等。

　　六是结合某些病因与脏腑的关系定位。如房劳过度致病多与肾有关；情志因素诱发的疾病多与肝有关；饮食不节发病多与脾、胃、肠有关。

　　七是参考某些脏腑病变与体质、年龄、性别的关系定位。不同的年龄、体质、性别有不同的常见病、多发病，如女性更年期疾病多与肝肾有关，中老年胸痛、眩晕多与心肝肾有关，小儿发育不良多与脾肾有关。

　　2. **模糊病位**　病理层次含义的模糊病位主要指八纲辨证中的表与里，以及其他辨证中的六经、卫气营血、上中下三焦等。这类病位的空间概念比较模糊，往往兼有具体的病位和抽象的病理层次两种内涵。当然，空间概念比较模糊并不表示中医对这类病位认识及界定的模糊不清。

　　例如《伤寒论》的六经辨证既涉及相关的经络、脏腑等病位，同时也具有正邪斗争的浅深层次的含义；而温病学的卫、气、营、血也很难说是人体哪一个具体位置，其主要显示为以某些特定临床表现为依据的、浅深各异的病理层次；八纲辨证中表与里，也仅仅是对患者总体病位的一种判断，如"表"，有病位浅、病情轻的含义，病位在皮毛、肌腠，是"表"的主要内容。但中医临床所说的"表证"主要是指外感病的初期阶段，而真正意义上皮毛的病如皮肤病、毛发异常等往往并不属于表证之列。很明显，仅限于表、里病位的分析，对于临床诊治来说是很不够的，还须进一步细化具体病位，特别是确定病证的脏腑经络病位，以提高诊疗的准确性。

对这类模糊病位的分析与判断，必须与特定的病证相联系。如"恶寒发热，脉浮，苔薄白"是病位在表的特点；"身热夜甚，舌绛"，是热在营分的特征；"胀、闷、疼"，是气滞证的特点，说明病变在气等。对模糊病位确定的具体方法在六经、卫气营血、三焦、气血辨证的审察病机的内容中有，在此不再赘述。

同时临床中常见多病位复合，表现为多个脏腑经络同时发病或先后发病，如肝脾胃同病，肝脾肾同病等，确定的方法同上。

（二）确定病性

确定病性是指根据疾病的表现进一步确定其证候性质，如《素问·至真要大论》"诸躁狂越，皆属于火"，"澄澈清冷，皆属于寒"等例子。

1.阴阳定性

（1）阴证定性

1）从临床证候特点定性："阴"的特点是指一切功能上的衰减和不足现象，一切相对处于静止的、向下的、减迟的、消极的、阴暗的、寒凉的、内在的等事物和现象，都属于阴。所以凡是患者在临床上表现为功能上的衰退和不足，呈退行性、抑制性改变的一切临床表现均可以定性为阴证。

2）从发病与病程上的特点定性：阴证发病缓起，病程较长，患者以老人为多。因此凡属患者发病缓，病程长，症状系属逐渐加重，尤其是老年或素体以功能衰退为特点之患者，在定性上均应考虑阴证。

（2）阳证定性

1）从临床证候特点定性："阳"的特点指一切功能上的兴奋和亢进现象。与阴证恰好相反，一切相对趋于活动的、向上的、旺盛的、积极的、光亮的、温热的、外在的等事物和现象，都属于阳。所以凡属患者在临床上表现为功能上的亢进或紧张状态，呈进行性、兴奋性改变的一切临床表现，均多考虑为阳证。

2）从发病与病程上的特点定性：一般情况下，阳证发病较急，病程较短，患者以小儿或青中年患者居多。因此凡属急性病特别是一般急性热病，病程不长，突然发病者，尤其是小儿或青中年患者，或平素体质尚壮实者，在定性上均应多考虑阳证。

2.虚实定性

（1）虚证定性

1）从临床证候特点定性：从邪正关系看，"虚"主要是指以人体的正气不足为矛盾的主要方面的病理状态。凡属人体在病因作用下而出现的维持正常生理活动的必需物质缺乏或不足，或正常的人体调节代偿防御等功能低下，都可以定性为"虚"证。

2）从发病与病程上的特点定性：根据中医学的认识，"虚"证在发病与病程上的特点，主要是发病缓起，病程较长，或由于先天不足，或由于后天失调，或继发于"热"证、"实"证之后，或由于治疗上的错误或不及时，如误汗、误吐、误下，过用温燥苦寒药等。虚证既可以是慢性损耗导致，也可能是由人体物质的急性的丢失导致。因此，有上述发病与病程上特点之患者，在定性上均应首先考虑"虚"证。

（2）实证定性

1）从临床证候特点定性：从邪正关系看，"实"主要是指以人体的"邪气有余"为矛盾的主要方面的病理状态，因此凡属致病因素毒力强大或人体内各种有害物质的堆积和潴留，都可以定性为"实"证。

2）从发病与病程上的特点定性："实"证在发病与病程上的特点，根据中医学认识是发病急，病势猛，或继发于"表"证之后，或由于治疗上的错误或不及时。还有一些慢性疾病，正气已虚，但由于长时间没有得到合理治疗，导致体内痰湿、瘀血等积累，积累到一定阶段后可能导致新的疾病突然爆发，这也属于"实"证的范畴。因此，凡有上述发病与病程上特点之患者，定性上均应考虑"实"证。

3.寒热定性

（1）寒证定性

1）从临床证候特点定性：寒的特点是寒性凝滞，澄澈清冷。因此凡属患者在临床表现上以凝滞不通，症状部位固定不移，患者分泌物、排泄物表现澄澈清冷，均可定性为寒。

2）从发病季节与诱因上定性：冬主寒，因此凡发病季节在冬季或低温环境，或患者发病明显与受寒有关，都可以考虑定性为寒证。

（2）热证定性

1）从临床证候特点定性：火热的主要特点是炎上、温热、红亮。因此，患者在临床表现上以兴奋、亢进为特点者，例如躁狂、发热、红肿热痛、消谷善饥、烦渴引饮、便结、溲赤等，均可以定性为火热。

2）从发病季节与诱因上定性：夏主火，主热，因此凡发病季节在夏季炎热酷暑时期，或患者发病明显与受热相关，如在酷暑或高温环境中得病等，均可考虑火热病性。

（三）确定病因

1.确定直接病因　直接病因包括单一病因、兼夹病因、复合病因。

单一病因常见的有风、寒、湿、暑、燥、火（热）、瘀、郁、水、饮、痰、毒等。单一病因的确定相对比较简单。间接病因作用到人体后皆通过与机体发生一系列反应而呈现相应的外在表征信息，临证采用取象比类的方法，即可据此分析其对应的直接病因，每一单一病因的具体特点可参照此书前部分关于病因的论述。

兼夹病因是两种以上单一病因之间的兼夹，虽有主次，但无质变，基本上可参照单一病因的确定来分析，但是要分清主次先后。

复合病因是多种单一病因复合后形成的具有新特质的病因，其确定也是在分析单一病因的基础之上来进行，只不过其致病的表现不是单一病因的简单罗列，而是出现自己特有的表现。如外感热病热毒酿瘀，内伤杂病血瘀而化热，都可导致"瘀热相搏"这一具有新特点的复合病因。

2.确定间接病因　确定间接病因主要是通过问诊，了解疾病的原因，如外感六淫、疠气、情志内伤、饮食所伤等。间接病因主要是从发病史来确定，尤其是发病前有明确的外界刺激因素存在。但是有些疾病的发生没有明显的外界刺激或者患者不能明确讲出，那间接病因就很难确定。

（四）确定病势

病势是指疾病过程中某一阶段所呈现的总态势，主要通过生死吉凶、病情的轻重缓急、病位的深浅传变三方面判断。

1. 病情的生死吉凶　病情的生死吉凶主要从神、色、舌、脉等察人阴阳气血之盛衰和病邪之进退。

凡精力充沛、双眼灵活明亮、语言清亮、神识不乱、四肢动作矫健为"得神"，提示正气未衰，预后良好；如精力虚衰、目光晦暗、语声低微、反应迟钝为"失神"，表示正气已衰，病情较重，预后不佳。

《素问·脉要精微论》根据临床经验总结出五色的善恶顺逆。凡五色光明润泽、含蓄不露为善色，说明虽病而脏腑精气未衰，神气尚存，胃气能荣于面，主预后良好；若五色枯槁晦暗或鲜艳暴露者为恶色，说明脏腑败坏，神气已失，胃气已竭，不能荣润于面，主预后不良。病色与脏腑、经络、部位、天时相应者为顺，不相应者为逆。在出现病与色不相应时，凡病与色相生者为顺，相克者为逆。

辨舌象乃辨病势途径之一。舌质淡红，苔白或薄或润，属病情轻浅，预后较好；舌质红绛、青紫，苔黄厚、灰黄，甚或光滑无苔，表明病情严重，多见于急性热病，若治不及时，预后较差。

此外，还可根据脉象推测病之生死吉凶。如"利不止，厥逆无脉，白通加猪胆汁汤主之。服汤脉暴出者死，微续者生。"又如"发汗多，若重发汗者，亡其阳，谵语，脉短者死，脉自和者不死。"

2. 病情的轻重　中医临床对病情轻重的判断，主要着眼于对临床症状、体征的分析。一是看症状、体征的轻重分级，如"微寒、恶寒、身大寒"，"微热、发热、壮热"，"微汗、汗出、大汗淋漓"，"便溏、便稀、下利清谷、滑泻不禁"，"苔微黄、苔黄、苔焦黄"等。一般而言，主症及相应的兼症越严重，则其所反映的病情愈严重。二是看患者所表现出的同一类性质症状、体征的多少，此即反映病证的典型性，也与病情的轻重有一定的关系。

3. 病位的深浅　特别是在外感病的发展演变过程中，病位由浅入深，明确提示着病势加重，而"逆传心包""直入三阴"等病的病位变化，则多半提示病势比较危急。

（五）审察病机的实例

李某，女，66岁，已婚，工人。

主诉：咳喘反复发作10余年，伴下肢浮肿10天。

现症：10天前因天气突然降温感受风寒后咳喘加剧，痰多色白质清稀，胸闷胀，气短乏力，活动后明显，心慌，下肢浮肿明显，小便色白不畅，畏寒肢冷，面唇紫暗，舌淡暗，舌体胖，边有齿痕，苔白水滑，脉沉细涩。

（1）审察病位：从胸部闷胀，喘咳剧烈，痰多，可知病位在肺；从下肢浮肿，小便不畅，可知病位在肾；从心慌，面唇紫暗，脉涩，可知病位在心。

（2）审察病性：从畏寒肢冷，痰白质稀，小便色白，舌淡脉沉可知病性为寒；从病程十余年，畏寒肢冷，乏力，脉沉细涩，可知病性为虚；同时痰多，水肿，小便不利，可知又夹有邪实。此为本虚标实。

（3）审察病因：从痰多、水肿、小便不利可知有痰湿水饮，心慌、面唇紫暗、脉涩、舌暗可知有瘀血，此为直接病因；有受寒史可知间接病因是寒邪。

（4）审察病势：从患者有慢性咳喘病史十余年，到出现下肢水肿和心悸，可知病程开始由肺及肾心，病属早期，尚可治疗，若治疗失当，可致喘脱危候。

"四位一体"审察病机示意图见图1。

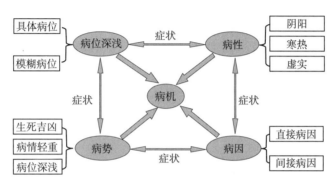

图1　"四位一体"审察病机

四、不同辨证方法的使用

1. 选取辨证方法的原则　辨证论治存在明确的层次，每一层次间有严密的逻辑统属关系，层层深入，构筑成一个完整的体系，反映辨证论治规律。

第一层次是阴阳虚实寒热。辨证的阴阳虚实寒热层次，最概括、最集中地反映疾病的性质。阴阳，是疾病的机制、性质，是决定疾病发生、发展的深层原因，而不是疾病的具体辨证，其具体的证候表现是寒、热、虚、实。阴精阳气，正气不足则虚；阴邪阳邪，邪气有余则实。阴阳虚实相结合的四个基本类型：阳盛或阴虚，则疾病性质属热，阳盛表现为实热证，阴虚表现为虚热证；阴盛或阳虚，则疾病性质属寒，阴盛表现为实寒证，阳虚表现为虚寒证。

这四个基本类型是临床辨证论治的总纲，高度概括地指明疾病的性质，为进一步的辨证分析提供思路和范围，也提供基本的治疗原则。所以，中医特别强调"察色按脉，先别阴阳"。

第二层次是精、气、血、津液、神等生命的基本物质层次。气血津液各有阴阳区分，也有虚实病变，还有相互之间的影响联系。精气血津液神辨证对于阴阳辨证而言是一种具体化，是认识的深入和细化。但是，相对于脏腑经络辨证等，精气血津液神辨证只能一般性地确定疾病的性质和类型，反映其共性。所以，精气血津液神辨证是阴阳辨证与脏腑经络辨证等具体辨证方法的中间环节。精气血津液神辨证已经可以提出具体的治疗方案，拟定施治方剂，但仍不免于笼统、一般，缺乏针对性，有待于进一步深入。气病有气虚、气陷、气滞、气逆、气闭、气脱，相应地有补气、升提、理气、降气、开窍、回阳固脱等基本治疗方法，各有代表方剂，并有相应药物门类。血和津液病证也同样，各有治法、方剂、药物。例如，气属阳，气虚既是阳虚的一个具体类型，也是肺气虚、心气虚、脾气虚、肾气虚等证的集中概括。补气是气虚的基本治疗方法，四君子汤是治疗基本方，但补气有补肺、补心、补脾、补肾的区别，也有心肺、脾肺、心脾同虚同补的情形，还有气虚兼血瘀，气虚又血虚等种种不同，所以具体的补气方法和方剂形形色色，丰富多彩。气滞也可影响血及津液，也可分化为肺、肝、脾、胃、肠等脏腑之气郁滞，理气导滞是治疗基本方法，而具体方药自然就不同了。因此，辨证不能仅停留在精气血津液神这一层次，必须要进一步深入，深入到具体脏腑，这是这一层次辨证论治的基本特点。精气血津液神是生命的基本物质，既是脏腑生理的基础，其病变又广泛影响全身的基本病机，所以这一层次的治疗针对疾病的基本病机，具有广泛的适应性。因此，这一层次的用药往往是应用最为广泛，使用频率最高的药物，治疗基本方常是构成众多方剂的基础，例如，四君子汤、四物汤、二陈汤、四苓散等就是如此。

第三层次是脏腑经络和风寒暑湿燥火痰瘀病理因素层次。结合阴阳虚实辨证和精气血津液神辨证，此层次已是非常具体的辨证层次：有具体病位在某经、某脏、某腑；有病理因素，可以是外感六淫，也可以是痰饮瘀血；有病机，气血津液的有余不足、停滞积聚、上逆下陷，阴阳的偏胜偏衰等。辨证所要求的基本内容都在这一层次得到满足和落实。对证下药，每个辨证内容都有相应的具体治法和方剂药物，是上层次的阴阳虚实、气血津液治则治法的具体化，是认识的深入，并可以直接落实到方剂和药物上。所有的阴阳虚实辨证、气血津液辨证都要落实于这一层次，从而构成整个辨证论治体系的基础和中心环节。此层次一般有脏腑辨证、病理因素辨证、六经辨证、三焦辨证和卫气营血辨证等。

第四层次是临床辨证论治的运用技巧。一、二、三层次是辨证规律、辨证理论，介绍的是基本证型和基本治疗，循序渐进构成完整的辨证论治体系，而实际病情千变万化，临床运用当然不能墨守成规。在临床实践中如何得心应手地运用辨证论治规律，则需要高超的临床技巧。对于医生而言，需要有一个在实践中逐渐消化、吸收、体会的过程，并在这个过程中逐步提高辨证论治的水平，掌握辨证论治的技巧。这是一个不断积累经验，提高认识，锻炼思维能力的过程。

2. 不同辨证方法适用范围 中医学在长期的医疗实践中，对辨证的认识不断发展、深化，创立了多种辨证的方法。通常提到的辨证方法有八纲辨证、脏腑辨证、六经辨证、卫气营血辨证、三焦辨证以及病理因素辨证、气血津液辨证等。此外，还有经络辨证、方剂辨证、五行辨证以及辨标本、顺逆，辨体型气质等多种提法。

这些辨证方法，由于是在不同时代、不同条件下形成的，因而其各自归纳的内容、论理的特点、适用的范围都不相同。有的抽象、笼统，有的具体、深刻，有的以病位为纲，有的则以病因、病性为纲。它们有各自的特点，不能相互取代，但又不够全面，较难单独理解和应用。它们互相交织重叠，而又未形成完整统一的体系。因此，我们在临证时选择哪种辨证方法要分清楚各自的特点。

八纲辨证是辨证的基本纲领，表里、寒热、虚实、阴阳可以从总体上分别反映证候的部位和性质。八纲辨证的原则性和概括性很强，但若不结合其他辨证方法应用，难免空泛不实。

脏腑辨证、六经辨证、卫气营血辨证、三焦辨证，是八纲中辨表里病位的具体深化，即以辨别疾病现阶段的病位为纲，以辨别证候性质为具体内容。

脏腑辨证的重点是从"空间"位置上辨别病变所在的脏腑，主要适用于"内伤杂病"的辨证。六经辨证、卫气营血辨证、三焦辨证则主要是从"时间"上区分病情的不同阶段、层次，主要适用于"外感时病"的辨证。六经辨证虽然也可用于辨治某些内伤杂病，但毕竟还是更适合于外感疾病的治疗，尤其适用于外感风寒的辨证。卫气营血辨证多用于温热病，而三焦辨证则宜于湿热病。

病因辨证、气血津液辨证则是八纲中寒热虚实辨证的具体深化，即以辨别病变现阶段的具体性质为主要目的，但也不能脱离脏腑、经络等病位。其中病因辨证主要是讨论六淫、虫积、食积等邪气的侵袭或停聚为病，与六经、卫气营血、三焦等辨证的关系最为密切，对于病因的认识和把握，涵盖广泛，针对性强，但缺乏对机体在正邪斗争过程中的动态认识。气血津液辨证主要是分析气、血、津液、阴阳等正气失常所表现的变化，与脏腑辨证的关系尤为密切。

总之，八纲是辨证的纲领，辨别病性是辨证的基础与关键，脏腑、六经、经络、卫气营血、三焦方法是辨证方法在内伤杂病、外感时病中的具体运用。

第四章　中医病机要素 ▷▷▷▷

第一节　病理因素

病理因素是疾病病变过程中因脏腑功能失调所产生的致病因子，又可直接或间接导致多种病证。从中医学理论体系而言，病理因素属病机概念的范畴，大致包括风、寒、湿、燥、火（热、暑）、痰、水、饮、瘀、郁、毒、疫等。病理因素作为病机的要素，其中的风、寒、湿、燥、火并非病因概念。无论是外因或内因作用于人体，皆通过与机体发生一系列反应（邪正交争）而呈现相应的外在表征信息，采用取象比类的方法，凭借"司外揣内"分析、推测而知，皆应归属于病机之"病理因素"范畴。

一、风

外风首犯肺卫，易于侵犯人体的上部和卫表，临床常以肺系、卫表、肌肤、肢体、经络见症为主，实证居多，以风寒、风热兼夹最为常见。

内风易上冒、旁走，有虚有实。属虚者为阴虚血少，筋脉失养，或水不涵木，以致虚风内动；属实者为肝阳化风，或热极生风；但虚实每多兼夹，阳亢与阴虚可以互为因果。

二、寒

外寒多从口鼻、体表而受，客犯肺卫，凝滞经脉，腠理闭塞。如寒邪束表，卫阳郁遏，见恶寒、发热、无汗等，称为"伤寒"。重者可以直中三阴，上为咳喘，中病痛胀，下见厥逆。若寒邪直中于里，损伤脏腑阳气者，谓之"中寒"，但总以寒实为主。

内寒病由阳气之虚而致，故有"虚必兼寒"之说，病在脾肾温运失职。脾为后天之本，气血生化之源，脾阳能达于肌肉四肢；肾阳为人身阳气之限，能温煦全身脏腑组织。故脾肾阳气虚衰，则温煦失职，最易表现虚寒之象，而尤以肾阳虚衰为关键。

三、火（热、暑）

实火之中，外感之火为六气之一，而风、暑、湿、燥、寒等邪入里皆可化火，称为五气化火。温热暑邪，皆为外淫，常与当令之气，杂合为患，如风热、风温、暑热、湿热、湿温、燥热、温燥之类。

内伤火病乃为阳盛化火、邪郁化火、五志之火，如心火、肝火、气火、郁火、瘀火、痰火、湿火等，病性以实火为主。虚火之中肾火最为常见。肾为水火之脏，育真阴，含真阳，阴虚阳损皆可生火。若真阳虚衰，阳不入阴，火不归原，则浮阳外越，水冷火泛；或真阴亏耗，阴不涵阳，则阴虚阳亢，火从虚生。肾火为相火、龙火，故有"相火妄动""龙不入海"之称。

四、湿

外湿为六淫之一，属长夏主气。夏秋之交，湿气最盛，多发湿病。若久处卑湿，阴雨缠绵，冒雾涉水，或汗出沾衣，轻则伤及肌表，重则深入脏腑、经络。

脾为太阴湿土之脏，喜燥而恶湿。外湿发病，易困脾阳，导致脾失运化，湿从内生；而脾虚失运，湿邪内停，同气相求，又易招感外湿，故外湿与内湿可以互为因果，相互影响。

五、燥

外燥为秋金主气，外感燥邪，有温燥和凉燥之别。因燥易伤津灼液，故以津液亏耗为特点，症见口鼻干燥，咽干口渴，皮肤干燥，甚至皲裂，舌干少津等。外燥最易伤肺。燥伤肺津，肺失润降，临床表现为咳呛气逆，干咳少痰，或痰黏难咯，或痰中带血。

内燥多在阴虚、血亏、津伤、液耗的基础上产生。燥从内生，轻者病在上中二焦，表现为肺胃津伤，重者病在下焦，表现为肝肾阴亏。外燥久延，伤阴耗液，可致内燥，内燥可因外燥相加而病重。

六、郁

《丹溪心法·六郁》云："气血冲和，万病不生。一有怫郁，诸病生焉。"气机郁滞，无以推动血液的运行，则血为之瘀；脾气郁滞，中州不健，易于食积为患；气不化湿，湿聚又可成痰；气郁、血瘀、食积、痰湿日久，可进一步化火。可见，气郁则血、痰、火、湿、食诸郁易生，甚至夹杂为患。但总以肝郁气滞为先，而病及多脏，衍为"六郁"，故有"诸病多自肝来"之说。

七、瘀

血瘀之为病，主要涉及心、肝、肺等脏。瘀血的主要临床特点是疼痛、肿块、出血。瘀血由血液瘀滞而成，是疾病过程中形成的病理产物。血瘀的主要病机是血脉不畅，瘀血形成之后又可加重脉络的瘀阻。

瘀血多因气虚、气滞、血寒、血热等使血行不畅而形成。气为血帅，气滞则血行不畅；或气虚推动无力，致血行迟缓；或寒邪入血，血寒而凝；或邪热入血，煎灼血液；或痰浊阻于脉络，皆可形成瘀血。

八、痰

痰有有形、无形之分。痰病有虚、实及夹杂之别，治疗应掌握脏腑虚实，标本缓急。痰之生成，涉及外感、内伤各方面。《证治汇补·痰证》云："人之气道，贵乎清顺，则津液流通，何痰之有？若外为风、寒、暑、燥、湿之侵，内为惊、恐、忧、思之扰，饮食劳倦，酒色无节，营卫不清，气血浊败，熏蒸津液，痰乃生焉。"这说明痰是由多种致病因素作用所形成的病理产物，诚如张景岳所说："痰非病本，乃病之标，必有所以致之者。"

在上述病因的作用下，肺、脾、肾三脏功能失调，以及肝气失于疏泄，导致三焦气化失司，经脉络道壅闭津液失于流行，不能成为气血，反而积聚为痰。如清代陈修园说："痰之成，气也，贮于肺。痰之动，湿也，主于脾。痰之本，水也，原于肾。"《圣济总录·三焦约》亦说："三焦者水谷之道路，气之所终始也。三焦调适气脉平匀，则能宣通水液，行入于经，化而为血。若三焦气塞，脉道壅闭，则水饮停滞，不得宣行，聚成痰饮。"痰邪形成以后，阻滞气血津液，脏腑经络，又可成为发病之因，每与其他病理产物合邪致病，但有先后主次之不同。

九、水饮

饮与水都是津液不归正化，停积而成的病理产物，故方书每多称为"水饮"。以病证表现而言，停聚在体内局部者称为饮，泛发到体表全身者名曰水。所以说"饮即水也"，亦称"水饮同源"。水饮为阴邪，多因阳气不足、津液不归正化而成。

三焦气化失司是水饮形成的主要病机。"三焦者，决渎之官，水道出焉。"三焦是内脏的外府，运行津液的通道。若三焦气化失司，则水液不化、不运，必然停积为患。就五脏而言，水饮的生成与肺、脾、肾三脏关系密切，同时也与心肝有关。其中，肺主宣发肃降，通调水道；脾主运化，布散水精；肾主水，蒸化水液。各个脏腑各司其职，相互配合，保证了水液的正常输布与排泄。任何一个环节出现问题，都可能导致水饮的潴留而为病。三脏之中，脾运失司首当其冲。脾阳虚，上不能输精以养肺，水谷不归正化，反为痰饮而干肺；下不能助肾以制水，水寒之气反伤肾阳。由此导致水液内停中焦，流溢各处，波及五脏。

十、毒

毒分内外，病及五脏六腑。外毒，指由外而来，侵袭机体并造成伤害的毒邪，可归纳为六淫毒、疫病毒、虫兽毒、药毒、食毒等。内毒，指由内而生之毒，多因脏腑功能和气血运行失常，机体内的生理或病理产物不能及时排出，蕴积体内而化生，或其他内生之邪日久不除，邪盛转化为毒。毒因邪而异性，邪因毒而鸱张。毒邪主要有火（热）毒、水浊毒、痰毒、瘀毒、癌毒等。

毒邪致病广泛，临床表现多样，可累及多部位、多脏腑，如系统性红斑狼疮中的热毒、瘀毒致病，可导致心、肾、脾、肝等多脏器损害；癌毒走注，可波及肝、脑、肺、骨等。由于毒邪来源、毒邪性质、毒力大小、病损部位、兼夹他邪以及患者体质等不同，毒邪的形成机制各异。但毒邪形成后，却往往具有内在的、共同的病理基础。

毒邪为患，外感中多源于风火，故起病急骤，多有动血、厥脱之变；内伤中多为伏毒，常见痰瘀胶结，病情顽固，易于反复，难以根治。毒邪致病，易犯内脏，损害脏腑功能，导致难以恢复的恶候。毒邪来势凶猛，易伤正气，病情危重，虽体质强健者，亦难免突袭之害，如疫毒、蛇毒、癌毒等。

十一、疫

1. **疫为疠气，性多温热** 古代文献中"温"与"瘟"常可替换使用，有"瘟疫"之称。温疫的致病因子是"异气"，又称"疫气""疠气""戾气"等。异气既与传统的六淫迥异，亦有别于温病学中的"温邪""湿温"。异气是通过口鼻侵入体内，而人体感受异气之后，是否发病则取决于感受异气的深浅、异气毒力的大小与人体自身抵抗力的强弱。

温疫具有强烈的传染性和流行性，故与普通温病有异。温病，四时均有发生，如风温、春温、暑湿等，传染性和流行性不强是其特征。

2. **传变迅速，直中肺胃** 温疫的病机特点虽亦可按卫气营血传变，但由于温疫具有强烈的传染性和流行性，发病急骤，病情严重，卫气营血传变过程迅速，往往直中肺胃，兼而并见。临床所见，初起以单纯卫分证出现者少见，往往表现为卫气同病，可直接发自气分阶段。某些重症病例，在气分甚至卫分阶段，热毒多已波及营分出现重叠兼夹，两证并见，极易内陷营血。

温疫致病，传变虽仍以顺传为多，但较易出现逆传。如一般是从上焦肺到中焦脾胃，但重者既可逆传心包，也可出现邪入下焦，直达肝肾。

3. **阳热之体，邪正俱实** 与伤寒、温病迥异的是，瘟疫的发病往往是"触之者即病"，而邪之所凑者，亦未必就是虚弱之体。如果患者是阳热之体，肺有郁热，感受风热疫毒之邪后，内热与外热相召，加之风邪的鼓荡，风助火势，火极生风，风火相扇，互为因果，邪正俱实，则为病更烈，病情呈现易变、速变、多变、危重的特性。这正是甲型 H_1N_1 流感、传染性非典型性肺炎重症病例亦可发生于青壮年患者的原因所在。

第二节 病 位

病位，指疾病发生的部位，是患者机体内正邪相搏的具体位置。任何疾病，都发生在人体的一定部位。即使是涉及范围很广，证情表现较为复杂的疾病，就其某一阶段的病变而言，也必然侧重于某些部位。

中医学的病位观念，反映了结构定位和功能定位相结合的特点。结构定位也不全以解剖结构为依据，而是通过一些特定的模式结构和层次设计来体现的。这种模式和层次又随各类不同的辨证方式而各具特点。如《伤寒论》的六经辨证，是以阴阳为纲，由浅入深，分为三个层次作为定位依据的；温病学中的卫气营血辨证和三焦辨证，是以气血津液的受损程度，以及上中下三部脏腑功能的障碍状态为依据进行定位的；八纲中的表里两纲，则是各类病位模式总的抽象和概括。因此，病位主要在脏腑、经络、表里，也可以在六经、卫气营血、三焦等。

一、脏腑

（一）肺系

肺系病机以肺脏病机为主，包括大肠病机，其病变部位涉及胸、背、气管、喉、鼻、皮毛、腠理（汗孔）及肛门等。肺系病机的特点：一是以肺脏的宣降功能失调为基本特征；二是具体的病理变化包括肺气不利、津液通调受阻、卫气功能失常和气津虚损四方面；三是肺为娇脏，易实易虚，其实多由风、寒、热、燥、痰、湿、水、瘀等邪犯肺所致，其虚则以肺气虚弱、肺阴亏损为主。肺系病机引起的常见病证为咳嗽、喘息、肺痨、肺痿、肺痈、失音、鼻塞、流涕、喉痒、感冒等。

（二）脾系

脾系病机以脾脏病机为主，包括胃的病机，其病变部位涉及胃脘、脐腹、食道、咽、口、唇、肌肉、四肢等。脾系病机的特点：一是以脾脏的运化功能失调为基本特征；二是具体的病理变化包括饮食的受纳、消化、吸收障碍，化生气血的能力减弱而全身气血不足，统摄血液的功能受损而出现慢性出血和津液转输乏力而痰、湿、水饮内停等四方面；三是脾系病机以虚为主，包括气、阴、阳之虚，也有邪实，其实多属食、湿、热、寒、滞气、瘀血、虫等为患；四是脾胃关系密切，常同病或二者病理互为因果，习惯上，实、热、燥、上逆等病机多归于胃，而虚、寒、湿、下陷等病机多归于脾。脾系病机引起的常见病证为呕吐、胃脘痛、痞、腹痛、腹胀、泄泻、痰饮、水肿、眩晕、虚劳、慢性出血等。

（三）肝系

肝系病机以肝脏病机为主，包括胆的病机，其病变部位涉及两胁、少腹、前阴、眼、筋膜、爪、颠顶及脑等。肝系病机的特点：一是以肝脏的疏泄功能失调为基本特征；二是具体的病理变化包括肝气郁结（疏泄不及）、肝阳上亢或肝气上逆（疏泄太过）、肝血失藏、筋膜运动失常、头目功能障碍和神志失调等六方面；三是肝为刚脏，肝阳常有余，如气郁、阳亢、化火等，而肝阴易不足，如肝血虚、肝阴虚较多见；四是肝胆关系密切，常同病或二者病理互为因果，一般肝系病机多归属于肝，因而单独胆腑的病机较少。肝系病机引起的常见病证为郁、胁痛、黄疸、臌胀、眩晕、中风、痉、痛等。

（四）心系

心系病机以心脏病机为主，包括小肠病机，其病变部位涉及心包、前胸、肩背、颜面、舌、血脉等。心系病机的特点：一是以心主血脉和心主神明的功能失调为基本特征；二是具体的病理变化包括血脉运行失常、神志活动改变、小肠泌别清浊的功能异常及舌的病变等四方面；三是心病多虚实兼夹，其虚为气血阴阳之不足，其实多为热、痰、瘀血、水饮等邪的侵犯；四是心为"生之本"、脏腑之主，不易受邪侵犯，因此，心脏发生病变多提示病变深重而不易速愈。心系病机所致的常见病证为胸痹、心悸、怔忡、失眠、多寐、健忘、脏躁、癫狂、昏迷、痴呆、舌疮、出血等。

（五）肾系

肾系病机以肾脏病机为主，包括膀胱病机，其病变部位涉及腰、脊、骨骼、髓、脑、发、齿、耳、二阴窍、小腹等。肾系病机的特点：一是以肾脏精气的虚衰为基本特征；二是具体的病理变化包括生长发育、生殖及性功能障碍，骨、髓、脊、脑、齿、耳的病变，津液的排泄和运行失常，纳气功能失调和早衰等五方面；三是肾病多虚而少实，或者说虚性病机多责之肾，实性病机多责之膀胱；四是肾系病机常由其他脏系虚性病机发展而来，而肾系病机又可累及其他脏系，即二者之间存在着先后天病机相互影响的密切病理联系。肾系病机所致的常见病证为腰痛、淋、浊、癃闭、水肿、遗尿、遗精、滑精、阳痿、月经不调、不育不孕、耳鸣耳聋、消渴、慢性咳喘、眩晕、虚劳等。

二、经络

（一）经

1. 十二经脉　十二经脉又叫十二正经，是经络系统中最重要的部分，因此，十二经脉的病机在经络病机中也占有突出地位。它们的共同病机特征以经气不利或阻滞为基本病理变化，因此，疼痛、肿胀、麻木、寒热及功能障碍是最常见的证候。病位以各经脉自身的循行部位为主体，因而其临床表现多在本经所过之处。经脉病机常兼夹与其相络属的脏腑病机，二者的证候常同时出现，也可累及直接相通的脏腑；此外，还可累及相表里的经脉，即相表里的阴阳经脉的病机容易相互影响。

2. 奇经八脉　奇经八脉在生理功能和经脉分布上同十二正经有所区别，其病机也有自己的特点。首先，奇经八脉具有调节全身气血阴阳、维系阴阳诸经的功能，因此其病机涉及范围较广，其经脉循行的局部病变不如十二正经那么突出。其次，各条奇经与某些脏腑、经脉之间存在着特定的生理、病理联系，其病机和证候往往同这些脏腑、经脉密切相关。例如，冲脉、任脉与肝、肾、胞宫，督脉与肾、脊髓、脑及足太阳经，阴阳跷脉与肾经、膀胱经等，都有密切的联系。

（二）络

络脉包括别络、孙络、浮络等，在人体数量最大、分布最广，无处不到，因此，络脉的病机和病证十分常见。络脉病机，是指正邪斗争于络脉而致络脉气血运行不利、络脉功能失常的病理状态和病理变化。

络脉病变机制比较复杂，归纳前贤，特别是《黄帝内经》和《临证指南医案》的有关论述，络脉病机有以下三个特点。

一是络脉为经脉的"支而横者"，管道狭窄纤曲，因而络血瘀滞、络道不通是其突出的病理变化，正如《素问·缪刺论》所说："今邪客于皮毛，入舍于孙络，留而不去，闭塞不通，不得入于经，流溢于大络而生奇病也。"

二是络病既常见于外感病的初期，又容易见于疾病的后期，即所谓"久病入络"。《素问·皮部论》曰："邪客于皮则腠理开，开则邪入客于络脉，络脉满则注于经脉，经脉满则入舍于腑脏也。"这说明邪客于络脉（包括孙脉）是外感病初期而尚未深入经脉、脏腑时的常见病机。叶桂则提出"初为气结在经，久则血伤入络"，"其初在经在气，其久入络入血"，即"久病入络"的著名论断。其机制在于"经主气，络主血"。经、脏久病，病邪由气分渐入血分而病络，所以《素问·调经论》说"病在血，调之络"。其次，久病则气虚无力推动血液运行，而络脉中气血具有双向流动的特点，即冯兆张所说"人身之气，经盛则注于络，络盛则注于经"，其双向流动的动力主要来自脏腑和经脉之气，因此，一旦经、脏气虚，络脉最易瘀滞。所以，"久病入络"实寓"久病则络血易滞"和"病久必血瘀于络"之义。

三是络脉，尤其是细小的分支孙络，直接把气血灌注、渗透于组织、器官，因此，络脉的病变直接损及气血的渗灌，从而导致所在组织、器官失养而功能失调，产生各种各样的"奇病"，如口眼歪斜、半身不遂、舌强、言謇、麻木、肿块、癫狂、健忘及各种痛证等。其中，阳络为病多发生于头面、四肢、肌肤，阴络为病则引起多种脏腑病证。

三、表里

表里又称内外，是对人体的大致划分，即躯壳为表，脏腑为里。所谓躯壳，指构成人体外形的皮、肉、脉、筋、骨等组织。同阴阳一样，表里也是一个相对的概念。就躯壳而言，皮肉为表，筋骨为里；就经脉而言，三阳经为表，三阴经为里；就脏腑而言，腑为表，脏为里。尽管如此，一般所说的表里，多是对病位在躯壳和脏腑的大体划分。

表里病机，即表证和里证的病机，是指在人体内外部位和浅深层次大体定位的基础上，对疾病的基本病理状态和病理变化进行的高度概括。这里的"表证"是指病位在躯壳、四肢、头面的皮、肉、筋、骨及表浅的经络的疾病类型，"里证"则是指病位在脏腑的疾病类型。临床上，由表及里、由里及表或表里同时感邪受病，都可导致表里同病的病机，其病理特点和表现便是有关表、里病机类型的结合，在这种情况下，一般应明确二者的先后、主次关系，以便为正确施治提供可靠的依据。

（一）表

病在表就是病位在躯壳，具体包括正邪斗争于皮毛、肌肉、经络、筋骨、关节、九窍等部位。然而，外感疾病的"邪在表"则有其固定的内涵，它意味着患者必须呈现恶寒（风）、发热、头痛、身痛、鼻塞、喷嚏、流涕、咽喉不适或疼痛、咳嗽、苔薄、脉浮等"表证"。《伤寒论》的太阳经证（中风、伤寒）、少阳经证和温病学的邪在卫分及上焦病等皆属于"邪在表"或兼"邪在表"的证型。因此，所谓"邪在表"，对于外感病而言，必须以"表证"的出现为凭，其病位常涉及鼻、咽喉、气管及肺脏等；而对于内伤诸病而言，"邪在表"则是指病位在某一躯壳部位，即病邪尚未侵及内脏。所以，对于邪在表的治疗，不能囿于解表散邪之法，而应针对不同的病邪及其具体部位，分别选用发汗、解肌、祛风、散寒、胜湿、清热、解毒、通经、活络、舒筋等多种治疗法则，以及服药、针灸、按摩、药浴、敷药、膏贴等多种治疗手段。

病在表仅是对患者总体病位的一种判断，这对于临床诊治来说是不够的，必须进一步确定其具体病位，以提高诊疗的准确性。例如同样是病在表，有病在四肢和躯干之别，病在头、上焦和中、下焦之异，病在胸、背和腹、腰之别，更有在皮肉和筋骨、络脉和经脉等浅深轻重之异。确定的病位越细致、具体，越有利于制定准确的、针对性强的治疗法则。

病在表和病在里虽然是对立的，但二者并没有不可逾越的鸿沟，在临床上表病入里、里病出表、表里同病的病例是屡见不鲜的。这是因为五脏外合五体，脏腑及经络同体表的一定区域存在着特定的联系。需要特别指出的是，肺主皮毛、宣发卫气而上通于鼻，脾主肌肉、化生营卫而上通于口，而外感病邪多从皮毛、肌腠或口鼻、咽喉侵袭人体，因此，邪在表及外感表证同肺、脾两脏的功能失调关系最为密切。所谓"邪犯肺卫""邪客肌表"等就体现了这种病理联系。

（二）里

病在里就是病位在脏腑，具体又分为病在五脏、六腑、奇恒之腑并涉及胸腹腔及肓膜、脂膜等处。实际上，临床各科的大多数疾病的病位都在里——脏腑。外感病中，除《伤寒论》太阳经证、少阳经证外，温病学除邪在卫分外，都属于病在里；而内伤杂病中，更是以脏腑作为疾病定位的基本纲领。从临床的需要出发，每一脏或腑还可以进一步划分为气分、血分、阳分、阴分。例如，病在心，可分为心气、心血、心阴、心阳；病在胃，可分为胃阴、胃阳、阳明气分、阳明血分等。当然，如前所述，这里的气、血、阴、阳既有病位之意，更有病理层次乃至病程阶段的内涵。

从总体看，病在里表明病位较深而病情较重，而同为病在里，又有浅深、轻重的不同。一般来说，腑病较浅，脏病较深；病在气分较浅，病在血分较深；在五脏之中，病在肺较轻浅，病在脾、肝较深重，病在心、肾最深重。总之，病在里的浅深轻重主要取决于该脏或腑的生理功能及其在人体的地位。

（三）半表半里

半表半里与表里一样，都是《伤寒论》六经辨证的病位概念，是分析归纳诊治疾病的一个基本方法。第一个提出"半表半里"病位者是著名的医学家成无己，他在《注解伤寒论》中提出了"半表半里"一语，并把它作为一个病位概念、辨证纲领，为大多数人所接受。半表半里有三种解释。一是以经络解释，半表半里为少阳经出表入里的门户，成无己注释为"邪在少阳，为半表半里"；二是以特定病位解释，半表半里为膜原；

三是以八纲解释,半表半里为表之里、里之外的病位。

四、六经

六经病机是广义伤寒一类外感热病的病机变化。

《素问·热论》云"今夫热病皆伤寒之类也","人之伤于寒也,则为热病"。《难经·五十八难》云:"伤寒有五,有中风,有伤寒,有湿温,有热病,有温病。"此说明伤寒有广义与狭义之别。狭义伤寒是五种之一的伤寒,广义的伤寒是一切外感热病的总称。《伤寒论》六经病机着重阐述广义伤寒的病机变化,并提出辨证论治的系统理论。

《伤寒论》六经指太阳、阳明、少阳(习称三阳),太阴、少阴、厥阴(习称三阴),是在《素问·热论》三阴三阳的基础上提出来的,但有充实与发展。两相比较,《素问·热论》六经专主经脉为病,只论述了六经的热证、实证,而未论其寒证、虚证,在治疗上也只简单提及汗、下两法。而《伤寒论》六经的范围要广得多,概括了脏腑、经络、气血的生理功能和病理变化,并根据人体抗病能力的强弱、病因的属性、病势的进退缓急等因素,将外感疾病演变过程中所出现的各种证候进行分析、综合、归纳,从而讨论病变的部位、证候特点、损及何脏何腑、寒热趋向、邪正消长以及立法处方等问题。因此,《伤寒论》的六经,既是辨证的纲领,又是论治的准则,不专主经络为病。正如柯韵伯所说:"凡风寒湿热,内伤外感,自表及里,有寒有热,或虚或实,无乎不包。"

(一)太阳

太阳主肤表而统营卫,"为一身之藩篱"。外邪由肌表入侵,使卫阳被遏,营阴郁滞,邪热盛于表位。《伤寒论》第4条说"伤寒一日,太阳受之",所以太阳病又含有疾病初期的意思。

太阳病是风寒侵袭肌表的证候。风寒之邪侵袭人体,首先侵犯肌表,由于太阳经居人身之阳位,故首当其冲。风寒之邪束于外,阳气被郁于内,正气奋起抗邪,欲自肌表驱邪外出,故见恶寒、发热、脉浮等症。足太阳膀胱经起于目内眦,经额、顶、项、背、腰,而至下肢后侧,止于小趾外侧端。风寒袭表,犯身之阳位,头与背先受邪,太阳经受风寒,则经脉中气血流通不畅,而出现头痛、项强等症。所以《伤寒论·辨太阳病脉证并治上》说:"太阳之为病,脉浮,头项强痛而恶寒。"

太阳病的基本病机是风寒外袭,营卫受邪,失其调和。心主血属营,肺主气属卫,皆藏于胸中。柯韵伯《伤寒论翼·太阳病解第一》云:"营卫行于表,而发源于心肺。故太阳病则营卫病,营卫病则心肺病矣。"柯韵伯认为"心肺为太阳之里"。所以太阳病虽然是风寒外袭肌表所致,但实际上是由心营、肺卫受邪引起,故太阳病病机变化多涉及胸中。从经络的联系来说,尽管小肠、膀胱属太阳,而且常常有经邪入腑的病机变化,但这都是心营、肺卫之邪不解而传变的结果。

（二）阳明

阳明经包括手阳明大肠经和足阳明胃经。阳者，热也，阳者显著也。阳明病病机是高亢之阳热发于阳明之位形成的病理反应，即外感热病病邪已完全入里，全部化热，正气抗邪有力，正邪斗争激烈的一大类证候。病邪化热属于阳气旺，正气抗邪，斗争激烈也属于阳气旺，所以称为阳明病。故阳明病多从热化，总是以里热、胃实为基本病机。

阳明病的病邪主要为热邪，但可兼有宿食、温邪、瘀血。阳明病的病变部位不在体表皮毛，而是在体内，热邪弥散于周身（一般称为气分大热，以区别于热邪进入血分者），结聚于肠胃。

（三）少阳

少阳病机变化，实际上是以胆、三焦为基础。少阳与厥阴互为表里，其经脉循行人身之两侧，是半在外、半在里的病理反应层次。少阳外邻太阳、阳明，内近三阴，为病邪从外入里、由阳入阴，或自里出外、由阴转阳的枢机。"少"者，微少之意，意味着阳热不如太阳、阳明之亢旺。邪气与正气纷争于内外之间，相持不下，致使枢机不利，此为少阳病的基本病机。

（四）太阴

足太阴有运化水谷精微与输布水湿的功能，与胃相表里。胃司纳而脾司运，脾主湿而胃主燥，脾喜升而胃喜降，脾胃燥湿相济，升降协调，相辅相成，共同完成对水谷的受纳、运化、吸收及输布。故脾胃同属仓廪之官，脾胃健则气血生化有源，故又为"后天之本"。

太阴病，其位在里，虚寒初盛于里，始病三阴。太阴病是外感病的三阴病中较轻者，其病邪为寒湿，已由表入里，主要侵犯脾胃。邪犯太阴，脾胃阳气虚衰，而全身正气的抗病能力已经不足，但程度尚轻。脾阳受损，运化失职，津液不能正常转输，则寒湿停聚，势必影响脾胃升降，于是发生腹满时痛、吐利不食等症。这一系列证候都是脾脏虚寒的反映，所以脾胃虚寒，也就是太阴病的基本病机。

（五）少阴

少阴属心肾，统水火二气，为人身之根本。病入少阴，心肾衰惫，阳气不振，阴血不足全身正气明显减弱，为疾病危重的病机变化。阳气不振，则脉微；阴血虚衰，则脉细；阴阳气血不足则神失所养，可发生疲惫神志淡漠的"但欲寐"状态。故"脉微细，但欲寐"为少阴病共同的临床特征。少阴统水火，本阴而标阳。如本体阳虚，病邪从水化寒，阴寒内盛，即出现无热恶寒、蜷卧厥逆、下利呕吐、脉微欲绝等一派寒化的病机演变。如阴寒极盛，残存之阳气常浮越于外，称为"格阳"；浮越于上，称为"戴阳"，可见面红、身热、躁扰等症状，属真寒假热的病机。如本体阴虚，病邪从火化热，虚阳上亢，则引起心烦、不得眠、咽痛、舌红、脉细数等一派热化的病机演变。少阴病虽有寒化、热化两种病机，毕竟本体以阳虚为主，寒化居多，故寒化证是少阴本证，而热化证是少阴变证。所以，少阴以心肾虚衰，虚寒内盛为基本病机。

（六）厥阴

厥阴包括心包和肝。厥阴病为六经最后一个病理反应层次，也是邪正斗争消长的最后关头。究其传变由来，一为寒邪直中厥阴，但较少见；二为太阴、少阳日甚，传至厥阴；三是少阳病因虚而传入厥阴。

对厥阴病的病机本质，历来认识不一。有的认为厥阴是两阴交尽，为阴之极，本质为寒厥；有的主张厥阴之上风气主之，中见少阳火化，本质是热厥，而亡阳寒厥主要是在少阴病讨论；又有人认为厥阴阴尽阳生，阳气来复，复气有太过不及，则病机有寒热错杂、阴阳盛复。其实厥阴病中，有热极之白虎汤、承气汤、白头翁汤证；有寒极之吴茱萸汤、四逆汤证；有寒热错杂之干姜黄芩黄连人参汤证、乌梅丸证。这是因为厥阴为两阴交尽，紧接着即一阳初生，本阴而标热，故可寒极而化热，又可热极而化寒，"物极必反"，极则生变，故两种"极化"实为厥阴特征。因此可以认为，病至厥阴，两阴交尽，一阳初生，阴阳极其偏颇，二气不相顺接，所以导致厥热胜复、寒热错杂为其基本病机变化。

五、卫气营血

卫气营血病机主要是阐释外感温病的病机变化，这种病机学说目前也广泛运用于内伤杂病。清代，由于叶天士和其他温病学家的努力，这种学说发展成为一种系统的、完整的病机理论。叶天士根据温病病机的演变规律，病程发展具有明显的阶段性特点，结合自己的临床实践观察，参《黄帝内经》及前辈医家有关卫气营血的论述，将营、卫、气、血引申发挥，形成了卫气营血病机辨证理论。卫气营血辨证对温病的病机变化及证候类型进行了高度概括，为临床治疗温病，判断预后提供了基础。

（一）卫分

卫分证是温邪入侵，邪正斗争于卫分，引起卫气功能失常所表现出的证候。卫分的主要临床表现是发热，微恶风寒，头痛，无汗或少汗，咳嗽，口微渴，舌边尖红，苔薄白，脉浮数。其中以发热、微恶风寒，口微渴为其辨证要点。

卫分证主要是卫气功能失常所致。卫气是人体阳气之一，是行于脉外之气。卫气由水谷精微通过肺的气化而产生，并通过肺的气化而敷布、运行于皮肤之中、分肉之间，熏于肓膜，散于胸腹，发挥着温分肉、充皮肤、肥腠理、司开阖的作用。正如《灵枢·本脏》说："卫气者，所以温分肉，充皮肤，肥腠理，司开阖者也。"《素问·生气通天论》也说："阳者，卫外而为固也。"肌肤腠理是机体抗御外邪的首要屏障。卫气温养肌肤腠理，司汗孔之开合，使皮肤柔润，肌肉壮实，腠理致密，构成一道抵抗外邪入侵的防线，使外邪不能侵入机体。当温邪侵入人体时，卫气则首当其冲，而出现第一个证候——卫分证。正如陈平伯《外感温病篇》所言"阳邪从阳，必伤卫气"，吴鞠通《温病条辨》所说"凡病温者，始于上焦，在手太阴"。

卫分证的病机变化，一是温邪对人体的作用，二是正气的抗邪反应。若卫气与邪气抗争，则出现发热，微恶风寒；卫气被阻，开阖失司，可表现为无汗或少汗；头为诸阳之会，外邪侵表，上先受之，经气被郁，阳热上扰清空，故头痛；卫气郁阻，肺气失宣，则出现咳嗽；温为阳邪，易伤津液，且为疾病初期，在口则易出现口微渴；至于舌尖边红，苔薄白，是温邪犯肺卫，病不在里而在表之象；脉浮数为表热之征。

综上所述，卫分证的病机特点是邪郁卫表，肺卫失宣，或正气抗邪，邪正相争。肺卫病机重心有在肺在卫之别，但二者互相影响。如吴鞠通《温病条辨》中说："肺主气，又主皮毛，肺病则气贲郁，不得捍卫皮毛也。"

（二）气分

凡温病病变不在卫分，又未入营血者，皆属气分证范围。气是人体的重要物质之一，是脏腑百骸功能活动的基础，又是人体整体的防御功能的概括。《灵枢·决气》中说："上焦开发，宣五谷味，熏肤、充身、泽毛，若雾露之溉，是谓气。"气分证就是人体"气"的活动障碍及有关脏腑功能失调产生的一系列病机变化而反映出的一类证候。气分之证可由卫分传变而来，或外邪不经卫分，直入气分，如暑湿初发即入阳明，亦有伏邪温病发自气分者，及病变中邪热由营转出气分。外邪一旦侵入气分，势必影响气的功能，遂产生一系列变化，此正是气分证的病机所在。

（三）营分

营分证是指邪热由阳入阴，灼烁营阴，扰动心神的病机变化所反映出来的一类证候。其形成，一是气分邪热失于清泄，或湿热病邪化燥化火传入营分；二是肺卫之邪乘虚径陷营分；三是伏邪自营分化热而出；四是温邪亦可不经卫、气分而直接深入营分。营分证的出现，无论其受邪途径如何，其病机变化总以营分热盛，热灼营阴，心神被扰为基本特征。在这一阶段，邪热入里，深入阴分，人体重要的营养物质受到损伤。就病机虚实而论，虽为热灼营阴，但"热灼"与"营阴耗伤"比较，"热灼"为主，"营阴耗伤"为次，可见营分证为虚实夹杂，但以邪实为主。

（四）血分

血分病机是指邪热深入血分致耗血动血、瘀热内阻的病机改变。它较营分证更深一层，为温病卫气营血传变的最后阶段。

血分证的病变，或由营分之热不解传变而来，或因邪热过盛由卫分、气分逆传而成，亦有伏气温病自血分而发者。无论病邪来自何方，其病机特点不出叶天士《温热论》所说"入血就恐耗血动血"，即血分证"耗血""动血"虚实两端的病理。偏实者重在"动血"之变，病机为热甚迫血，热瘀交结；偏虚者重在"耗血"之变，病机为血热灼津，肝肾阴耗。前者多在温病前期阶段出现，后者多在后期阶段发生。应当注意的是，在某种情况下，由于热盛失血过多，肝肾阴耗过重，由阴损及阳而导致阳气虚衰，甚或阳气外脱者亦时有发生。此当属血分之变证。

六、三焦

三焦病机是指上、中、下三焦所属脏腑的病理变化。三焦学说萌芽于《黄帝内经》《难经》而发展于明清温病学派，尤为清代吴鞠通所倡导。

（一）上焦

温邪由口鼻、皮毛侵袭上焦，主要为肺与心包受邪。上焦功能失常所致病机变化而反映出来的证候，称为上焦病证。邪在上焦，包括手太阴肺与手厥阴心包及相关部位的病变。若邪在手太阴肺，多为温病的初期阶段，一般病情较轻，预后良好。邪入手厥阴心包，则病情危重。

（二）中焦

上焦病不解即可传至中焦。邪入中焦，脾胃受邪，中焦功能失调产生的病机变化所反映出来的证候，谓中焦病证。中焦病证指脾胃的病变。胃为阳土，其性喜润而恶燥，润则中焦浊气下行，肠道滋润，燥则浊气不通，气机壅滞，邪入中焦而从燥化，出现阳明燥热证候。脾为阴土，其性喜燥而恶湿，燥则促进脾的运化功能，使水谷精微上升而输布，湿则脾气抑遏，运化失常，邪入中焦而从湿化，则出现太阴脾经的湿热或寒湿证候。热以胃为中心，湿以脾为中心。若湿热为伍致病，其病变中心在脾胃。

（三）下焦

湿邪深入下焦，为温病的后期阶段。温病邪热伤阴，致肝肾亏损，下焦病证以虚为主，但也有虚实夹杂者。另外，湿热病邪影响肾与膀胱，也会出现相应的病理改变。

第三节 病 性

病性，是指疾病的性质，是中医对患者病理状态的总特质的一种判断。辨证论治首先要从整体上或宏观上把握病变之属性，这是中医临证的基本要求。只有准确辨识病性，方可确立基本治疗原则和治疗方法。疾病的基本病性主要包括阴、阳、寒、热、虚、实，表现有阴盛阳衰、阳盛阴衰、实寒、虚寒、实热、虚热等交叉复合关系。

一、阴阳

（一）阴阳偏盛

阴阳偏盛，是指人体阴阳中任何一方因量的太过所导致的阴阳失调的病机类型。阴或阳一方的亢盛，必然破坏人体固有的阴阳平衡，使其对立的一方显得相对不足，然而，其总的性质则属"邪气盛则实"的病理状态。

1. **阳偏盛** 阳偏盛是疾病过程中阳亢而阴未衰的病理状态。阳偏盛是阳邪外侵或阳邪内生，从而助长了人体阳气，以致破坏了阴阳平衡的结果。外侵的阳邪包括暑邪、热邪、风邪以及外感的寒邪、湿邪等因患者的阳盛体质而转化成的热邪，内生阳邪既可来自情志过激的"气郁化火"，又可由内生的宿食、燥屎、滞气、瘀血、痰浊、水饮等邪化热所致。

2. **阴偏盛** 阴偏盛是疾病过程中阴过盛而阳未衰的病理状态。阴偏盛乃阴邪外侵或阴邪内生，从而助长了人体阴气，破坏了阴阳平衡所致。外侵的阴邪多为寒邪、湿邪，内生的阴邪主要是来自气化不行所产生的痰、水、瘀血、内湿等所谓"浊阴"。阴偏盛的病理性质为实寒，一般反映为功能障碍、阴液停积和热量相对不足。

（二）阴阳偏衰

阴阳偏衰，是指人体阴阳中任何一方因量的不足所导致的阴阳失衡的病机类型。阴或阳一方的不足，使得原有的阴阳平衡状态被破坏，其对立的一方无制而显得亢盛。但从总体看，阴阳偏衰当属"精气夺则虚"的病理状态。

1. **阳偏衰** 阳偏衰是疾病过程中由阳不足所导致的阴阳失衡的病理状态，简称阳虚。阳偏衰可由多种原因所致，较常见者为先天阳气不足，后天饮食失养或劳逸失度，久病或误治损伤阳气，皆可逐渐导致机体阳气不足以抑阴，以致阴相对旺盛。阳偏衰的病理性质为虚寒，一般反映为功能衰退、代谢受阻和产热不足。

2. **阴偏衰** 阴偏衰是疾病过程中由阴不足所导致的阴阳失衡的病理状态，简称阴虚。阴偏衰亦有多种病因，例如外感阳邪而病久伤阴，情志过激而化火伤阴，久食燥热辛辣炙煿产生内热伤阴。久病阴精暗耗，或消耗性疾病失血、出汗、泄精过多等，逐渐导致机体阴精亏损不足以制阳，以致阳相对亢盛而形成阴偏衰。阴偏衰的病理性质为虚热，一般反映为虚性功能亢奋、生命物质缺乏、热量相对有余。其临床特征为精血津液缺乏（内燥）、阴虚阳亢（虚热）和神志躁动不宁。

（三）阴阳互损

阴阳互损，是指人体阴阳中任何一方的虚损导致对方亦虚损，以至形成阴阳两虚的病理变化。阴阳两虚的病理状态可能没有任何一方的量明显超过另一方的情况，但是，阴阳双方的量都低于正常的水平。这一状态是由一方偏衰发展而来，因此，阴阳两虚和阴阳互损都属于阴阳失调的范围。

1. **阴损及阳** 阴损及阳指疾病过程中由阴虚导致阳虚，以致阴阳两虚的病理变化。人体内，阴精既是阳气活动的物质基础，又是阳气"内守"的依托，即阳气依附之处。因此，当阴精亏损的时候，一方面阳气活动所需的营养物质缺乏，即阳气生化的来源不足；另一方面，阳气无所依附而散越于外，从而引起阳气的虚衰，形成了阴阳两虚的病理状态。

2. 阳损及阴　阳损及阴是指疾病过程中由阳虚导致阴虚，以致阴阳两虚的病理变化。人体内，阳气既是阴精化生的动力，又是阴精内藏的护卫。因此，如果阳气衰弱，一方面化生阴精之力弱而致阴精乏源；另一方面，阳虚不固而致精、血、津液外泄增加，从而导致阴精亦亏损，遂成阴阳两虚的病理状态。

（四）阴阳转化

阴阳转化，是指人体阴阳中任何一方的偏盛发展到至极的程度，病性向其对立一方转化的特殊病理变化。这里用了"特殊"一词，意在强调阴阳转化不是常规的病理变化，这种病机必须在某些特定的条件下才可能发生。就人体病理而言，寒与热、湿与燥、虚与实、滞与流等之间的病性转化，都可看作阴阳转化的例证，其转化的条件则非一个笼统的"极"字所能赅尽，而应具体情况具体分析，诸如个体体质类型、病邪种类、治疗、调养等，均有可能成为其转化的具体条件。

1. 阳极转阴　阳极转阴指疾病过程中阳偏盛（阳性）在一定条件下向阴偏盛（阴性）转化的特殊病理变化。阳极转阴，一般是病情恶化的凶兆，应密切观察，及时采取有效措施。

2. 阴极转阳　阴极转阳指疾病过程中阴偏盛（阴性）在一定条件下向阳偏盛（阳性）转化的特殊病理变化。一般来说，阴阳转化标志寒热的改变，而疾病预后趋向则取决于邪正双方的较量。

（五）阴阳格拒

阴阳格拒，是指人体阴阳中任何一方盛极于内，而将另一方阻拒于体表，从而迫使阴阳之间不能维系、交流的特殊病理状态。太盛的一方把对立的一方排斥于外，则在临床上表现为性质相反的证候，习惯上把亢盛于内的一方视为"真"，而被格拒于外的一方视为"假"，因此，阴阳格拒又可称为"阴阳（寒热）真假"。

1. 阴盛格阳　阴盛格阳指阴盛于内而逼迫阳气浮越于外的特殊病理状态，又可称为"真寒假热""阴极似阳"。此种病机主要见于阴寒太盛、阳气虚弱的疾病危重阶段，其实质为极度虚寒，而呈现的热证属于假象。

2. 阳盛格阴　阳盛格阴指阳盛于内而排斥阴气于外的特殊病理状态，又称为"真热假寒""阳极似阴"。此种病机主要见于热性病的极期，其实质为阳热亢极，而呈现的寒证则为假象。

阴阳转化和阴阳格拒都是阴阳中任何一方盛极时可能发生的特殊病理变化，但二者的病理实质是不同的，也是不允许混淆的。前者乃病性向其对立一方发生了根本的转化，而后者并未发生病性的根本改变，只是出现了同其病性（即真正病机）相反的或多或少的假象而已。

（六）阴阳亡失

阴阳亡失，既是人体的阴精或阳气迅速消亡的严重病理变化，又指人体阴阳由于衰竭而走向分离的生命垂危的病理状态。阴精和阳气共同维持着生命，在正常状态下，二者互根互化，你中有我，我中有你，不可分离；只有疾病发展至严重程度时，才会出现或趋向于阴精耗竭为主导的亡阴，或趋向于阳气脱失为主的亡阳。换言之，亡阴之中伴随着阳耗，亡阳之中伴随着阴损，阴阳的亡失常是同步进行的，只不过有一方表现突出而已。阴阳的亡失，多数由阴阳的偏衰、互损恶化而来，少数也可因阴阳的格拒而变生。如未得到及时治疗，其最终结果则是"阴阳离决，精气乃绝"，即生命的停止。

1. **亡阴**　亡阴指以人体阴精严重耗竭为主的生命垂危状态。亡阴之阴非局部之阴，而是以五脏之阴为核心的阴精的全身性耗竭。其形成机制：一是阳热炽盛或久羁，严重灼伤体内阴精；二是剧烈的大失血、出汗或吐泻，导致体内阴液的极度亏乏；三是长期患慢性消耗性疾病，渐致精、血、津液枯竭的程度。亡阴时的病理表现有两个特点，即精、血、津液的严重不足和阴不敛阳所致的虚阳外浮。其常见证候为汗出不止而黏手，肢体尚温，烦躁不宁，口渴欲饮，喘促息浅，舌质干红，脉躁疾而乏力等。

2. **亡阳**　亡阳指以人体阳气严重衰竭为主的生命垂危状态。亡阳之阳亦非局部之阳，而是以心、肾、脾之阳为核心的阳气的全身性衰竭。其形成机制：一是阴邪太盛或久羁，体内阳气严重损伤；二是汗、吐、泻过度，气随津脱，或大量失血而气随血脱；三是久病或素体阳虚，加之劳累太过或失治误治，阳气外脱。亡阳时的病理特点，一是全身失去温煦而极度虚寒，二是阳弱失护而致阴精滑泄失禁。其常见证候为大汗淋漓，四肢厥冷，畏寒蜷卧，精神萎靡或呆滞，面色苍白，息弱欲脱，舌淡而润，脉微欲绝等。

亡阴和亡阳既有区别又有联系，其证候部分相同而多数不同。二者皆属精、气严重亏虚的危证，主要区别在于亡阴是虚中夹热，亡阳是虚中兼寒。同时，二者亦可互相转化或并见，不过，亡阴常导致亡阳后因阴阳分离而死亡，而亡阳虽亦可兼亡阴，但亡阳本身即能迅速导致死亡。

综上所述，阴阳失调的病机，除了阴阳之气运行失常者外，可归纳为六种类型。其中，阴阳的偏盛和偏衰是最常见的病机类型，也是其他阴阳失调类型的病理基础。阴阳转化和阴阳格拒是在阴阳偏盛的基础上演变而成的特殊病机类型，阴阳互损和阴阳亡失则是在阴阳偏衰的基础上发展而形成的，而阴阳互损和阴阳格拒恶化后也能形成阴阳亡失。阴阳亡失是阴阳失调中最严重的类型，被视为死亡前的垂危病机，然而，在现代的医疗条件下，有更多的方法可以阻断亡阴、亡阳的病理变化以挽救患者的生命。

二、寒热

这里所说的寒和热是对疾病属性的一种判断。它们同寒邪和热邪既有联系，又有区别。

病性的寒热同寒邪、热邪存在着明显的联系。首先，它们都是以患者的临床表现作为判断的主要依据。其次，寒邪一般引起寒性病证，热邪一般引起热性病证。然而，寒热病性和寒热病邪是两对不同的病理概念，他们的区别主要表现在：其一，寒邪、热邪都是人体正气的对立面，而寒性或热性则是对正邪斗争产生的病理表现的概括；

其二，自然环境的变化常常是判断寒邪或热邪的重要因素，而病性的寒热却与此无关；其三，病性的寒热并非完全由寒热病邪所引起，例如寒证可由阳虚产生，热证可由阴虚产生。

中医学认为，阴阳失调是一切疾病的总病机，而寒与热则是阴阳失调的主要表现和基本特征。为此，《灵枢·论疾诊尺》说："阴主寒，阳主热。"《素问·阴阳应象大论》进一步把阴阳的盛衰同内外的寒热联系起来，指出"阳胜则热，阴胜则寒。重寒则热，重热则寒"，突出了以寒、热作为病性的两个纲领的学术观点。

（一）寒

寒指机体阴气太过或阳气不足所致的阴气相对偏盛，概括了代谢活动低下、热量供给不足的病理状态。例如肌肤欠温或厥冷，恶寒喜温，口中和或口干喜热饮，面色苍白或㿠白，蜷卧少动，小便清长，舌淡红或淡紫，苔白润，脉迟缓或沉紧。

（二）热

热指机体阳气太过或阴气不足所致的阳气相对偏盛，概括了代谢活动亢进、热量供给过度的病理状态。例如：肌肤发热或灼热，恶热喜凉，口渴喜冷饮，面红或颧赤，烦躁喜动，小便短黄，大便干结，舌红或绛，苔黄燥，脉洪数或细数。

三、虚实

虚和实是建立在正邪盛衰基础上的病理概念，是依据人体正气和病邪之间的力量对比对疾病性质进行的概括。《素问·通评虚实论》曾精辟地指出："邪气盛则实，精气夺则虚。"这揭示了在正邪斗争的过程中，"邪气盛"作为矛盾的主要方面便为"实"，"精气夺"作为矛盾的主要方面便为"虚"。

（一）虚

虚指正气虚衰已不足与病邪抗争、而病邪亦不盛的病理状态，具有病理反应弱缓、脏腑功能低下、机体孔窍开泄或精血津液等明显缺乏等特点。虚证多见于疾病后期、长期消耗性疾病以及体虚弱的患者。

（二）实

实指病邪亢盛而正气尚能与之抗衡的病理状态，具有病理反应激烈、脏腑功能亢进、机体孔窍闭塞而气血壅滞或体内物质过剩等特点。实证多出现于外感疾病的初、中期，以及滞气、瘀血、痰浊、水饮、积食、燥屎、诸虫等停留体内的病证。

上述的"虚"和"实"实际上是"纯虚"（正邪俱衰）和"纯实"（邪正皆盛），而临床见到的病例多数都没有如此典型。换言之，大多数患者的临床表现都属于上述典型的"虚""实"之间的过渡型——"虚实兼夹"，其中"实"多"虚"少者称为"实中夹虚"，"虚"多"实"少者称为"虚中夹实"，"虚"和"实"的比例大致相等者称为"虚实并见"。此外，由于各种复杂的病理，临床上还可以出现本质为"实"而兼"虚"的假象，本质为"虚"而兼"实"的假象等复杂病情，前者为"大实有羸状"，后者为"至虚有盛候"。

疾病的虚实性质不仅是中医诊断结论的重要组成成分，也是中医制订补（扶正）法和泻（祛邪）法的基本依据。寒和热、虚和实从不同的侧面反映了疾病的本质，临证时必须把它们结合起来应用，才能做出较为完备的诊断。因此，实寒、实热、虚寒、虚热常用作基础病机。

第四节　病　势

病势是指疾病的发展变化趋势。古典医籍常以传变和转归予以概括。在疾病的发展变化中，由前一阶段变化为现证这一过程，称为传变；从现证推测其转变和归宿，称为转归。

疾病处于不断运动变化之中，病机仅仅是对疾病某一阶段病理本质的揭示。随着病情的变化，病机也将随之而变。因此病机是以现证的病理态势为主要依据的。一个疾病病理变化的全过程，是无数个病变阶段所有病机的总和。在确定具体的病机时，既要考虑现阶段的病情，也要考虑其病变转归。只有全面把握疾病的传变和转归趋势，才能更加准确地把握现证病机。因此病势也是研究病机的重要内容。

疾病的传变，有由太阳入阳明，自气而血，由脏入腑，自上而下；脏腑之间，有由胃及肠，自心入小肠，肾病及肺，肝木乘脾土等传变规律。疾病的转归，由邪正力量的盛衰而出现病进、病退等。把握这些传变和转归规律，对于病势的预判，无疑是有帮助的。疾病在其传变过程中，形式是非常复杂的。

由于病邪的因素以及机体反应的特殊性，疾病也有不按上述规律传变的。因此，在对疾病的判断中，应全面搜集临床资料，综合进行分析，才能正确地认识疾病、判断病势。

一、传变

（一）六经传变

1. *循经传*　六经传变的一般规律，即循经传。六经之中，三阳主表，三阴主里。三阳之中，太阳为一身之藩篱，主表；阳明主里；少阳主半表半里。三阴之中，太阴居表，依次为少阴、厥阴。外邪循六经传变，由表入里，渐次深入，即太阳→阳明→少阳→太阴→少阴→厥阴。

如风寒初客于表，出现发热恶寒、头项强痛、脉浮等为太阳病。若邪气入里，出现但热不寒，不恶寒、反恶热，口渴，汗出，甚而腹满硬痛拒按、大便秘结或热结旁流，神昏谵语等则为阳明病。若邪正交争于半表半里，出现寒热往来、胸胁苦满、心烦喜呕、嘿嘿不欲饮食、口苦咽干、目眩、脉弦等则为少阳病。三阳经病以热证、实证为主，邪气虽盛，正气未衰。

若正气已衰，抗邪无力，则病入三阴。如脾虚湿胜而现腹满而吐、食不下、自利、时腹自痛、脉缓弱者，称为太阴病。如病及心肾而现"脉微细，但欲寐"者，称为少阴病。由于患者体质不同，少阴病又有寒化和热化之分。寒化证为少阴虚寒本证，除上述主证外，尚有四肢厥逆、下利清谷、恶寒蜷卧等；热化证则尚有心烦不得卧等。病入厥阴，及于肝、胆、心包、三焦，以寒热错杂为其病机特点，出现消渴、气上撞心、心中疼热、饥而不欲食、食则吐蛔、下之利不止等。这种传变规律反映了疾病由表入里，由阳入阴，由轻而重的发展趋势。

2. **本经自传（经传腑）**　本经自传即经邪传腑，如太阳表邪传入膀胱。

3. **表里传**　就六经病传变的形式来说，一般以"表里传"为最多。如太阳与少阴互为表里，少阳与厥阴互为表里，阳明与太阴互为表里。故太阳虚则是少阴，少阴实则是太阳；少阳虚则是厥阴，厥阴实则是少阳；阳明虚则是太阴，太阴实则是阳明。

4. **越经传**　指外感热病不按六经次序传变，见《此事难知·太阳六传》："太阳传少阳胆木者，名曰越经传。"如伤寒太阳不传阳明而直传少阳，不传阳明经而传阳明腑。

5. **直中**　在六经辨证中，伤寒病初起不从三阳经传入，而病邪直入于三阴病者，称之"直中"。在卫气营血辨证中，温病发病之初无卫分证，而见气分证或营分证，也称为"直中"，如"直中气分""直中营分""直中血分"等。在三焦辨证中，起病即见中焦或下焦病证者，亦称为"直中"，如"直中中焦""直中下焦"等。

6. **并病**　在六经辨证中，伤寒病凡一经之证未罢，又见他经病证者，称为"并病"，如太阳少阴并病、太阴少阴并病等。

7. **合病**　在六经辨证中，伤寒病不经过传变，两经或三经同时出现病证，称为"合病"，如太阳阳明合病、太阳太阴合病等。

（二）卫气营血传变

在温病发展过程中，卫气营血的病机变化，反映了病位的深浅、病情的轻重；卫气营血证候出现的先后，体现了温病发展过程的不同阶段；卫气营血病机的相互演变，标志着病势的传变趋向。因此，掌握了卫气营血的证候和病机就能正确地判断温病的浅深轻重及其转归。卫气营血的传变具有由表入里、由浅入深、由轻至重、由实转虚的发展规律。

1. **顺传**　顺传一般指病发于表的新感温病，病邪由口鼻或皮毛而入，首犯肺卫，病在卫分不解而传入气分，进而深入营分、血分。病邪按照先卫分，后气分，再营分、血分的先后顺序，依次传变的，谓之顺传。一般来说，新感温病多从卫分开始。邪在卫分，病位最浅，属表证，持续时间短，病情最轻。病在卫分不解，邪向里传变，即由卫到气，邪热转盛，病位深入一层，遂影响脏腑的功能活动，病情较卫分加重。此时正气尚盛，抗邪力强，邪正剧争。在气邪热不解，进而传入营分、血分。至此，不但邪热炽盛，且营血耗伤，心神被扰，病情最为深重。卫气营血这种浅深轻重四个层次的变化，概括了温病发生后的传变过程，表明了温病发展变化的一般规律。

2. **逆传**　逆传是顺传的相对概念，是温病卫气营血的病机演变中相对顺传的一种传变方式。一般认为肺卫之邪不解，不传气分而直入营分、血分者，谓之逆传，即逆传不是按顺传的先后顺序依次传变。临床上属于逆传者，其传变迅速，病情多凶险。逆传心包是逆传的方式之一，叶天士《温热论》"温邪上受，首先犯肺，逆传心包"，即指出了温邪由肺卫直接逆传心包。

（三）三焦传变

三焦所属脏腑的证候传变，反映了温病发展过程中的三个不同阶段。三焦病机演变过程及临床证候，一般反映了某些病发于表的新感温病（如风温）的病程发展阶段。上焦证多为温病的初起阶段，如上焦手太阴肺的病变为温病的初期，即所谓"凡病温者，始于上焦在手太阴"。中焦证是温病的中期阶段。下焦证是温病的末期阶段。如邪在上焦手太阴肺不解，可向中焦阳明或太阴传变，致胃热亢盛，或湿热蕴肺。

1. **顺传**　顺传一般传变规律是由上焦传入中焦，再传下焦，此可谓顺传。

2. **逆传**　不按照一般传变规律传变，亦可传入上焦心包，称"逆传心包"。

（四）脏腑相邻传变

1. **胃传小肠、大肠**　大肠与脾胃《灵枢·本输》中有"大肠小肠皆属于胃""脾合胃"之论，故胃肠在生理上一气相通，病理上相互影响。大肠腑气通畅与否与阳明胃密切相关。张锡纯说："阳明胃气以息息下行为顺。为其息息下行也，实时时借其下行之力，传送所化饮食达于小肠，以化乳糜；更传送所余渣滓，达于大肠，出为大便。此乃人身气化之自然，自飞门以至魄门，一气营运而无所窒碍者。"又说："饮食入胃不能传送下行，上则为胀满，下则为便结，此必然之势也。"可见"胃中之气化若能息息下行，上焦之气化皆可因之下行"。脾胃居于中焦，为气机升降之枢纽。大肠为六腑之下极，以通畅下降为顺。其气通降，六腑之气随之而畅，亦有助于脾气升达；其气如果不通，六腑之气自然受碍而失于和降顺畅，脾气亦因之难于升布。

2. **肝胆注于胃肠**　肝与胆，胆与肠，胃与肠之间，均以管道相连，故病变易传变，常见湿热从肝胆注于肠胃。

3. **心肺互传**　心肺同属上焦，位置相邻，因此病变容易互传，如温病逆传心包。

（五）脏腑表里传变

脏与腑传变是指病位传变发生于脏与腑之间，或脏病及腑，或腑病及脏。其具体传变形式则是按脏腑之间表里关系而传。如《素问·咳论》说："五脏之久咳，乃移于六腑。脾咳不已，则胃受之……肺咳不已，则大肠受之。"这是由于心与小肠、肝与胆、脾与胃、肺与大肠、肾与膀胱等表里相合脏腑之间，有经脉直接属络，从而使病气得以相互移易。

1. **心与小肠**　心的经脉属心而络小肠，小肠的经脉属小肠而络心，二者通过经脉的相互络属构成了表里关系。在病理方面，心有实火，可移热于小肠，引起尿少、尿热赤、尿痛等症。反之，如小肠有热，亦可循经上炎于心，可见心烦、舌赤、口舌生疮等症。

2. **肺与大肠**　肺与大肠亦是通过经脉的络属而构成表里关系。肺气的肃降，有助于大肠传导功能的发挥；大肠传导功能正常，则有助于肺的肃降。若大肠实热，腑气不通，则可影响肺的肃降，而产生胸满、喘咳等症。如肺失清肃，津液不能下达，可见大便困难；肺气虚弱，气虚推动无力，则可见大便难、艰涩而不行，称为"气虚便秘"。若气虚不能固摄，清浊混杂而下，可见大便溏泄。

3. **肝与胆**　胆附于肝，胆汁来源于肝。经络相络属，肝脉下络于胆，胆脉上络于肝，构成脏腑表里关系，肝属里，胆为表。在生理情况下互相配合，病理情况下互相传变，证候兼见，治疗上常肝胆同治。若肝失疏泄则影响胆汁分泌、排泄；反之，胆汁排泄失常，也会影响到肝，所以肝胆证候同时并见。如肝胆火旺及肝胆湿热，临床均有胁痛、黄疸、口苦、呕吐、眩晕等症，常采用清利肝胆之法，同时兼顾二者的治疗。

4. **脾与胃**　脾与胃的生理联系，主要体现为水谷纳运相得，气机升降相因，阴阳燥湿相济等方面。脾与胃既存在着协同作用，又具有依存关系。脾胃合称"后天之本"，又为气血生化之源。脾主运化，胃主受纳、腐熟。胃的"纳"是为脾的"运"做准备，而脾的"运"是应胃继续"纳"的需要。脾与胃密切配合，纳运相得，才能完成纳食、消化、吸收与转输等一系列生理功能。脾气升，胃气降，是脾胃之气运动的基本特点。而升与降是相反相成的，没有胃降，就没有脾升。若脾不能升，则胃就不能继续降。因此，脾胃之气一升一降，升降相因，从而保证了"运""纳"功能的正常进行。故说："脾宜升则健，胃宜降则和。"

脾为脏，属阴，喜燥而恶湿；胃为腑，属阳，喜润而恶燥。燥湿之性相反，喜恶有所不同，这反映了脾胃在喜恶燥湿方面的特性。脾胃燥湿之性虽然不同，但其间又是相互制约、相互为用的。脾之燥有胃之润制约之，才不致过燥；胃之润有脾之燥制约之，才不致过湿。脾胃燥湿相济，方能维持脾胃之气的正常升降，达到"运""纳"功能正常的目的。故《临证指南医案》说："太阴湿土，得阳始运；阳明燥土，得阴自安。"

5. **肾与膀胱**　肾与膀胱通过经脉互为络属，构成表里关系。膀胱的贮尿和排尿功能，依赖于肾的气化。肾气充足，则固摄有权，膀胱开合有度，从而维持水液的正常代谢。若肾气不足，气化失常，固摄无权，则膀胱之开合失度，即可出现小便不利，或失禁，或遗尿、尿频等病证。例如，老年人常见的小便失禁、多尿等，多为肾气衰弱所致。

（六）脏窍、脏体互传

1. **五脏九窍互传**　五脏分别主九窍和五体，因此，五脏的病变可传至所主之窍及所合之体；反过来，五体九窍的病变也可内入于相应之脏。例如，肝火可上传于目，肾虚可损及于耳，脾胃湿热可上达于口唇，肺的病变可外传至皮毛，心的病变可传至血脉，肾脏湿热可下注前阴，前阴的病邪亦可上逆至肾。

2. **五脏五体互传**　脏的病变可传至所主之窍及所合之体；反过来，五体的病变也可内入于相应之脏。如《素问·痹论》论五体痹病："久而不去者，内舍于其合也。故骨痹不已，复感于邪，内舍于肾；筋痹不已，复感于邪，内舍于肝。"

（七）母子相及、乘侮相传

1. **母病及子**　母病及子指疾病从母脏传及子脏。如肾属水，肝属木，水能生木，故肾为母脏，肝为子脏，肾病及肝，即是母病及子。临床上常见的"肝肾精血不足"和"水不涵木"，都属于母病及子的范围。这是由于先有肾精不足，然后累及肝脏，而致肝血不足，从而形成肝肾精血不足；由于先有肾水不足，不能滋养肝木，从而形成肝肾阴虚，肝阳上亢，故称"水不涵木"。

2. **子病及母**　子病及母指疾病的传变，从子脏传及母脏。如肝属木，心属火，木能生火，故肝为母脏，心为子脏，心病及肝，即是子病及母。临床上常见的心肝血虚和心肝火旺，都属于子病犯母的范围。这是由于先有心血不足，然后累及肝脏，而致肝血不足，从而形成心肝血虚；由于先有心火旺盛，然后累及肝脏，引动肝火，从而形成心肝火旺。

3. **相乘相传**　乘，凌也，即欺负之意。五行相乘指五行中某一行对其所胜一行的过度克制。相乘的次序与相克同，即木乘土、土乘水、水乘火、火乘金、金乘木。相乘有如下两种方式。

（1）太过相乘：五行某一行过于亢盛，对其"所胜"的行进行超过正常限度的克制，引起其"所胜"行的虚弱，从而导致五行之间生克制化的异常。如木气过于亢盛，对土克制太过，土本无不足，也难以承受木的过度克制，导致土的不足，称为"木旺乘土"。

（2）不及相乘：五行中某一行过度虚弱，难以抵御其所不胜一行的正常限度的克制，使其本身更显虚弱。如土气过于不足，木虽然处于正常水平，土仍难以承受木的克制，使土更显不足，称为"土虚木乘"。

4. **相侮相传**　相侮，即相克的反向，又叫"反克"，是五行系统结构关系失去正常协调的另一种表现。相侮同样也有两种情况。一是被克者亢极，不受制约，反而欺侮克者。如金本克木，若木气亢极，不受金制，反来侮金，即为木（亢）侮金。二是克者本身衰弱，被克者因其衰而侮之。如金本克木，若金气虚衰，则木因其衰而侮金，即为木侮金（衰）。

一般来说，凡因某一行过度亢盛而产生相乘或相侮，如木亢乘土或木亢侮金等，在病变过程中常表现为功能过亢的实证病理变化；而因某一行虚衰所导致的相乘或相侮，如木乘土虚或木侮弱金等，则常表现为功能不足的虚性病理变化。

（八）气血互传

1. **由气及血**　此指内伤疾病的病变在气和血之间的传变形式。这里的"气"和"血"在概念上不同于温热病卫气营血传变的"气"和"血"。内伤病变的"气"指气滞、气逆或气虚，"血"指血瘀、血溢和血虚。其基本规律是：初病在气并伤气，久病入血并伤血；在气者病浅，在血者病深；气病不必血亦病，而血病必兼气病。换言之，一般内伤病多由气及血，或气血同病。例如，胃脘痛初期多为气滞、湿热，中期则为气滞血瘀或出血，后期多为脾胃阳虚或阴虚。

2. **气血同病**　气血之间，无论是在生理上，还是在病理变化方面，都有着十分密切的关系。生理上，两者相互依存，相互为用。气对于血，具有温煦、气化、固摄作用，而血对于气，则具有濡养和运载作用。在病理上，气的虚衰和升降出入运动异常，必然影响血。如气虚则血无以化，血必因之而虚少；如血虚，则气失所养，气必因之而衰少；血脱，则气无所依附，出现气随血脱等。一般而言，气血关系失常的病机，主要有气滞血瘀、气血两虚、气不摄血、气随血脱、血随气逆等。血虚可导致气虚，血脱可引气脱。

二、转归

（一）病邪胜正则病进

发病后，如果病邪的力量胜过正气的力量，正不敌邪，则病情就会加重、恶化，即"病进"。病邪胜过正气，可以有三种情况。一是正气处于常人水平，但病邪亢盛而致病力强，因而正气相对不足；二是正气虚弱，虽病邪并未增加，病邪相对强于正气；三是正气既变弱，病邪又增加，病邪胜正自不待言。所谓"病进"，包括三层含义。一指原有证候更加严重，如发热的热度升高，疼痛加剧等。二指病邪深入而病位由浅至深，如温病由卫分转气分，或从中焦入下焦等。三是病机的复杂化，或出现了新病邪，如在风寒犯肺而致咳嗽的基础上又新添了肺中痰浊；或病位的扩展，如从肝郁气滞发展为肝气犯胃；或病性的兼夹，如实中夹虚、外寒内热等。病邪胜正的趋势如得不到遏制而继续下去，终至邪极正脱而死亡。

（二）正气胜邪则病退

正胜邪退，疾病向愈。正胜邪退是在邪正消长盛衰发展的过程中，疾病向好转和痊愈方面转归的一种结局，也是在许多疾病中最常见的一种转归。由于患者的正气比较充盛，抗御邪气的能力较强，或因及时得到正确的治疗，邪气难以进一步发展，进而使病邪对机体的作用减轻或消失，人体的脏腑、经络等组织的病理性损害逐渐得到修复，精、气、血、津液等的耗伤也逐渐得到恢复，机体的阴阳在新的基础上获得了新的相对平衡，疾病即告痊愈。例如，由六淫所致的外感疾病，邪气从皮毛或口鼻侵入人体，若机体正气不虚，抗御病邪的能力较强，则不仅能延缓病情的进一步发展，使病变局限在肌表和经络，而且在机体正气抗御病邪的作用下，驱邪外出，一经发汗解表，则邪去而营卫和调，疾病痊愈。

（三）正邪势均则病持

发病后，如果正邪双方势均力敌，一方不能压倒另一方，那么病情就会呈现相对稳定的状态，既无明显加重，又无明显减轻，暂时维持原状。一般来说，在疾病过程中，正邪力量的均衡是相对的、短暂的，而不平衡则是绝对的、经常的，因而大多数时间病情总是在发生着变化。实际上，当一种病机在转化为另一种病机之前，都有或短或长的病情稳定期；一旦病邪、病性、病位、病势等任何一个因素或几个因素发生了明显的改变时，病情即由稳定而转入变动。例如，热（火）邪积聚于局部肌肤，与营卫搏结而出现红、肿、热、痛的酿脓期，从开始酿脓到脓成熟前可以看成是正邪交争而基本持平的"病持"阶段。一旦脓已成，如果正胜邪，则脓向浅表破溃而向愈；如果邪胜正，热邪、脓毒向深层组织或由经络向脏腑扩散，则病情恶化。某些特定疾病的某一阶段，其正邪持平的"病持"期长于一般疾病。例如湿温病，当湿重于热、湿遏热伏于中焦时，其证候可持续十余天至月余不变，即使治疗得当，病情好转也较慢。

（四）正虚邪恋则病延

疾病后期，正和邪都已削弱，这时正气一时无力祛余邪使净，病邪亦不能使病情转重，疾病处于病情缠绵、迁延难愈的阶段，此即"正虚邪恋则病延"之意。"病延"形成的常见机制，一是正气素弱，虽邪势已减，但正气恢复甚慢，而出现较长的迁延期，如脾胃素弱或老年人患痢疾或急性泄泻，后期常演变成"休息痢"或久泻；二是治疗不彻底，除邪未尽，如温热病后期，热势已退，未祛余邪而过早进补，以致长期低热不愈；三是有些疾病的病邪为黏着难除的阴邪（湿邪、痰浊、瘀血之类），如跌打损伤而致瘀血停着于深层络脉，虽外部肿痛早已消除，但内部的酸痛不适可遗留很长时间。

（五）邪去正复则病愈

当病邪已被祛除，正气基本恢复，则所有证候均消失而病愈。中医学"病愈"的主要依据是证候的全部消失。此时正气未完全恢复，"病愈"后机体总比病前衰弱一些，因此，尚需要适当的调养。"邪去正复"，意味着疾病之所以存在的基本矛盾——邪正斗争已经消失了，因此疾病过程也就中止而病愈。同时，邪去正复是正邪长期斗争的一种结果，它是建立在多次"正气胜邪则病退"的基础之上，有时还有"病进"的反复。因此，治病需要一定的过程，医患双方都应耐心坚持治疗，积小胜为大胜，才能最终取得痊愈的理想结局。

第五章　中医病机分类 ▷▷▷▷

第一节　外感病机

一、伤寒六经病机

伤寒病的发生，是人体感受风寒之邪，始自皮毛、肌腠，渐循经络，由表及里，进而传至脏腑。因此，当病邪浅在肌表经络，则表现为表证；若寒邪入里化热，则转为里实热证；当正虚阳衰时，寒邪多易侵犯三阴经，出现一系列阳虚里寒的病理变化。

六经病证的直接病因主要是风寒之邪，病位为经络、脏腑。其中，三阳病证以六腑病变为基础，三阴病证以五脏病变为基础。

六经辨证的应用，不限于外感热病，也可用于内伤杂病，但其重点在于分析外感风寒所引起的一系列病理变化及其传变规律，因此，六经辨证又不能完全等于内伤杂病的脏腑辨证。

（一）太阳病机

太阳主表，为诸经之藩篱。太阳经，包括两经两腑。两经即足太阳膀胱经与手太阳小肠经，两腑即膀胱腑与小肠腑。

所谓太阳之表，指的是属膀胱的足太阳经脉、属小肠的手太阳经脉、统属于手足太阳经脉的体表营卫以及由体表营卫营养和主司的皮毛（有时亦涉及肌肉）；所谓太阳之里，指的是膀胱腑与小肠腑以及运布于其中的气血阴阳。

1.足太阳膀胱经证（太阳病-经证-太阳伤寒表实证）

[**基本概念**] 以寒邪为主的风寒之邪侵犯太阳经脉，导致卫阳被遏，营阴郁滞所表现的证候。

[**直接病因**] 外感风寒，以外寒为主。

[**辨证要点**] 以无汗，身痛，恶寒，脉浮紧为辨证依据。

[**临床表现**] 项强，身疼腰痛；不欲食，呕逆；咳喘，或胸满；或初病之日患者暂时未发热而仅恶寒（其实此时量体温多伴有发热），半日后或第二日即感到发热而恶寒；脉浮兼紧，或脉浮数，或但浮而不弱；舌质多正红，舌苔一般为薄白苔。

[关键病机]太阳经以寒为本气，风寒客邪复从外犯，以寒引寒，内外相引，致太阳经本气寒化太过，形成太阳表寒，遂成太阳伤寒表证。

[治疗方法]

（1）治法：辛温发表。

（2）方药：麻黄汤。

麻黄10g，桂枝6g，炙甘草3g，杏仁10g。

用水适量，服一剂后若汗不出，当日可继服一剂。

[病势预后]

（1）本证邪实正盛，邪浅在表，只要服药如法，每可一剂知，二剂已。

（2）部分患者服药后，会出现一时性的烦热欲去衣被的现象，且往往伴随热多寒少，体温升高（甚至超过40℃），这是正邪相搏，卫阳借药力欲一鼓驱散风寒的正常现象，继则汗出寒除，热减而向愈。

（3）在临床上，因寒邪闭表进而闭肺引起咳喘的患者，在服麻黄汤等辛温剂后，在一两天内可出现咳反频繁的转归，只需闻其咳声由紧而松，痰易咳出，则属病情趋好，咳必渐平。因咳为身体欲使肺气宣畅的反应，麻黄宣肺可促其咳畅。

（4）此证患者大多在近中午时刻体温开始明显升高，因"巳（9时）至未上（13时）"是太阳经经气旺时，此时营卫之气亦旺于体表而与寒邪相搏较剧，故恶寒、发热等症均较显著。若正能胜邪，也往往是在此段时间内，继症状高峰之后随即汗出寒除热减乃至痊愈。所以《伤寒论》第9条云："太阳病，欲解时，从巳至未上。"另外，也正因此时正邪相搏较剧，若正气尚不能一鼓而胜邪，则症状反而更为显著，故又可出现病得经气旺时而反剧的现象。表现在太阳表证方面，中午前后开始高热伴随恶寒、身痛加剧。

（5）临床上有些体质不虚的患者，如不传经，虽不治疗，亦可六七日自愈。若未愈，可针阳明经足三里穴，使邪不传里即可向愈。

（6）太阳伤寒表证，虽恶寒发热均较甚，若脉静，加之第二、第三日阳明、少阳证未见者，为邪不传里；若出现颇欲吐，或烦躁，脉数急而不静者，是邪欲传里。

（7）临床上每有因用寒凉药、化学解热剂或冰敷之法强行退热，以致热暂退而恶寒不除者，则发热必再起。若热暂退而脉不静者，其后亦必发热。

（8）太阳病多日不解而"嗜卧"者，可有如下几种转归。

1）若脉由浮而有力变为浮细弱而不躁动，且安然嗜卧，是外邪已解除、正邪同退的现象，可以不必服药，只需糜粥自养而愈。

2）若脉浮细弦而嗜卧，且胸满胁痛，嘿嘿而嗜卧者，为病已传至少阳，当与小柴胡汤。这正如《伤寒论》37条所云："太阳病十日已去，脉浮细而嗜卧……设胸满胁痛者，与小柴胡汤……"

3）若脉但浮而不细弱，仍恶寒发热无汗，在发热较高之时，也往往嗜卧，虽历时达十日，仍可用麻黄汤以发其汗。

（9）此证服麻黄汤后寒除热退，却"大汗出，胃中干，烦躁不得眠，欲得饮水"

（70条）者，为汗多伤津，一时不能自复，可少少与饮之，令胃气和则愈。

（10）此证得之一二日，或延至数日而未传经，出现自鼻衄者，多能寒除热退而自愈；此证服麻黄汤后亦可现鼻衄，衄后亦多能向愈。此乃因患者素体阳气偏盛，阳胜寒却之际可出现一过性热象，加之汗血同源，故"衄乃解"。

（11）若此证失治，或经误治后，可传变为他经之病，亦可兼他经之病。具体内容有待后面章节论述。

2.足太阳膀胱经证（太阳病-经证-太阳中风表虚证）

[基本概念] 以风邪为主的风寒之邪侵犯太阳经脉，导致卫强营弱，营卫不和所表现的证候。

[直接病因] 以风邪为主的风寒之邪。

[辨证要点] 以发热，汗出，恶风，脉浮缓为辨证要点。

[临床表现] 头痛，发热，汗出恶风，鼻鸣干呕，流清涕，四肢酸痛，脉阳浮而阴弱（脉浮取搏动明显，且有一定力度，而沉取则脉搏力度显著减弱，指下觉软），浮数或浮弱，舌质淡红，舌苔薄白。

[关键病机] 卫阳浮于表与寒邪相争则发热；卫开营弱则汗出；肌表感受外邪，欲闭而不能自充，则渐渐恶风。

[治疗方法]

（1）治法：解表祛风，调和营卫。

（2）方药：桂枝汤。

桂枝9g，芍药9g，甘草6g，生姜9g，大枣3g。

用水适量，一剂一次煎成，分三次温服；服药后宜饮温粥并加衣被，以助药力，全身微汗为佳；服一次药，汗出病愈，停服，服后无汗，继服二次，再无汗，可继服三次。

[病势预后]

（1）太阳中风表证，大约六七天左右可自愈；有少数患者在症状减轻后，延至十二天左右方自愈；有的患者于患病数天后，转现热多寒少，一日二三度发，如疟状而不呕，二便正常，脉微微现弱象者，为欲愈。

（2）临床上太阳中风证，服桂枝汤后，患者出现烦躁，热闷，后汗出，先烦之时患者欲去衣被，此属正常现象。极少患者服桂枝汤后出现战栗而汗解病愈。

3.足太阳膀胱腑证（太阳病-腑证-太阳蓄血证）

[基本概念] 外邪由表入里，热邪与血结于下焦，出现少腹结急、下血、神志如狂、发热等症状的病证。

[直接病因] 热与血结。

[辨证要点] 以热结膀胱，其人如狂，小腹急结或硬满，甚或疼痛，脉沉数或兼弦为辨证依据。

[临床表现] 感受风寒后，出现恶寒发热，经数日，见少腹、小腹急结膨胀，甚至疼痛，其人烦躁而多语，语言与意识偶欠清晰而如狂，且恶寒已除只是发热；或少腹急

结而灼热。舌质红或唇亦红，脉数或兼弦。

［**关键病机**］太阳表邪未解，邪气化热入里，循经入于下焦，与瘀血相结于小腹。

［**治疗方法**］

（1）治法：活血化瘀，通下瘀热。

（2）方药：桃核承气汤。

桃仁 12g，大黄 12g，桂枝 6g，甘草 6g，炙芒硝 6g。

先水煎诸药，后以煎液冲服芒硝，饭前温服五分之一药液，一日服三次。

［**病势预后**］

本证服桃核承气汤后，得大便微利，则病可迅速向愈。

4. 足太阳膀胱腑证（太阳病-腑证-太阳蓄水证）

［**基本概念**］以外邪不解，内舍于太阳膀胱之腑，膀胱气化失司，水道不通而致蓄水所表现出的临床证候。

［**直接病因**］表邪未尽，循经入腑。

［**辨证要点**］以发汗后，烦渴，小便不利，脉浮为辨证依据。

［**临床表现**］小便不利，小腹胀满，微热烦渴，渴欲饮水，水入即吐，舌淡红少津，苔薄白，脉浮或浮数。

［**关键病机**］太阳表证，汗后，余邪未尽，致邪气循经入里，影响膀胱气化，津液不能输布上承，无法化气行水，故见小便不利、烦渴。

［**治疗方法**］

（1）治法：化气行水，解表。

（2）方药：五苓散。

猪苓 12g，泽泻 16g，白术 12g，茯苓 12g，桂枝 8g。

上五味药，磨成散剂，一汤匙剂量（1.5～1.8g），用米汤和服，嘱多饮温水。

［**病势预后**］

（1）本方为散剂，以米汤调服，药后多饮温水，以助药力而行津液散表邪，汗出、水利则气化通行，膀胱通畅，表里皆通，蓄水之证得除，故汗出愈。

（2）服后患者小便通畅，小腹胀感缓解，体温趋正常，苔脉均有起色，则病愈。

（二）阳明病机

阳明病是外感伤寒病变发展过程中，阳热亢盛，胃肠燥热所表现的证候。其性质属实热证，为邪正斗争的极期阶段。因邪热内实的机制不同，阳明病又分为阳明经证和阳明腑证。

一般来说，腑证较经证为重。从病的发展来说，往往经证的邪热进一步亢盛，消烁津液，导致肠燥腑实则成腑证。阳明病成因可以是多方面的，多由太阳经证不解，表邪内传阳明，化热入里而成；或因少阳病失治，邪热传入阳明而成；或因素体阳盛，初感外邪迅速从阳化热所致；亦可在三阴病正气恢复、阳盛阴退的过程中，转出阳明而经历本病。阳明病的主要病机可以简要地概括为"胃家实"。"胃家"，包括胃与大肠；"实"，指邪气亢盛，正盛邪实。

1.足阳明胃经证（足阳明病-经证-白虎汤证）

[基本概念] 足阳明胃经经脉循行部位及胃腑功能失调所表现的临床证候。

[直接病因] 感邪化热，迫津伤经。

[辨证要点] 以壮热，汗出，心烦口渴，脉洪大或滑数为辨证依据。

[临床表现] 壮热、汗出、无恶寒，头痛、颈肿、咽喉肿痛、齿痛，或口角歪斜，鼻流浊涕；或鼻衄；惊惕狂躁；或消谷善饥，脘腹胀满。舌质红绛，苔黄，脉滑数。

[关键病机] 感邪后从阳化热，火热之邪入里，热迫津伤，故见壮热、汗出、心烦口渴、脉洪大。

[治疗方法]

（1）治法：辛寒清热。

（2）方药：白虎汤。

知母18g，石膏30g，甘草6g，粳米6g。

上四味，水煎服，温服，日三服。

[病势预后]

（1）服药后诸证解，病愈。

（2）临床见患者服药后，病如故，继服白虎汤，身热更高，烦躁更甚，大渴引饮，汗出如浆，可按白虎汤原方，加石膏至40g，以大锅煎汁冷饮，服下，可见大汗出，诸证除，不复发。

2.足阳明胃腑证（足阳明病-腑证-调胃承气汤证）

[基本概念] 邪热内盛阳明之里，与肠中糟粕相搏，燥屎内结所表现的证候。

[直接病因] 外邪直入阳明，化热化燥。

[辨证要点] 以潮热汗出，腹满疼痛，大便秘结，苔黄燥，脉沉实为辨证依据。

[临床表现] 蒸蒸发热，腹胀满疼痛，大便秘结不通，甚则神昏谵语、狂乱、不得眠。舌苔黄厚干燥，或起芒刺，甚至苔焦黑燥裂，脉沉实，或滑数。

[关键病机] 邪热与肠中宿食糟粕相结，津液暗耗，有形实邪壅滞，燥屎内结。

（1）从太阳传来，多因太阳病发汗过多，或误用吐、下、利小便等法，损伤津液，外邪入里，化热化燥，转属阳明，称为太阳阳明。

（2）从少阳传来，少阳病误用汗、吐、下等法，津液耗伤，致邪入阳明化燥成实，称为少阳阳明。

（3）阳明本经自病，多因素体阳盛，津液内乏，或内有郁热、宿食，感邪后迅速化热化燥成实，称为正阳阳明。

（4）太阴病转出阳明，脾胃互为表里，若太阴病用温热性药物过多、过久，阳复太过，由太阴之下利而成为阳明之里实。这种情况较为少见。

[治疗方法]

（1）治法：泻热和胃，润燥软坚。

（2）方药：调胃承气汤。

甘草 6g，炙芒硝 9g，酒大黄 12g。

上三味，先煮二物，后纳芒硝，温顿服之。

［**病势预后**］

（1）服药后燥粪去，汗出，身凉脉静，病解。

（2）临床见患者服药后，大便未解，可行中药灌肠，针药结合治之。

3.手阳明大肠经证（手阳明病-经证-葛根芩连汤证）

［**基本概念**］手阳明大肠经循行部位及相关脏腑大肠的病证。

［**直接病因**］湿热之邪下注大肠，热结大肠，肠津受损。

［**辨证要点**］以身热，咽痛，腹痛，肠鸣，大便泄泻臭秽，舌红苔黄，脉沉紧为辨证依据。

［**临床表现**］流清涕，颈肿，口干，肩前及上肢伸侧前缘疼痛，大指、次指疼痛麻木、屈伸不利，腹痛，肠鸣，大便泄泻或大便秘结。舌红苔黄，脉沉紧。

［**关键病机**］大肠经受邪，咽喉肿痛；湿热下注大肠，气机不利，则腹痛、肠鸣；大肠传导失司则大便泄泻。

［**治疗方法**］

（1）治法：清热解毒兼透表。

（2）方药：葛根芩连汤。

葛根 15g，甘草 6g，炙黄芩 9g，黄连 9g。

上四味，先煮葛根，后纳诸药，温服之。

［**病势预后**］

（1）服药后诸证除，病愈。

（2）若无汗而口渴者，加知母；自汗而口渴者，加石膏、人参；自汗而口不渴者，随变证治之。

4.手阳明大肠腑证（手阳明病-腑证-大承气汤证）

［**基本概念**］阳明热邪内炽，热结伤津，腑气不通，燥屎阻结坚实所表现的证候。

［**直接病因**］热邪内炽于阳明大肠腑。

［**辨证要点**］以全身潮热，汗出，大便硬结难解，甚则谵语，苔黄燥，脉滑数为辨证依据。

［**临床表现**］潮热，全身汗出，大便硬结难解，腹胀满痛，心神不安，谵语。舌苔黄厚干燥，脉沉实，或滑数。

［**关键病机**］阳明热盛，燥实内阻，故潮热；热盛津伤，逼津外泄而汗出；燥热结实，腑气不通，则大便硬结难解；热邪上犯，心神不安，故见谵语。

［**治疗方法**］

（1）治法：攻下实热，荡涤燥结。

（2）方药：大承气汤。

大黄 12g，厚朴 15g，枳实 12g，芒硝 9g。

上四味，先煮二物，后纳大黄，更煮，再纳芒硝，温服之，得下，余勿服。

［病势预后］

（1）服药后大便解，身凉脉静，病解。

（2）临床见患者服药便解后，出现腹泻，此为太过，当停服，补液，加强营养。

（3）服药后便未出，考虑肠梗阻可能，可灌肠给药，结合针刺治之。

（4）患者服药后，自觉症状逐减，四肢怕冷，汗出不止，气短乏力，脉细弱，此为大热病后，津气两伤，阴精亏耗，以生脉散加减，益气生津治之。

（三）少阳病机

少阳病为外感病邪在半表半里所致的证候。少阳病以口苦，咽干，目眩，寒热往来，胸胁苦满，心烦多呕，嘿嘿不欲食为特征。

少阳病或来自太阳，或起病即为少阳病，乃因气血衰弱，邪气内入，与正气相搏于少阳经所致。少阳病有在经、在腑之分。少阳经证为邪气侵入少阳经所表现的证候，多见口苦咽干、目眩、往来寒热、胸胁苦满、嘿嘿不欲饮食、心烦喜呕、苔白或薄黄、脉弦。少阳腑证为邪气侵犯胆腑所表现的证候，多见呕吐不止、心下急、郁郁微烦。

1.足少阳胆经证（足少阳病-经证-小柴胡汤证）

［基本概念］足少阳胆经循行部位及相关脏腑胆的病证。

［直接病因］邪犯少阳，胆火内郁。

［辨证要点］以口苦，咽干，目眩，耳聋，胸痛，胁痞，寒热往来，舌红，苔薄黄，脉弦为辨证依据。

［临床表现］口苦，咽干，目眩，往来寒热，胸胁苦满，嘿嘿不欲饮食，心烦喜呕，或胸中烦而不呕，或渴，或腹中痛，或胁下痞硬，或心下悸，小便不利，或不渴，身有微热或咳。舌红，苔薄黄，脉弦。

［关键病机］外邪侵犯少阳，胆中火郁变为邪火，郁火上炎；邪正相争，正气虚弱，不能抗邪外出而发病。

［治疗方法］

（1）治法：和解少阳。

（2）方药：小柴胡汤。

柴胡 15g，黄芩 9g，人参 9g，半夏 9g，甘草 9g，生姜 9g，大枣 9g。

上七味，水煎，温服，日三服。

［病势预后］

（1）服药后郁开气活，五脏安和，气血调谐，阴阳平衡，其病可愈。

（2）患者服药后，外寒，口苦、心烦、苦满加重，此为里热加重，正邪抗争，正气虚，邪气强，病进，当辨证，辨病机，继服小柴胡汤加减。

2.足少阳胆腑证（足少阳病-腑证-茵陈蒿汤证）

［基本概念］胆失通降所引起的以右胁胀痛为主要临床表现的一种病证。

［直接病因］湿热蕴胆。

［**辨证要点**］以胁痛，发黄，口苦，烦渴，舌红，苔黄厚而干，脉弦数为辨证依据。

［**临床表现**］身热，发黄，口苦，烦渴，右胁灼热疼痛，咽干，面红目赤，大便秘结，小便短赤，心烦失眠易怒。舌红，苔黄厚而干，脉弦数。

［**关键病机**］湿热蕴胆，胆腑气机郁滞，或郁而化火，胆液失于通降。

［**治疗方法**］

（1）治法：清热利胆退黄。

（2）方药：茵陈蒿汤。

茵陈蒿 18g，栀子 10g，大黄 6g。

上三味，先煮茵陈，后纳二味，日一剂，分三服。

［**病势预后**］

服药后患者热减，黄退，诸症除，病愈。

3.手少阳三焦经证（手少阳病-经证-红雨丹证）

［**基本概念**］手少阳三焦经循行部位的病证。

［**直接病因**］手少阳以甲木而化气于相火。

［**辨证要点**］以往来寒热，咽干口苦，耳聋，耳鸣，小腹硬满，气胀，小便不利，遗尿，舌红，苔薄白，脉弦为辨证依据。

［**临床表现**］往来寒热，咽干口苦，耳聋，浑浑焞焞，嗌肿，喉痹；汗出，目内眦痛，颊痛，耳后、肩臑肘臂外皆痛，小指、次指不用；腹胀气满，小腹尤坚，不得小便，窘急，溢则为水，留则为胀。舌红，苔薄，脉弦。

［**关键病机**］少阳伤寒，少阳居表里之半，是以寒往而热来。火曰炎上，炎上作苦，故咽干而口苦。手少阳之火顺则下蛰而温肾水，逆则上炎而刑肺金。

［**治疗方法**］

（1）治法：清热凉营，和解少阳。

（2）方药：红雨丹。

柴胡 12g，黄芩 9g，芍药 9g，石膏 9g，甘草 9g，牡丹皮 9g，生姜 9g，玄参 9g。

水煎大半杯，热服，覆衣，饮热稀粥，取微汗。

［**病势预后**］

（1）服药后诸症解。

（2）三焦经证，气机不运，尿道壅塞太甚，故发展到后期可小便全无，与热结膀胱之小便尚可点滴而出者不同。治法当宜用温开，而小便立出，病亦可解。

（3）疾病发展，症可见身重、日晡潮热、胁满痞硬而呕、往来寒热，此为病者已露出阳明兼症，当从二阳合病治之，夺其转属阳明之路，此为仲景方中之双解法也。

4.手少阳三焦腑证（手少阳病-腑证-柴胡桂枝干姜汤证）

［**基本概念**］上、中、下三焦诸脏腑的病证。

［**直接病因**］邪入少阳，内传于腑。

［**辨证要点**］以往来寒热，胸胁满，心烦，口渴，但头汗出，舌红，苔黄，脉弦数

为辨证依据。

[**临床表现**] 往来寒热，胸胁满微结，心烦，渴而不呕，但头汗出，不思饮食，小便不利，无恶寒，舌红，苔黄，脉弦数。

[**关键病机**]

（1）少阳之邪入于三焦，致气机不畅，水饮停蓄，与少阳之邪相搏，则见胸胁满微结。

（2）三焦气化不行，水饮内结，气不化津，津不上承则有口渴。

（3）水饮与邪热郁结于里，三焦气化不行，阳郁不能宣达于全身而反蒸腾于上，故但头汗出而周身无汗。

[**治疗方法**]

（1）治法：和解少阳，温化水饮。

（2）方药：柴胡桂枝干姜汤。

柴胡 15g，桂枝 9g，干姜 6g，瓜蒌根 12g，黄芩 9g，牡蛎 6g，甘草 6g。

上七味，水煎服，每日一剂，日三服。

[**病势预后**]

（1）服药后患者初服微烦，再服汗出便愈。此是服药后正气得药力相助，正邪相争，郁阳得伸，但气机一时尚未通畅之故。"复服，汗出便愈"者，是少阳枢机运转，三焦气机得以宣通，内外阳气畅达，故周身汗出而病愈。

（2）三焦腑证中，可见上、中、下三焦病证，早期常表现为上焦病证，传变多由手太阴肺经开始，进而传入中焦及下焦，若病邪重、患者体质弱也可逆传心包。传变时，有的可经积极治疗转愈而不传；有的发病即见中焦病证或即见下焦病证；有的两焦病证同时出现；有的也可病邪侵袭上中下三焦，而同时出现三焦病证者。

（四）太阴病机

太阴，为三阴之首。太阴病，是三阴病的开始阶段。临床上凡是出现腹满而吐、食不下、自利、时腹自痛、脉缓弱等证，属太阴病。

太阴病的成因，一为传经，三阳病而中气虚者，每易转为脾胃虚寒的证候；二为直中，由于里阳素虚，起病即见虚寒证候；三为误治，苦寒泻下太过克伐里阳。

太阴病临床表现为腹满而吐，食不下，自利，时腹自痛，舌苔白腻，脉沉缓而弱。由于脾与胃同居中焦，互为表里，其病变往往在一定条件下可以互相转化，而有虚实之分。太阴病由素体脾虚，寒邪直中；或三阳病治疗失当，损伤脾阳所致。中阳不足，脾失健运，寒湿内阻，升降失常是太阴病的基本病机。清阳不升则腹泻，浊阴不降则腹满呕吐、食欲不振；阳虚则寒生，故腹痛喜按、口不渴、脉迟或缓弱。

1.足太阴脾经证（足太阴病-经证-理中丸证）

[**基本概念**] 足太阴脾经循行部位及相关脏腑脾的病证。

[**直接病因**] 外感寒湿之邪，或内伤生冷，或病在三阳失治误治。

[**辨证要点**] 以舌强，胃脘痛，腹胀，身重乏力，大便溏稀，舌淡，苔薄或腻，脉

浮弱辨证依据。

[临床表现] 舌本强痛，食则呕，胃脘痛，腹胀善噫，身重乏力，活动不利，股膝内肿胀厥冷，足大趾麻木、活动欠佳，食不下，烦心，大便溏薄，或泄泻，水肿，黄疸。舌淡，苔薄或腻，脉浮弱。

[关键病机] 脾病失运，故见舌强、胃脘痛、腹胀便溏。

[治疗方法]

（1）治法：温中祛寒，补气健脾。

（2）方药：理中丸。

人参9g，干姜9g，炙甘草9g，白术9g。

上四味，蜜和为丸，如鸡子黄大，和汤研碎温服之，日三、四服，夜二服。

[病势预后]

（1）服药后诸症解，病愈。

（2）足太阴之证，直中或他经所传，脾脏满而不实，虚寒之满痛，误以太阴实热，法不可下，若下之，则胸下结硬，中气伤者，邪气必结。

2.足太阴脾腑证（足太阴病-腑证-参苓白术散证）

[基本概念] 各种原因引起的脾虚或脾家实的脾脏病证。

[直接病因] 寒湿，或宿食停滞，或因寒凝气滞等所致。

[辨证要点] 以腹满胀痛，食少便溏，身重乏力，甚则内脏下垂，舌淡红，苔薄或腻，脉虚或实为辨证依据。

[临床表现] 腹满作胀，脘腹痛，食少便溏，黄疸，身重乏力，肢冷，或见脱肛、阴挺（子宫脱垂）及内脏下垂，以及便血、崩漏、紫癜等症。舌淡，苔薄或腻，脉虚或实。

[关键病机]

（1）实证：脾健运失职，故腹满作胀或脘腹痛；脾不升清，胃纳受碍，故纳呆食少；脾胃纳化失调，水湿内停，致使小肠清浊不分，混杂而下，并走大肠，则发作便溏，甚则泄泻完谷不化。

（2）虚证：脾阳、脾气虚损，温煦濡养失职，则可见神疲乏力、肢体不温；脾虚，中气下陷，脏腑升举维系无力或不能升举，则可见脱肛、子宫脱垂或内脏下垂等症。

[治疗方法]

（1）治法：益气健脾，渗湿止泻。

（2）方药：参苓白术散。

莲子肉500g，薏苡仁500g，缩砂仁500g，桔梗500g，白扁豆750g，白茯苓1000g，人参1000g，甘草1000g，白术1000g，山药1000g。

上为细末，每服6g，枣汤调下。

[病势预后]

（1）经七八日后，暴烦下利，但手足温暖，精神可，食欲转佳，此为脾阳恢复之象。

（2）若阳复太过，化热化燥，疾病由阴转阳，则可演变为阳明病，其特征表现为大便硬，当以阳明治之。

（3）若寒湿内郁，小便不利，湿无出路，影响肝胆疏泄，胆汁外溢，则发黄疸；若小便自利，湿从下出，则不能发黄。

3.手太阴肺经证（手太阴病-经证-桂枝汤证）

[基本概念] 手太阴肺经循行部位及相关脏腑肺的病证。

[直接病因] 外感风寒之邪直犯本经，或太阳、阳明、少阳传变所致。

[辨证要点] 以发热恶寒，咳喘，胸部胀满，心烦，舌红苔白，脉浮为辨证依据。

[临床表现] 发热，恶寒，或汗出中风，肩背痛寒，缺盆中痛，肺胀，咳喘，胸部胀满，心烦，小便数而少，少气不足以息，手足心热。舌红苔白，脉浮。

[关键病机] 风寒之邪侵袭体表，肺主皮毛，卫阳被遏，卫气抗邪，则发热恶寒；肺失宣肃，肺气不利，则肺胀、咳喘；肺气郁阻，则胸部胀满；外邪内扰则心烦。

[治疗方法]

（1）治法：解表祛风，调和营卫。

（2）方药：桂枝汤。

桂枝 9g，芍药 9g，甘草 6g，生姜 9g，大枣 9g。

用水适量，一剂一次煎成，分三次温服；服药后宜饮温粥并加衣被，以助药力，以全身微汗为佳；服一次药，汗出病愈，停服，服后无汗，继服二次，再无汗，可继服三次。

[病势预后]

（1）太阴病兼表证，亦曰太阳太阴合病，以内寒不甚，故先治其表，若下利清谷，当先救里后解其表。

（2）"太阴中风，四肢烦疼，脉微阴涩而长者，为欲愈"，此为邪气渐轻，正气来复，病势向愈，但其证不可误作太阳表证。

4.手太阴肺腑证（手太阴病-腑证-麻黄杏仁甘草石膏汤证）

[基本概念] 风热袭表，表邪不解而入里，或风寒之邪郁而化热入里，邪热充斥内外所致的肺腑病证。

[直接病因] 表邪入里化热所致。

[辨证要点] 以发热，喘咳，苔薄黄，脉数为辨证依据。

[临床表现] 身热不解，咳喘气急，甚则鼻翼扇动，口渴，有汗或无汗，痰白黏或黄难咯。舌苔薄白或黄，脉浮而数。

[关键病机] 表邪入里化热故身热不解；热壅滞于肺，肺失宣降则咳喘。

[治疗方法]

（1）治法：辛凉疏表，清肺平喘。

（2）方药：麻黄杏仁甘草石膏汤。

麻黄 9g，杏仁 9g，甘草 6g，石膏 18g。

水煎，先纳麻黄，后纳诸药，日一剂，分二次温服。

［病势预后］

（1）服药后，患者咳喘止，热退，脉平而愈。

（2）太阴病，表邪入里，化热化燥，由阴转阳，可传为阳明病，主要特征为患者大便硬。

（五）少阴病机

少阴病机指伤寒六经病变的后期出现心肾功能减退，全身阴阳衰惫的虚寒病证。少阴病的形成，可在三阳阶段，汗下过度，内夺阳气；或吐泻不止，津脱阳亏；亦可外邪入侵，直犯少阴所致。少阴之为病，以"脉微细，但欲寐"为主要脉症。

少阴病通常是伤寒病变发展过程的后期阶段，也是病情最危险的阶段。由于少阴为心肾，统水火之气，故少阴病证则有从阴化寒与从阳化热两类。由于阳气衰微，营血不足，不鼓血行，不充脉道，故脉微而细；心肾衰减，神气失养，精神极度衰惫，似睡而非睡，呈昏沉迷糊的"但欲寐"之状。

少阴寒化证是指病邪深入少阴，心肾阳气衰惫，从阴化寒，阴寒独盛的虚寒证候。临床表现为无热恶寒，脉微细，但欲寐，四肢厥冷，下利清谷，小便清长，或呕吐不食，或口渴喜热饮，饮而不多。

少阴热化证是指病邪深入少阴从阳化热，阴虚阳亢的虚热证候。临床表现为心中烦热，夜不得眠，口燥咽干，或咽痛，舌红少苔，脉细而数。

1.少阴心肾经证（少阴病-经证-四逆汤证）

［基本概念］阳气不足，病邪内入，从阴化寒，呈现出全身性的虚寒病证。

［直接病因］心肾水火不济，病邪从水化寒，阴寒内盛。

［辨证要点］以无热恶寒，脉微细，但欲寐，四肢厥冷，下利清谷，呕不能食为辨证依据。

［临床表现］精神衰惫，欲睡不得，似睡非睡，无热恶寒，但欲寐，四肢厥冷，下利清谷，呕不能食，或食入即吐。舌淡苔白，脉沉而微细。

［关键病机］阳气不足，故脉微；阴血不足，故脉细；脉沉而微细，是阳气大虚，阳虚则寒盛之象。虚弱萎靡故但欲寐。心肾水火不济，病邪从水化寒，阴寒内盛，故出现一派寒化症状。

［治疗方法］

（1）治法：急温回阳救逆。

（2）方药：四逆汤。

炙甘草 9g，干姜 5g，附子 15g。

水煎，分温再服。

［病势预后］

（1）服药后，患者精神转佳，四肢回温，为愈之象。

（2）此证若不及时使用温法，就会延误病机，少阴吐利、厥逆等症势必接踵而至。

（3）此证继续发展可见手足厥逆，脉微欲绝，为阳气大衰，阴寒极盛，形成阴阳格拒。

2.**少阴心肾证（少阴病-脏证-黄连阿胶汤证）**

[**基本概念**] 肾阴虚，心火亢，阴虚阳亢，从阳化热，呈现热象之病证。

[**直接病因**] 外邪入里化热，阴虚阳亢。

[**辨证要点**] 以心中烦，不得卧，口燥咽干，舌尖红，脉细数为辨证依据。

[**临床表现**] 心烦不得卧，夜不得眠，口燥咽干，口渴，或见小便短赤。舌尖红赤，少苔，脉象细数。

[**关键病机**] 患者心火亢盛，心神被扰则心烦不得卧。从阳而化，真阴已虚，故心火亢于上，肾水竭于下，水火不相济，而见诸症。

[**治疗方法**]

（1）治法：滋阴清火。

（2）方药：黄连阿胶汤。

黄连 12g，黄芩 6g，芍药 6g，鸡子黄 2 枚，阿胶 9g。

水煎，烊化阿胶，温服，日三服。

[**病势预后**]

（1）服药后，患者诸症除，为愈。

（2）少阴病二三日后，出现口燥咽干、腹胀痛、大便硬结等，此为少阴热化日久，灼伤阴液，水竭，导致燥屎内结，当与承气汤急下存阴。

3.**足少阴肾经证（足少阴病-经证-真武汤证）**

[**基本概念**] 足少阴肾经经脉循行部位及肾脏功能失调所表现的临床证候。

[**直接病因**] 外邪直中，一般为外感病后期；亦可由三阳经病、太阴经病传变所致。

[**辨证要点**] 以四肢沉重疼痛，小便不利，下利，或呕，舌淡苔白，脉沉为辨证依据。

[**临床表现**] 四肢沉重疼痛，或咳，或小便不利，或下利，或呕，甚则头晕目眩，气短喘促，舌淡，苔白，脉沉。

[**关键病机**] 阳虚饮停，中下二焦受阻，寒饮浸渍肌肉，饮停见小便不利，四肢疼痛，下利。

[**治疗方法**]

（1）治法：温阳化气利水。

（2）方药：真武汤。

茯苓 9g，芍药 9g，白术 6g，生姜 6g，附子 15g。

上药，水煎服，日三服。

[**病势预后**]

（1）少阴七八日，自利下，脉微，手足温，虽烦下利，此为愈之征。

（2）少阴脉微，恶寒而蜷，不可发汗；若时烦欲去衣被，此可治之；若手足逆冷，此为不治。

4.手少阴心经证（手少阴病-经证-导赤散证）

[基本概念] 手少阴心经经脉循行部位及相关脏腑心的临床证候。

[直接病因] 里有内热，阴虚有热，水气不利而发病。

[辨证要点] 以心烦不得眠，下利，胸闷痛，小便赤涩刺痛，舌红，脉数为主要辨证要点。

[临床表现] 心胸烦热，口渴面赤，意欲冷饮，以及口舌生疮，目黄，胁痛、臂内侧后缘痛厥，掌中热，或小便赤涩刺痛。舌红，脉数。

[关键病机]

（1）心属火脏，故心经病变多见热证。心火内盛，则心胸烦闷疼痛；心火上炎，心阴耗损，则咽干、渴而欲饮。

（2）阴虚有热，水气不利，水热互结，有里热循经下移小肠则见下利而小便短赤。

[治疗方法]

（1）治法：清心养阴，利水通淋。

（2）方药：导赤散。

生地黄、木通、生甘草梢、竹叶各6g。

药为末，每服9g，水一盏，入竹叶同煎至五分，食后温服；亦可水煎服，用量按原方比例酌情增减。

[病势预后]

（1）少阴心诸证解，为愈。

（2）少阴病，发展至二三日，口燥咽干，大便闭结，腹胀，心下痛，当急下之。

（3）少阴八九日，一身手足热，便血，此为热移膀胱之证。

（六）厥阴病病机

厥阴病是外感病发展过程中的复杂病变，为六经病的最后阶段，多由传经而来，或病邪直中，或治疗不当，邪气内陷所致。病邪侵犯厥阴，肝与心包皆受影响。由于正气衰竭，阴阳紊乱，故而厥阴病主要表现为寒热错杂和厥热胜复。

若阴寒极盛，阳气不续而先绝，则病情危笃；若阴寒极盛，但阳气尚能与之抗争，则呈阴阳对峙、寒热错杂的证候。厥阴病病因病机为病入厥阴，阴气盛则厥逆，阳气复则发热。寒盛致厥多与下利并见，阴寒内盛，故先厥；阳气未复，故后发热，下利自止，其病可愈。厥少热多，是阳胜阴退之故，是向病愈方面发展；厥多热少，是阴胜阳虚，是病势向严重方面发展；厥热相等，是阴阳已趋相对平衡，可知病能自愈。

1.足厥阴肝经证（足厥阴病-经证-当归四逆汤证）

[基本概念] 足厥阴肝经脉循行部位及相关脏腑肝的临床证候。

[直接病因] 血虚寒凝经络。

[辨证要点] 以手足厥寒，四肢关节疼痛，或身疼腰痛，脉细欲绝为辨证要点。

[临床表现] 手足厥寒，四肢关节疼痛，或身疼腰痛，胸胁胀满，少腹疼痛，疝

气，颠顶痛，咽干，眩晕，口苦，情志抑郁或易怒，或见月经不调。脉细欲绝。

[关键病机] 血虚，寒邪直中厥阴，寒凝经脉，气血运行不畅，四肢失于温养，则见手足厥寒；厥阴肝血不足，寒凝经脉，气血运行不畅，脉道失充，运行不利，故脉细欲绝。

[治疗方法]

（1）治法：养血散寒，温通经脉。

（2）方药：当归四逆汤。

当归 9g，桂枝 9g，芍药 9g，细辛 9g，甘草 6g，通草 9g，大枣 9g。

上七味，水煎，温服，日三服。

[病势预后]

（1）服药后患者寒厥已罢，疼痛等症解，脉缓有力，为愈。

（2）厥阴病可由少阳病、少阴寒化证传变而来，血虚寒厥，其人内有久寒，当养血通脉、温散久寒。

2.足厥阴肝腑证（足厥阴病-腑证-白头翁汤证）

[基本概念] 厥阴肝经湿热之邪郁遏不解，下迫大肠，气滞壅塞而见厥阴热利下重的证候。

[直接病因] 肝经湿热邪毒。

[辨证要点] 以腹痛，热利下重，舌红苔黄，脉数为主要辨证要点。

[临床表现] 热利，烦躁易怒，发热，口渴，里急后重，腹痛，肛门灼热，大便臭秽。舌红苔黄，脉数。

[关键病机] 厥阴肝经湿热之邪循经下迫大肠，郁遏不解，损伤肠道络脉，气血为之腐蒸，而见腹痛、下利肛门灼热、大便臭秽。

[治疗方法]

（1）治法：清热燥湿，凉肝解毒。

（2）方药：白头翁汤。

白头翁 6g，黄柏 9g，黄连 9g，秦皮 9g。

上四味，水煎，温服，日二服。

[病势预后]

（1）服药后患者腹痛消失，利止，化验大便常规正常，为愈。

（2）厥阴病，伤寒发热，下利厥逆，烦躁不得卧，此为逆证，为不愈。

（3）下利后脉绝，手足厥冷，脉不回者，此为不愈。

3.手厥阴心包经证（手厥阴病-经证-白虎汤证）

[基本概念] 手厥阴心包经循行部位及相关脏腑心包的病证。

[直接病因] 内郁邪热。

[辨证要点] 以发热，手足逆冷，胸满心痛，心烦，口渴，舌红苔黄，脉滑数为主要辨证要点。

[临床表现] 发热，手足逆冷，臂肘挛急，腋下肿胀，甚则胸胁支满，心痛，心中

澹澹大动，面赤，心烦，口渴，喜笑不休。舌红苔黄，脉滑数。

[关键病机] 邪热深伏，阳气内郁，阴阳气不相顺接，而见诸症。

[治疗方法]

（1）治法：清里热，生津。

（2）方药：白虎汤。

知母 18g，石膏 30g，甘草 6g，粳米 9g。

上四味，以水一斗，煮米熟汤成，去滓，温服一升，日三服。

[病势预后]

（1）服药后患者伤寒热少微厥，指头寒，不欲饮食，烦躁，几日后，小便利，色白，此为热除，欲食，为愈。

（2）若厥冷而呕吐，胸满烦闷，此为邪热不能透达，阳郁加重，热邪发于阴络，可发生便血等症。

4.手厥阴心包腑证（手厥阴病-腑证-栀子豉汤证）

[基本概念] 厥阴热利，余热未尽，留扰胸膈，心神不宁的病证。

[直接病因] 厥阴热化，热邪余留。

[辨证要点] 以下利后心烦，虚烦，心下软，舌红苔黄，脉数为主要辨证要点。

[临床表现] 下利后心更烦，虚烦，口渴，心中懊憹，心下软，手中热，面黄目赤，心中动。舌红苔黄，脉数。

[关键病机] 厥阴热利后余热未尽，留扰胸膈，心神不宁。

[治疗方法]

（1）治法：清热除烦。

（2）方药：栀子豉汤。

栀子 9g，豆豉 6g。

以水 400mL，先煮栀子，得 250mL，纳豉煮取 150mL，去滓，分为二服，温进一服，得吐，止后服。

[病势预后]

（1）厥阴阴邪，转属阳明，渴欲饮水者，少少与之则愈；热除烦解为愈。

（2）厥阴病，厥多于热为病进，热多于厥为病退，厥热相等为病愈。若发热不去，阳复太过，为病进，则可见喉痹、便血等症。

二、温病卫气营血病机

温病为感受温邪所引起的一类急性外感热病的总称，又称温热病，属广义伤寒范畴。温病以发热、热象偏盛（舌象、脉象、便溺等热的征象）、易化燥伤阴为临床主要特征。

温病为感受四时六淫之邪，其发生具有明显的季节性，大多起病急骤、传变较快，且多数具有程度不等的传染性、流行性。

卫气营血辨证和三焦辨证是温病独特的辨证纲领，两者既有区别，又有联系。卫气营血辨证理论概括了温病的病理、病证、病程变化。三焦辨证以三焦为纲，在临床上归纳了温病发展过程中的三种不同证候类型，以及三焦病邪传变所涉及的主要脏腑。

按初起发病类型，温病可分为新感温病和伏邪温病两类。

（1）新感温病。感邪后立即发病，初起病发于表，以表热证为主，如风温、暑温、湿温、秋燥等。

（2）伏邪温病。感邪后不立即发病，邪伏体内，过时而发，或由新感引动而发。初起病发于里，以里热见证为主，如春温、伏暑。

卫气营血辨证将外感温热病发展过程中的临床表现分为卫分证、气分证、营分证、血分证等多种证候，反映了外感温热病不同阶段的不同证型，以及邪正斗争的形势，揭示了外感温热病由表入里、由浅入深的一般规律，从而为治疗提供依据。

卫气营血辨证弥补了六经辨证的不足，丰富了外感热病学辨证论治的方法。病变按卫、气、营、血逐步发展至营分血分者为顺传。其中两分的证候同时出现者称同病。卫分为表证阶段，应鉴别不同的病因；气分为热盛阶段，应区别热邪是否结聚；如属湿热，则应区分热和湿的轻重；病邪深陷营、血分为伤阴引致内闭或出血的阶段，须明辨心、肝、肾等脏的病变。

（一）卫分证病机

卫分证指温热病邪侵袭卫表，卫气功能失调，肺失宣降，以发热、微恶风寒、脉浮数等为主要表现的表热证候。

本证以温热之邪侵袭，卫表受邪为特征。温热之邪侵袭卫表，卫气抗争故发热；温热侵袭，卫气被遏，温煦失司故恶风寒，由于感受的是温热之邪，故恶风寒程度轻，时间短；温热之邪伤津则口微渴；卫表受邪，开合失司则无汗或少汗；温热之邪上扰清窍则头痛；温热之邪侵袭，经脉不利则身痛；温热犯肺，肺气失宣则咳嗽；咽喉为肺之门户，温热之邪侵袭则咽红肿痛；舌边尖红，脉浮数，为温热之象。

本证以发热而微恶风寒，舌边尖红，脉浮数等为辨证要点。由于温热之邪常兼夹其他病邪一起侵袭体表，卫分证可表现为风热卫分证、暑热卫分证、湿热卫分证、燥热卫分证等，各以所兼夹的病邪致病特点为辨证依据。

1.风温肺卫证

[**基本概念**] 风温初起，邪犯肺卫，以咳嗽、发热恶风等为主要表现的证候。

[**直接病因**] 风热。

[**辨证要点**] 以咳嗽，痰稠色黄，鼻塞流黄浊涕，身热，微恶风寒，口干咽痛，舌尖红，苔薄黄，脉浮数为主要辨证要点。

[**临床表现**] 发热，微恶风寒，头痛，无汗或少汗，口微渴，咳嗽，痰稠色黄，鼻塞流黄浊涕，咽喉红痛。舌边尖红，苔薄黄，脉浮数。

[**关键病机**] 外感风热之邪，卫阳被遏，肺气失宣。

[**治疗方法**]

（1）治法：辛凉解表，宣肺泄热。

（2）方药：银翘散。

连翘、金银花各15g，桔梗、薄荷、牛蒡子各6g，竹叶、荆芥穗各4g，生甘草、淡豆豉各5g。

共杵为散，每服18g，鲜苇根汤煎，香气大出，即取服，勿过煮。肺药取轻清，过煮则味厚而入中焦也。病重者约二时一服，日三服，夜一服；轻者三时一服，日二服，夜一服；病不解者，作再服。

［病势预后］

（1）一般预后好。若治疗失当，其转归由实转虚，虚实兼夹，可由肺脏而及脾、肾。正所谓肺不伤不咳，脾不伤不久咳，肾不伤不喘，故病久则咳喘并作。

（2）部分患者病情逐渐加重，甚至累及于心，最终导致肺、心、脾、肾诸脏皆虚，痰浊、水饮、气滞、瘀血互结而病情缠绵难愈，甚至演变成为肺胀。

2.燥热肺卫证

［**基本概念**］燥热伤肺，损伤气阴，以身热、气逆而喘为主要表现的证候。

［**直接病因**］燥热。

［**辨证要点**］以身热，微恶风寒，干咳无痰或少痰，气逆而喘，鼻咽干燥，苔燥，脉数为辨证要点。

［**临床表现**］发热，微恶风寒，头痛，少汗，气逆而喘，干咳无痰或少而黏，甚则声嘶哑，咽干，口渴，心烦。舌边尖红，舌苔薄白而燥，脉数。

［**关键病机**］燥热伤肺。

［**治疗方法**］

（1）治法：辛凉甘润，清透肺卫。

（2）方药：桑杏汤。

桑叶3g，杏仁4.5g，沙参6g，浙贝母3g，香豉3g，栀子3g，梨皮3g。

水400mL，煮取200mL，顿服。重者再作服。

［**病势预后**］

（1）病邪初起在肺卫，肺卫之邪不解，必内传入里，燥胜则干，燥气易耗津液，燥邪在肺则肺燥津伤而营阴损伤，邪入营分，发展快者可直接见血分证，出现皮下出血、衄血、咯血等症。

（2）"温热之法，法在救阴"，"留得一分津液，便有一分生机"，"一旦阴液耗尽，则阳无留恋，必脱而死也"，故燥热伤肺证重在防治伤阴，而祛邪清热和养阴增液是其防治的基本原则。

（二）气分证

气分证是指温热病邪由卫入气，邪正斗争激烈，脏腑功能失调所致的病证。气分证多从卫分证转来，或由伏热内发。

病机以中焦阳明（胃、肠）为主，也包括肺、脾、胆等脏腑。如热结胃肠则口渴引饮、大便秘结；湿热交阻中焦脾胃，则胸闷脘满、舌苔腻滞；热郁于肺则鼻扇气促、咳嗽痰黄等。气分证临床可见发热不恶寒，反恶热，口渴，汗出，心烦，尿赤，舌红苔黄，脉数有力；或兼咳喘，胸痛，咯痰黄稠；或兼心烦懊忱，坐卧不安；或兼潮热，腹胀痛拒按；或时有谵语、狂乱，大便秘结；或下利稀水，苔黄燥，甚则焦黑起刺，脉沉实；或见口苦，胁痛，干呕，心烦，脉弦数等。

1.邪热入足阳明胃气分证

[基本概念] 温邪入气分，邪正剧争，热炽伤津，以壮热面赤、烦渴引饮、汗出恶热、脉洪大有力为主要表现的证候。

[直接病因] 温邪。

[辨证要点] 以壮热面赤，烦渴引饮，汗出恶热，舌质红，苔黄燥，脉洪大有力为辨证要点。

[临床表现] 壮热，不恶寒反恶热，面赤，多汗，心烦，渴喜凉饮。舌质红，苔黄燥，脉洪大有力。

[关键病机] 温邪入里传阳明气分所致。

[治疗方法]

（1）治法：清气分热，生津。

（2）方药：白虎汤。

石膏50g，知母18g，甘草6g，粳米9g。

上四味，以水一斗，煮米熟汤成，去滓，温服一升，日三服。

[病势预后]

（1）气分热盛发展，可见气血两燔，引动肝风，见神昏谵语、抽搐等，治疗当凉肝息风。

（2）气分证发展后期可兼见阳明腑实，见谵语、大便秘结、小便短赤，治疗当泄热攻积。

（3）汗出过多，阳气将脱，可见冷汗淋漓、四肢厥冷、脉微欲厥、神志不清，属亡阳，治疗当益气回阳、敛汗固脱。

2.热结手阳明大肠气分证

[基本概念] 肺经邪热不解，传入手阳明大肠，与肠中积滞互结，以便秘或热结旁流、泻下黄臭粪水、腹痛拒按、舌苔黄燥、脉沉实有力为主要表现的证候。

[直接病因] 邪热与肠中积滞互结。

[辨证要点] 以日晡潮热，大便秘结或下利，腹满硬痛，舌苔黄燥，脉沉实有力为辨证要点。

[临床表现] 日晡潮热，大便秘结或纯利清水，腹满硬痛，或时有神昏谵语。舌苔黄燥，脉沉实有力。

[关键病机] 肺经邪热不解，传入胃肠，与肠中积滞互结所致。

[治疗方法]

（1）治法：攻下，软坚，泄热。

（2）方药：调胃承气汤。

大黄 12g，甘草 6g，芒硝 9g。

上三味，以水 600mL，煮取 200mL，去滓，再入芒硝，再煮两沸，食前服，一次温服 50～60mL。

[病势预后]

（1）该证发展，可见热闭心包，以身热便秘、心烦神昏舌謇为主要表现，当攻下热结、清心开窍。

（2）后期可见阴液、气阴的亏损，以大便秘结、口燥咽干、倦怠少气、苔焦脉弱为主要表现，当补益气阴、攻下燥结。

（三）营分证

营分证是温热病邪内陷的阶段，以营阴受损、心神被扰为病变表现的证候，表现为身热夜甚，口不甚渴，心烦不寐，甚或神昏谵语，斑疹隐现，舌质红绛，脉细数。

其原因分为四类：一由气分邪热传入营分；二由肺卫邪热逆传心包；三为伏邪始自营分发出；四是温邪直犯心营。其转归预后表现为透热转气和深传血分两类。临床上应与阳明腑实证相鉴别。

[基本概念] 温病邪热内陷，营阴受损，心神被扰所表现的证候。是温热病发展过程中较为深重的阶段。

[直接病因] 温邪。

[辨证要点] 以身热夜甚，心烦不寐，舌质红绛，脉细而数为辨证要点。

[临床表现] 身热夜甚，口不甚渴或不渴，心烦不寐，甚或神昏谵语，斑疹隐隐，舌质红绛无苔，脉细数。

[关键病机] 邪热入营，灼伤营阴。

[治疗方法]

（1）治法：清营泻热，清心开窍。

（2）方药：清营汤，可加紫雪丹，或安宫牛黄丸、至宝丹等。

水牛角 30g，生地黄 15g，玄参 9g，竹叶心 3g，麦冬 9g，丹参 6g，黄连 5g，金银花 9g，连翘 6g。

水煎服，日一剂，早晚分服。

[病势预后]

热陷心包，舌赤无苔神昏，小便短涩者，此为心经虚火，宜清降包络虚火，方用导赤清心汤。

（四）血分证

血分证指温病邪热深入阴血，导致动血、动风、耗阴所表现的一类证候，是温热病发展过程中最为深重的阶段。

其主要病因是由邪在营分不解，传入血分而成；或气分热炽，劫营伤血，径入血分而成；或素体阴亏，已有伏热内蕴，温热病邪直入血分而成。

1.血热灼肝热盛动风证

[基本概念] 邪热炽盛，热极动风，以高热、神昏、抽搐为主要表现的证候。

[直接病因] 邪热炽盛，燔灼肝经。

[辨证要点] 高热、神昏、抽搐为辨证的主要依据。

[临床表现] 高热不退，头痛头胀，烦闷躁扰，手足抽搐，颈项强直，甚则角弓反张，神昏。舌红苔黄，或舌红绛，脉弦数或弦细数。

[关键病机] 邪热内盛，则高热持续；热闭心神，则神志昏迷；邪热炽盛，燔灼肝经，伤津耗液，筋脉失养而拘挛，则四肢抽搐。

[治疗方法]

（1）治法：凉肝息风，增液舒筋。

（2）方药：羚角钩藤汤。

羚角片4.5g（先煎），双钩藤9g（后入），霜桑叶6g，滁菊花9g，鲜生地黄15g，生白芍9g，川贝母12g（去心），淡竹茹15g（鲜刮），与羚羊角先煎代水，茯神木9g，生甘草3g。

水煎服，日一剂，早晚分服。

若兼气分热盛者，加生石膏、知母等，以清气泄热；兼阳明腑实者，加大黄、芒硝等，以攻下腑实；兼营血分热盛者，加犀角、生地黄、牡丹皮等，以清营凉血；热邪内闭，神志昏迷者，配合紫雪、安宫牛黄丸等清热开窍之剂同用。

[病势预后]

（1）热邪炽盛，极易波及营血，若损伤血络可有皮肤瘀点或瘀斑出现。

（2）本方主治肝经热盛动风证。高热，手足抽搐，脉弦数为证治要点。若热病后期，阴虚风动，而病属虚风者，不宜应用。

（3）妊娠子痫、流行性乙型脑炎以及高血压病引起的头痛、眩晕、抽搐等属肝经热盛者，均可应用。

2.血热伤阴肝肾阴虚证

[基本概念] 肝肾两脏阴液亏虚，阴不制阳，虚热内扰所致的证候。本证多由久病及肾，或情志内伤，或房室太过，或温热病后期，损伤肝肾之阴引起。

[直接病因] 肝肾两脏阴液亏虚。

[辨证要点] 以腰膝酸软、目涩畏光、视物昏花、眩晕耳鸣，伴见虚热之象为辨证要点。

[临床表现] 头晕目眩，耳鸣健忘，失眠多梦，咽干口燥，腰膝酸软，胁肋胀痛，视物不清，五心烦热。舌红少苔，脉细数。

[关键病机] 肝肾两脏阴液亏虚，则腰膝酸软；肝阴亏虚，则目涩畏光、视物昏花；肾阴亏虚，则眩晕耳鸣。

[治疗方法]

（1）治法：滋补肝肾。

（2）方药：杞菊地黄丸加减。

枸杞子 40g，菊花 40g，熟地黄 160g，山茱萸 80g，牡丹皮 60g，山药 80g，茯苓 60g，泽泻 60g。

每日 1 剂，分 2 次温服；或制丸服。

[病势预后]

（1）《景岳全书》说："善补阴者，必于阳中求阴，则阴得阳升，而泉源不竭。"故在滋补肝肾之阴的同时，可根据病情需要，佐以黄芪之类以温养阳气。

（2）本证病程较长。在运用综合治疗措施控制症状后，应多用丸剂，以求缓图之功；同时还要注意血肉有情之品的应用或食物调养，如鳖甲、龟甲、甲鱼、乌龟等。

3.血热扰心神昏动血证

[基本概念]脏腑火热炽盛，热迫血分所表现的证候。

[直接病因]热入血分。

[辨证要点]以发热，躁扰发狂，舌质深绛或紫及出血诸证为辨证要点。

[临床表现]烦热躁扰，昏狂，谵妄，斑疹透露，色紫或黑，吐衄，便血，尿血。舌质深绛或紫，脉细数。

[关键病机]热毒炽盛于血分则发热；血热扰心，故躁扰发狂；由于热炽甚极，故昏谵而斑疹紫黑；血中热炽，故舌质深绛或紫；血分热极，迫血妄行，故见出血诸症；实热伤阴耗血，故脉见细数。

[治疗方法]

（1）治法：清热解毒，凉血散瘀。

（2）方药：犀角地黄汤。

犀角（水牛角代）30g，生地黄 24g，芍药 12g，丹皮 9g。

作汤剂，水煎服，水牛角镑片先煎，余药后下。以水九升，煮取三升，分三服。

热盛神昏者，可配用紫雪丹或安宫牛黄丸以清热开窍；热盛动血之证，尚可配伍止血之品，如吐衄者加白茅根、侧柏叶、墨旱莲，便血者加地榆、槐花，尿血者加白茅根、小蓟，发斑者加紫草。

[病势预后]

（1）治疗后热毒势减，血渐止而气阴亦伤，应益气养阴、清解余热以宁血。

（2）部分患者因迁延失治，可转化为阴虚血热或气不摄血证。

三、温病三焦证病机

上焦病证：温病开始即出现肺卫受邪的症状。温邪犯肺以后，有两种传变趋向。一为顺传，病邪由上焦传入中焦，出现脾胃的证候；另一种为逆传，从肺卫传入心包，出现邪陷心包的证候。

中焦病证：温病顺传到中焦，则见脾胃之证。胃喜润恶燥，邪入中焦而从燥化，则出现阳明经（胃、大肠）的燥热证候；脾喜燥而恶湿，邪入中焦而从湿化，则见太阴（脾）的湿热证候。

下焦病证：温邪深入下焦，多为肝肾阴伤之证。

（一）上焦病机

温热病邪初由口鼻而入而致病。上焦病可分为邪犯肺卫、邪热壅肺、湿热阻肺、逆传心包等。

1.邪犯肺卫证

[基本概念] 温邪从口鼻而入，首先犯肺，使肺卫同时受邪。

[直接病因] 温邪侵袭人体肺卫。

[辨证要点] 发热，微恶风寒，咳嗽，口微渴，脉浮数。

[临床表现] 发热，鼻塞流涕，咳嗽阵作，咳声高亢，2～3天后咳嗽日渐加剧，日轻夜重，痰稀白，量不多，或痰稠不易咯出。苔薄白或薄黄，脉浮。

[关键病机] 温邪初侵于肺卫，卫气奋起抗邪，郁而不宣，故发热；肺气不宣，卫气不能正常敷布，肌肤失于温煦，故微恶寒；时行邪毒由口鼻入侵，郁于肺卫，肺气不宣，故鼻塞流涕、咳嗽阵作；痰属阴邪，夜归阴分，故咳嗽日轻夜重；邪在卫表，故脉浮。

[治疗方法]

（1）治法：辛凉透表，清热解毒。

（2）方药：银翘散。

连翘15g，金银花15g，苦桔梗6g，薄荷6g，牛蒡子6g，竹叶4g，荆芥穗4g，生甘草5g，淡豆豉5g。

共杵为散，鲜苇根汤煎，香气大出，即取服，勿过煮。肺药取轻清，过煮则味厚而入中焦也。病重者约二时一服，日三服，夜一服；轻者三时一服，日二服，夜一服；病不解者，作再服。

[病势预后]

（1）如果患者"平素心虚有痰"，或者是邪气较盛，就有可能"外热一陷，里络就闭"，发生"神昏无涕泪，诸窍欲闭"的热陷心包之证。

（2）邪气在上焦，若诊治得法，则邪不下传，但是如果失治误治，或是邪气的力量较盛，正不胜邪，就有可能发生传变。

（3）手太阴肺的病变不愈，可进一步传入中焦，为顺传；也可由肺而传入心包，为逆传。

2.肺热壅盛证

[基本概念] 邪热内盛于肺，肺失清肃而出现的肺经实热证候。本证在卫气营血辨证中属气分证，在三焦辨证中属上焦病证。

[直接病因] 邪热入肺，导致肺失宣降。

[辨证要点] 身热，汗出，口渴，咳喘，痰黄稠或痰中带血丝。

[临床表现] 身热，汗出，口渴，咳喘，痰黄稠或痰中带血丝，甚则气急鼻扇，胸闷胸痛。舌质红，苔黄，脉数。

[关键病机] 风热袭表，表邪不解而入里，故身热不解、汗出、口渴、苔黄、脉

数；热壅于肺，肺失宣降，故咳逆气急，甚则鼻扇。

[治疗方法]

（1）治法：辛凉宣泄，清肺平喘。

（2）方药：麻杏石甘汤。

麻黄 5g，杏仁 9g，甘草 6g，石膏 18g。

以水七升，煮麻黄去上沫，内诸药，煮取两升，去渣，温服一升。

[病势预后]

（1）对肺热证而言，不但外邪初袭，应以疏表透邪为原则，邪入气分，仍要注重宣透。

（2）辛散治肺不必拘泥于有无表邪。肺热表证，宜微辛轻透，表气得通，外邪自散。

3. 湿热阻肺证

[基本概念] 本证主要是感受湿热之邪。天气渐热，暑热渐盛，与湿气胶结，易致湿热为患；同时外邪犯肺，胸闷咳嗽，气机升降失常，又可伤及脾胃，致湿从内生，郁而化热，形成湿热。

[直接病因] 湿热。

[辨证要点] 咳嗽、胸闷气喘，肢体沉重，舌淡红或红、舌苔白腻或黄腻。

[临床表现] 肢体沉重，发热多在午后明显，并不因出汗而减轻；胸闷，口黏而干，或大便有不爽感。舌苔白腻或黄腻，脉濡。

[关键病机] 湿热阻于肺络，肺气失于宣肃，则咳嗽、胸闷气喘；湿邪黏滞，则肢体沉重；热邪客于体内，耗伤津液，则舌淡红或红、苔黄厚，湿邪偏盛则舌苔白腻。

[治疗方法]

（1）治法：宣肺，气化中焦，通利下焦。

（2）方药：千金苇茎汤加减。

苇茎 20g，薏苡仁 30g，冬瓜子 30g，桃仁 6g，杏仁 15g，滑石 20g。

水煎服，日一剂，早晚分服。

此在原方基础上加杏仁以增强宣肺降气之力，加滑石以导湿热下行从小便而去，如血瘀之象较轻可稍减桃仁用量。有外感风邪者可加荆芥、防风以疏风解表；外感湿温者加厚朴、淡豆豉；咳重、胸胁疼痛者加郁金、柴胡疏肝通络；热重者加黄芩、鱼腥草；痰湿重加半夏。

[病势预后]

（1）治疗湿热壅阻于肺，在清利湿热的同时应当调畅肺之气机。章虚谷曰，"肺位至高，肺液伤，必用轻清之品，方能达肺，若气味厚重而下走，则反无涉矣，故曰'上者上之也'"，"治肺痹以轻开上"，可见参以轻清之品方可达肺，如杏仁、白蔻仁、桔梗、橘皮等药。

（2）在清利湿热的同时应当重视宣降肺气。

（3）在湿邪致病的过程中，阳气逐渐耗损，最终将导致阳虚证。由于湿热蕴肺的热象掩盖了阳气不足的表现，若误用凉药如石膏、黄连等将损伤阳气，进一步加重病情，最终导致阳气衰微。

4.痰迷心窍证

[**基本概念**]《万病回春》云："心者，一身之主，清净之府，外有包络以罗之，其中精华之聚萃者，名之曰神。通阴阳、察纤毫，无所紊乱，稍有浊痰沉入其中以主宰，故昧其明，言语交错……此名为痰迷心窍之患。"

[**直接病因**]痰迷心窍。

[**辨证要点**]喉中痰鸣，神识痴呆，举止失常，脉滑。

[**临床表现**]神识痴呆，蒙眬昏昧；或精神抑郁，举止失常；或昏不知人，喉中痰鸣，胸闷痰多，面色晦暗。苔腻，脉滑。

[**关键病机**]湿浊久留化痰，痰随气升故喉中痰鸣；痰迷心窍，故神识痴呆、喃喃自语、举止失常；痰浊内盛，则舌苔白腻、脉滑。

[**治疗方法**]

（1）治法：豁痰开窍。

（2）方药：涤痰汤。

南星12g（姜制），半夏12g，枳实10g，茯苓10g，橘红7.5g，石菖蒲5g，人参5g，竹茹3.5g，甘草2.5g。

上作一服，水二钟，生姜5片，煎一钟，食后服。

[**病势预后**]

（1）"痰迷心窍"证中，郁气、火热与痰浊常互为因果、合而为患，因此临证时需辨气火多少，在祛痰之后相应施以顺气清火之法，或顺气清火与祛痰并进，气顺火消则不能助痰为虐，同时宜根据不同病机佐以镇心、安神、开窍之法。

（2）痰火气逆常因肝胆气机不畅、肝火上炎所致，故往往佐以平肝之药，如《丹溪心法》指出"大法宜吐，吐后用平肝之剂，青黛、柴胡、川芎之类，龙荟丸正宜服之"。

（3）根据脏腑气血阴阳盛衰的情况，或补气，或养血，或散寒，或回阳，安其神，固其本。如针对心脾血虚以致痰迷心窍者，宜标本兼治，养血与豁痰并进，引神归舍。对于癫痫因脾胃虚寒、痰迷心窍、感寒而发之证，治以补益心脾、祛寒消痰。

5.湿蒙心包证

[**基本概念**]气分湿热酿蒸痰浊，蒙蔽包络的病机变化。

[**直接病因**]湿热蒙蔽心包。

[**辨证要点**]身热朝轻暮重，神智昏蒙，舌苔垢腻。

[**临床表现**]身热朝轻暮重，神智昏蒙，时清时昧，耳聋目瞑。舌苔垢腻，舌质不绛，脉濡滑。

[**关键病机**]湿邪阻遏阳气，故身热朝轻暮重；湿病日久，病情缠绵，病程长，影响心包络功能，故神智昏蒙；湿性黏滞，故舌苔垢腻。

[**治疗方法**]

（1）治法：清热化湿，豁痰开窍。

（2）方药：菖蒲郁金汤，送服苏合香丸或至宝丹。

石菖蒲 9g，炒栀子 9g，鲜竹叶 9g，牡丹皮 9g，郁金 6g，连翘 6g，灯心草 6g，木通 4.5g，竹沥 1.5g（冲），玉枢丹 1.5g（冲）。

水煎服，日一剂，早晚分服。

若胸闷、纳呆、苔腻等夹湿者，可加薏苡仁、六一散、白蔻仁、佩兰等；烦躁不安、神昏谵语等热扰神明者，加天竺黄、龙胆草、莲子心、远志等；胸腹灼热、四肢厥冷等热厥者，加黄芩、黄连、黄柏、柴胡等。

［病势预后］湿热痰浊蒙蔽心包日久，身热汗出过多，可致正气虚弱之证，患者可表现为气息短促，脉细无力；或正气外脱之危候，可见突然面色苍白，体温下降，汗出淋漓，四肢逆冷，脉微细欲绝。可予三宝合生脉或参附汤。

（二）中焦病机

中焦主要指上腹部，包括脾、胃及肝、胆等内脏。胃主腐熟，脾主运化，肝胆主疏泄，并分泌、排泄胆汁以助消化。因此，中焦具有消化、吸收并转输水谷精微和化生气血的功能。

中焦的功能为"中焦如沤"。沤，是浸泡的意思。所谓"如沤"，是形容中焦脾胃具有腐熟、运化水谷，进而化生气血的作用。

1.邪热入胃阳明热炽证

［基本概念］邪热亢盛，充斥阳明，腑气不通，热盛伤津，筋脉失养所表现出来的一类病证。

［直接病因］邪热。

［辨证要点］壮热，汗出，口渴引饮，项背强急，筋脉拘急，舌质红，苔黄燥，脉弦数。

［临床表现］壮热汗出，项背强急，手足挛急，口噤齘齿，甚则角弓反张，腹满便结，口渴喜冷饮。舌质红，苔黄燥，脉弦数。

［关键病机］邪热传入阳明，阳明热盛，热极生风，故筋脉拘急；热甚津伤，筋脉失养，故见壮热、汗出、口渴引饮、项背强急，甚则角弓反张；舌质红，苔黄燥，脉弦数为阳明热盛之征。

［治疗方法］

（1）治法：清泄胃热，增液止痉。

（2）方药：白虎汤合增液承气汤加减。

石膏 50g，知母 18g，甘草 6g，粳米 9g，玄参 30g，麦冬 24g（连心），细生地黄 24g，大黄 9g，芒硝 4.5g。

水煎服，日一剂，早晚分服。

［病势预后］

（1）伤寒温病，邪传胃腑，燥渴身热，白虎证俱。其人胃气上逆，心下满闷者，治用镇逆白虎汤。

（2）因其人胃气上逆，心下胀满，粳米、甘草不可复用，可以半夏、竹茹代之，二药之降逆可助石膏、知母。

（3）张锡纯据此变方仙露汤为阳明经病兼阳明腑病之药。仙露汤于白虎汤方中以玄参之甘寒易知母之苦寒，又去甘草少加连翘，欲其轻清之性，善走经络，以解阳明在经之热也。

（4）白虎汤用于治疗阳明表里俱热、热邪郁遏于里，或三阳合病、邪热偏重于阳明的病证。

2. 热入大肠阳明热结证

［基本概念］里热炽盛，结于大肠，腑气不通，以发热口渴、大便秘结、腹胀硬满、疼痛拒按、舌红苔黄少津、脉沉数有力等为常见症的证候。

［直接病因］里热炽盛。

［辨证要点］以日晡潮热，大便秘结，腹满硬痛，热结旁流，甚则神昏谵语为辨证主要依据。

［临床表现］高热，或日晡潮热，汗多，口渴，脐腹胀满硬痛、拒按，大便秘结，或热结旁流，大便恶臭，小便短黄，甚则神昏谵语、狂乱。舌质红，苔黄厚而燥，或焦黑起刺，脉沉数（或迟）有力。

［关键病机］大肠属阳明，经气旺于日晡，故日晡发热更甚；里热炽盛，伤津耗液，肠道失润，邪热与肠中燥屎内结，腑气不通，故脐腹部胀满硬痛而拒按、大便秘结；若燥屎内积，邪热迫津下泄，则泻下青黑色恶臭粪水；肠热壅滞，腑气不通，邪热与秽浊上熏，侵扰心神，可见神昏谵语、精神狂乱。

［治疗方法］

（1）治法：清肠泄热。

（2）方药：大承气汤。

大黄 12g，厚朴 24 g，枳实 12g，芒硝 9g。

水煎，先煮厚朴、枳实，大黄后下，芒硝溶服。日一剂，早晚分服。

［病势预后］因病势轻重缓急之不同，而有大、小、调胃承气峻下急下、缓下、和下之异，下法之不备，又有导法以济之。证情难辨或邪实正虚之时，用下法应慎重；证势急剧之时，用下法应果决。

3. 寒湿困脾证

［基本概念］寒湿内盛，阻困中阳所表现的证候。

［直接病因］内湿素盛。

［辨证要点］脘腹痞闷，泛恶欲吐，口淡不渴，肢体困重，大便稀溏，苔腻脉濡。

［临床表现］脘腹胀闷疼痛，泛恶欲吐，纳呆，口淡不渴，便溏，头身困重，面色晦黄，或面目肌肤发黄，色晦暗如烟熏，或肢体浮肿，小便短少，或妇女白带量多。舌淡胖，苔白腻或白滑，脉濡缓。

［关键病机］过食生冷，寒湿内侵，脾阳受困，运化失司，故脘腹部胀闷疼痛、纳呆；胃失和降则泛恶欲吐；寒湿为阴邪，阴不耗津，故口淡不渴；湿注肠中，则便溏；

脾主肌肉，湿性重着，故头身困重。

[治疗方法]

（1）治法：温中散寒，健脾化湿。

（2）方药：实脾饮。

白术 12g，厚朴 6g，木瓜 6g，木香 3g，草果 3g，槟榔 6g，茯苓 15g，干姜 6g，制附子 6g，炙甘草 3g，生姜 3 片，大枣 3 枚。

上药 12g 㕮咀，水一盏半，煎至七分，去滓，温服，不拘时候。

[病势预后]

（1）寒湿困脾，易伤脾阳，故当选用温热药助阳以燥湿，但除选用苦温燥湿的药物之外，还要配合温运脾阳的药物，如干姜、附子等。

（2）湿为阴邪，其性黏滞，病程较长，治疗应坚持不懈，即使临床症状消失，仍需服用调理健壮脾胃之剂，如香砂六君子汤之类，以免留湿未尽，继而复发。

4.湿热中阻证

[基本概念] 湿热之邪侵袭中焦脾胃，湿邪阻遏，热邪不得透发，脾胃纳运功能失常的病理变化。

[直接病因] 湿邪阻遏，热邪不得透发。

[辨证要点] 口虽渴而不欲多饮，腹痛痞满，身热不退。

[临床表现] 脘痞闷似痛，纳呆，大便不爽，口中苦而黏腻，渴不欲饮，四肢困重，或身热不扬，汗出而热不退。舌苔黄腻，脉濡数。

[关键病机] 热盛伤津，则见口渴、小便短赤或不利；湿邪内蕴，脾胃气机受阻，运化失常，故腹痛痞满、呕吐不纳、大便溏泄、口虽渴而不欲多饮；湿热俱盛，蕴结中焦，则身热不退、汗出不解、午后尤甚。

[治疗方法]

（1）治法：清热化湿。

（2）方药：王氏连朴饮。

黄连 6g，石菖蒲 6g，厚朴 9g，山栀子 9g，制半夏 9g，淡豆豉 9g，芦根 30g。

水煎服，日一剂，早晚分服。

[病势预后] 湿热为主，其病状发热且稽留不退，病变始留恋于气分，进而会向营血传变，变证较多而病情较重。

5.湿热蕴脾证

[基本概念] 湿热蕴脾证是临床常见多发病证，不仅具有明显的季节性，而且也有明显的地域性，是湿热内蕴中焦所表现的证候。

[直接病因] 感受湿热外邪。

[辨证要点] 脘腹痞闷，肢体困重，面目发黄，身热起伏，汗出而热不解。

[临床表现] 脘腹痞闷，呕恶纳呆，小便黄，大便溏，肢体重困，或面目肌肤发黄，色泽鲜明如橘，皮肤瘙痒，或身热起伏，汗出热不解。舌红苔黄腻，脉濡数。

[关键病机] 湿热之邪蕴结脾胃，脾失健运，胃失和降，故脘腹痞闷、呕恶纳呆；

脾主肌肉，湿性重着，脾为湿困，故肢体困重；湿热内蕴脾胃，熏蒸肝胆，胆汁外溢肌肤，故面目发黄、色鲜明如橘、皮肤瘙痒；湿遏热伏，热处湿中，湿热郁蒸，故身热起伏、汗出而热不解。

[**治疗方法**]

（1）治法：清热化湿。

（2）方药：藿朴夏苓汤。

藿香 6g，川厚朴 3g，姜半夏 4.5g，赤茯苓 9g，杏仁 9g，生薏苡仁 12g，白蔻仁 3g，猪苓 9g，淡香豉 9g，泽泻 4.5g，通草 3g。

水煎服，日一剂，早晚分服。

[**病势预后**]在病程迁延过程中，湿易耗伤阳气，湿热久蕴中焦不解，由脾气虚发展为脾阳虚，日久则伤及肾阳。脾肾阳虚又加重了水湿内滞的程度，阳虚湿滞形成恶性循环，湿热交蒸不解，病情迁延不愈。故临床上，此类患者常见四肢不温、食欲不振、大便溏泄等症状，治疗时加入干姜、桂枝、淫羊藿等每能稳定病情，提高疗效，且能减少病情的复发。

6.湿热积滞搏结肠腑证

[**基本概念**]肠腑湿热与糟粕积滞相搏，肠道传导失职的证候。

[**直接病因**]湿热积滞搏结肠腑。

[**辨证要点**]身热，腹痛，大便溏垢，苔黄腻或黄浊。

[**临床表现**]身热，烦躁，胸脘痞满，腹痛不食，大便溏垢如败酱，便下不爽。舌赤，苔黄腻或黄浊，脉滑数。

[**关键病机**]脾胃受纳运化失职，升降失调，积而不消，乃成积滞，故腹部胀满拒按；湿与热搏结，则大便溏垢如败酱；热积，则臭秽、舌红苔黄腻。

[**治疗方法**]

（1）治法：导滞通下，清热化湿。

（2）方药：枳实导滞汤。

枳实 6g，大黄 4.5g（酒洗），山楂 9g，尖槟榔 4.5g，厚朴 4.5g，黄连 1.8g，神曲 9g，连翘 4.5g，紫草 9g，细木通 2.4g，生甘草 1.5g。

水煎服。大便干燥后，停服。

[**病势预后**]

（1）邪在中焦，邪热虽盛，正气亦未大伤，尚可祛邪而解。

（2）若湿热久在中焦，素体阳气不足，则往往从湿从化，进一步损伤阳气而形成湿胜阳微或寒湿之证。

（3）若腑实津伤，真阴耗竭殆尽，或湿热秽浊偏盛，困阻中焦，弥漫上下，阻塞机窍，可威胁患者生命。

7.湿阻大肠证

[**基本概念**]湿热侵袭大肠所表现的证候。

[**直接病因**]湿热之邪阻遏大肠。

［辨证要点］腹痛，便脓血，腹泻或暴注下迫，苔黄腻。

［临床表现］腹痛，下利赤白脓血，里急后重；或暴注下迫，色黄而臭；或腹泻不爽，粪质黏稠腥臭；伴有肛门灼热，小便短赤，身热口渴。舌红苔黄腻，脉滑数或濡数。

［关键病机］湿热侵袭大肠，壅阻气机，故腹痛、里急后重；湿热熏灼肠道，脉络受损，血腐成脓，故下利赤白脓血；湿热下注，水谷传导失司，清浊不分，故暴注下迫、色黄而臭；湿阻大肠，热炽气滞，大肠气机不畅，故腹泻不爽；舌红苔黄腻为湿热之象。

［治疗方法］

（1）治法：清热利湿，解毒行血。

（2）方药：芍药汤。

芍药 30g，当归 15g，黄连 15g，黄芩 15g，槟榔 6g，木香 6g，炙甘草 6g，大黄 9g，肉桂 5g。

水煎服。水二盏，煎至一盏，食后温服。

［病势预后］

（1）若本证久而不愈，反复发作，正虚邪恋，宜扶正祛邪兼用。药物灌肠是临床上有效可行的治疗方法，药用白头翁、秦皮、黄柏、夏枯草、青黛、紫草、明矾、牡蛎、乌梅、罂粟壳、五倍子等。

（2）在治疗痢疾时，应始终顾护胃气。治疗湿热痢的方药多系苦寒之品，不应长时间大量使用这一类药物，以防损伤胃气。

（3）临床上之痢疾、泄泻均以本证为多，治疗当以祛邪。新感属此证者尤多，治疗以通因通用为要，忌用收涩止泻之品。痢疾患者应注意调气行血的运用，若下血较多应该重用行血之品，脓多者宜重用理气药；泄泻患者当湿热分清，其泻可止。但湿热泄泻容易耗伤气阴，年老体虚之患者可引起伤阴、伤阳或阴阳俱伤之危重证候，因此，治疗上须随证施方，高度重视此类患者的病情变化。

8.湿胜阳微证

［基本概念］湿属阴邪，如果湿邪过盛，就会伤害阳气，以致阳气衰微。

［直接病因］湿邪过盛伤害阳气。

［辨证要点］头重如裹，形寒肢冷，苔白腻，多见下肢水肿。

［临床表现］形寒肢冷，口渴胸痞，呕吐泄泻。舌淡苔白腻，脉沉细。

［关键病机］湿邪重浊，感染湿邪后，常感头重如裹、周身困重、四肢酸懒沉重；湿为阴邪，易伤阳气，阴胜则阳病；湿性黏滞，湿病症状多黏滞不爽，且病程缠绵难愈；湿性趋下，易袭阴位，故水肿以下肢多见。

［治疗方法］

（1）治法：温肾健脾，祛寒逐湿。

（2）方药：薛氏扶阳逐湿汤。

牵牛 5g，大黄 5g，木通 5g，黄柏 5g，芍药 2.5g，牛蒡子 5g，茯苓 1.5g，茵陈 5g。

水煎服，日一剂，早晚分服。

［病势预后］分清虚实主次，认清湿邪致病的本质以及阳气衰微的程度，再决定是以祛湿除饮为主还是温阳化饮为主。

9.伤阳寒化证

［基本概念］阳气受伤，邪直中于里或阴寒内盛伤阳。

［直接病因］外邪耗伤阳气。

［辨证要点］烦躁不得眠，夜而安静，脉沉微，身无大热。

［临床表现］昼日烦躁不得眠，夜而安静，不呕不渴，无表证，脉沉微，身无大热。

［关键病机］阳气耗伤，阳虚阴盛，昼日虚阳得天阳之助，尚能与阴邪相争，故昼日烦躁不得眠。夜而阴，阳气耗伤，故安静。阳气耗伤，则身无大热。

［治疗方法］

（1）治法：温阳化饮，健脾利湿。

（2）方药：干姜附子汤。

干姜 60g，附子 15g（生用）。

上二味，以水 300mL，煮取 100mL，去滓，顿服。

［病势预后］干姜、附子，皆大辛大热之品，意在急救肾阳于暴衰。但药后阳气稍复，则当用四逆汤等巩固疗效。如果继续用姜、附纯辛温之剂，则恐药力猛烈而短暂，难以使疗效持续。

（三）下焦病机

下焦部位最低。下焦病证多见于温病后期，病位深，病情重，属真阴亏损而阳不潜藏，故治疗时应选重浊味厚之品，如滋填、潜镇的药物，如龟板等如秤锤样的沉重之品，使药物能更好地作用于病所，即直达病所，不致太过或不及。

1.肾精耗损证

［基本概念］邪热深入下焦，耗伤肾精，形体及脏腑失于滋养的证候。

［直接病因］机体的整体功能减退。

［辨证要点］手足心热甚于手足背，神惫委顿，舌绛不鲜，干枯而萎。

［临床表现］神惫委顿，消瘦无力，口燥咽干，耳聋，手足心热甚于手足背。舌绛不鲜，干枯而萎，脉虚。

［关键病机］阴虚内热，阴精耗损，不能维系阳气，虚阳上亢，故低热持续、入夜较盛、手足心热甚于手足背；肾精耗损，脏腑、四肢百骸失于濡养，精不养神，故神惫委顿、乏力、脉虚；阴精亏乏不能上奉清窍，故耳聋、口燥咽干、舌绛不鲜干枯而萎。

［治疗方法］

（1）治法：滋阴养血，生津润燥。

（2）方药：加减复脉汤加减。

炙甘草 18g，干地黄 18g，生白芍 18g，麦冬 15g，阿胶 9g，麻仁 9g。

水煎服，日一剂，早晚分服。

［病势预后］

（1）一旦肾精耗损太过，未能及时化生补充，导致肾精不足，动摇根本，以致抗病能力下降而百病由生。

（2）肾阴耗伤过甚，导致阴竭阳脱，可危及生命。

（3）该证进一步发展，成为虚风内动。

2.虚风内动证

［基本概念］在肾精虚损的病理基础上发展而形成。

［直接病因］肾阴耗损。

［辨证要点］手指蠕动，甚或瘛疭，心中憺憺大动。

［临床表现］神倦肢厥，耳聋，五心烦热，心中憺憺大动，手指蠕动，甚或瘛疭。脉虚弱。

［关键病机］肝为风木之脏，肾水受劫，肝失涵养，筋失濡润，风从内生，故手指蠕动，甚或瘛疭；肾水枯竭，不能上济心火，心神不能内舍，心中极度空虚而悸动不安，即所谓心中憺憺大动。

［治疗方法］

（1）治法：滋阴息风。

（2）方药：大定风珠。

生白芍18g，干地黄18g，麦冬18g（连心），麻子仁6g，五味子6g，生龟甲12g，生牡蛎12g，炙甘草12g，生鳖甲12g，阿胶9g，鸡子黄2个（生）。

水八杯，煮取三杯，去滓，再入鸡子黄，搅令相得，分三次服。

［病势预后］

（1）病情虽已缓解，但因阴精已大衰，所以病情仍然较重。

（2）若正气渐复，驱除余邪外出则可逐渐向愈。

（3）但若阴精耗尽，阳气失于依附，则可因阴竭阳脱而死亡。

第二节　内伤病机

内伤病机泛指因人的情志或行为不循常理，超过人体自身调节范围，直接伤及脏腑而发病的致病机制。由内伤引起的疾病称为内伤病。

一、肝病病机

肝病病机包括肝气（肝阳）失调、肝血（肝阴）失调两种。①肝气（肝阳）失调。肝气、肝阳失调，以肝气、肝火、肝阳的亢盛有余为多见。肝阳上亢多为肝阴不足，阴虚阳亢所致，故放在肝阴、肝血失调之中阐述。因此，肝气、肝阳失调的病机，主要表现在肝气郁结和肝火上炎等方面。②肝血（肝阴）失调。肝阴、肝血失调的病机，均以肝之阴血不足为其特点。阴血虚则阳亢，则为肝阳上亢；阳亢无制而生风，为肝风内动。因此，肝阳上亢、肝风内动多与肝之阴血不足有关。

1.肝寒证

[**基本概念**]肝寒证为寒邪直中厥阴肝经所致，属外寒致病。

[**直接病因**]寒邪凝滞肝经。

[**辨证要点**]本证以少腹冷痛，四肢不温，苔白，脉沉为辨证要点。

[**临床表现**]少腹冷痛，常牵引睾丸，或阴囊坠胀肿痛，或阴囊收缩；女子则行经少腹拘急，疼痛，经水艰涩或夹有血块，常牵引外阴冷缩，受寒则甚，得热痛缓，形寒肢冷。苔白滑，脉沉弦或迟。

[**关键病机**]肝脉绕阴器，抵少腹，寒凝经脉，气血凝滞，故见少腹牵引睾丸冷痛。寒为阴邪，性主收引，筋脉拘急，可致阴囊收缩引痛。寒则气血凝涩，热则气血通利，故疼痛遇寒加剧，得热则减。

[**治疗方法**]

（1）治法：温经暖肝。

（2）方药：暖肝煎。

当归 9g，枸杞子 9g，茯苓 6g，小茴香 6g，肉桂 6g，乌药 6g，沉香 3g。

水煎服，日 1 剂，早晚分服。

[**病势预后**]

（1）若肝脏子盗母气，使相火失位，则可见烘热时起、头昏耳鸣、心烦头汗、下肢清冷、尿黄难出、舌苔根白尖红、脉象虚弦，治用桂枝加龙骨牡蛎汤合滋肾通关丸，导阳泻火，育阴潜阳，平冲降逆。此为肝阳虚证出现的"冲逆阳浮"之象。

（2）肝之体阴不足，亦可致阳用虚衰，治以滋阴和阳，可选《金匮发微》的防眩汤，药用党参、熟地黄、当归、白芍、川芎、山茱萸、白术、天麻、半夏、陈皮等养血补肝，血分充足，阳热可复。

2.肝火上扰证

[**基本概念**]肝气郁结，气郁化火，上扰清窍所表现出来的头痛、头晕目眩、烦躁易怒、舌红、脉弦细数的一类病证。

[**直接病因**]多由情志内伤导致。

[**辨证要点**]头晕目眩，烦躁易怒。

[**临床表现**]头痛，甚或颠顶痛，头晕目眩，或烦躁易怒，口苦咽干。舌质红，苔薄黄，脉弦细数。

[**关键病机**]肝气郁结，气郁化火，上扰清窍。

[**治疗方法**]

（1）治法：清泻肝胆实火。

（2）方药：龙胆泻肝汤。

龙胆草 6g（酒炒），黄芩 9g（酒炒），山栀子 9g（酒炒），泽泻 12g，木通 9g，车前子 9g，当归 8g（酒炒），生地黄 20g，柴胡 10g，生甘草 6g。

水煎服，日一剂，早晚分服。

[**病势预后**]本证易出现脾胃津液耗伤，宜合用山药、玄参、石斛、麦冬、葛根、

决明子等滋脾益胃、生津润燥之品。

3.气郁化火证

[基本概念]气机郁滞，日久化火，以情绪抑郁、烦躁易怒、胸胁胀闷、灼痛、口苦口干、舌红苔黄、脉弦数等为常见症的证候。

[直接病因]情志所伤，气机郁滞。

[辨证要点]既有气滞，又有郁热。

[临床表现]头晕，胸闷，嗳气，情志不舒，咽中如梗状，胃脘痞满，口干而不多饮，手心热，小便黄，纳谷乏味，夜寐多梦，有时两胁胀痛或周身窜痛，性情易怒。

[关键病机]郁者滞而不通，郁则气滞，气滞久则化热，热郁则化火，使升降之机失度。

[治疗方法]

（1）治法：理气为主，清热为辅。

（2）方药：加味逍遥丸。

牡丹皮 10g，栀子 10g，柴胡 10g，白芍 10g，当归 6g，茯苓 12g，白术 10g，炙甘草 6g，生姜 3g，薄荷 6g（后下）。

水煎服，日一剂，早晚分服。

[病势预后]

（1）在治疗上以理气解郁为主，配合清肝泄热。本病主要以气、郁、热三者为特点。首先理气为主，气和则郁自解，郁解则热自除。所以运用理气药，调其升降功能，目的是"令其条达而致和平"，掌握中病即止，勿使过之。

（2）本病除药物治疗外，心理治疗极为重要，心理治疗中认知疗法对郁病患者有良好作用，可使疗效明显提高。

4.肝经湿热证

[基本概念]湿热之邪，蕴结于肝及其经脉，并循经下注所致的一类病证。

[直接病因]湿热之邪，蕴结于肝脉。

[辨证要点]头晕目眩，口苦咽干，阴部瘙痒灼痛。

[临床表现]头晕目眩，口苦咽干，心烦不宁，小腹作痛，胸闷纳果，小便短赤，大便干结。舌红，苔黄或黄腻，脉滑数。

[关键病机]肝经湿热下注，则阴部瘙痒，甚则灼痛；湿热熏蒸，则头晕目眩、口苦咽干；热扰心神，则心烦不宁；湿热伤津，则便秘溲赤。

[治疗方法]

（1）治法：泻肝清热，除湿止痒。

（2）方药：龙胆泻肝汤。

龙胆草 6g（酒炒），黄芩 9g（酒炒），山栀子 9g（酒炒），泽泻 12g，木通 9g，车前子 9g，当归 8g（酒炒），生地黄 20g，柴胡 10g，生甘草 6g。

水煎服，亦可制成丸剂，每服 6～9g，日两次，温开水送下。

［病势预后］

（1）肝与胆互为表里，肝经湿热不解，波及于胆，形成肝胆湿热。

（2）温热罹患，日久伤阴，形成肝阴虚证。

（3）肝经湿热不解，乘于脾土，使脾失健运，湿热内蕴。

5.肝经血瘀证

［基本概念］肝失疏泄，气机郁滞致血运不畅，或肝不藏血，血溢脉外，或气郁化热，蒸灼血液而成瘀所致胁肋刺痛的证候。

［直接病因］①肝气郁结，疏泄失职。②肝不藏血，血溢脉外。③肝郁化热，蒸血成瘀。

［辨证要点］以胁肋刺痛，痛处固定而拒按等血瘀症状为辨证要点。

［临床表现］胁肋刺痛，痛处固定而拒按，疼痛持续不已，入夜尤甚，或胁下有积块，或面色晦暗，或心中发热、烦满不得卧。舌质紫暗或有瘀点、瘀斑，脉沉涩。

［关键病机］肝经阻滞，疏泄失职，不通则痛，故见胁肋刺痛，且痛处固定而拒按。

［治疗方法］

（1）治法：行气解郁，活血化瘀。

（2）方药：柴胡疏肝散合失笑散。

陈皮 6g，柴胡 6g，川芎 4.5g，香附 4.5g，枳壳 4.5g（麸炒），芍药 4.5g，五灵脂 6g（酒研），蒲黄 6g（炒香），甘草 1.5g（炙）。

水煎服，日一剂，早晚分服。

［病势预后］

（1）肝郁日久，血行失常，阻滞经络或血瘀化热，易继发各类"风病"，临床可出现肝阳上亢之中风，也可见肝经热盛之痉证。

（2）瘀血阻滞，血液不得上达以养双目，恐致眼目干涩、目不明等目疾。

（3）肝木为病，可犯其母脾土，导致脾胃功能失调。

（4）肝经瘀血久而不去，新血不生，则躯体四肢筋骨肌肉失于濡养，导致筋脉松弛，不能束骨而利关节以及肌肉痿软无力，引发痿病。

（5）瘀血羁留日久，全身气血运行不畅，肢体官窍得不到濡养，可致心神失养，不得安宁，甚则神识昏蒙。

6.痰气郁结证

［基本概念］谋虑不遂或忧思过度，久郁伤脾，脾失健运，食滞不消而生痰，致痰气郁结所表现出来的一类病证，多见于郁病、癫证、梅核气等情志病。

［直接病因］情志不舒，久郁伤脾生痰。

［辨证要点］以精神抑郁，表情淡漠，胸胁闷塞胀痛，咽中如有异物感等痰气郁结症状为辨证要点。

［临床表现］精神抑郁，自觉胸部闷塞，胁肋胀满，咽中如有异物感，咽之不下，咯之不出，或伴恶心、呃逆、泛泛欲吐，时发时止。苔白腻，脉弦滑。

［关键病机］痰郁气结，蒙蔽神窍，故见精神抑郁、表情淡漠；气郁痰凝，阻滞胸咽，故见胸胁闷塞胀痛、咽中如有异物感。

［治疗方法］

（1）治法：疏肝理气，化痰散结。

（2）方药：半夏厚朴汤加减。

半夏 12g，厚朴 9g，茯苓 12g，生姜 15g，苏叶 6g。

水煎服，日一剂，早晚分服。

［病势预后］

（1）肝气郁滞，津液凝聚成痰，致痰气凝结颈前，可发瘿病。

（2）若情志刺激长期存在无法解除，痰气蒙蔽心神，可见郁病、癫狂、痴呆等。

（3）气郁进一步可兼见血瘀、痰阻、湿郁、食滞、火郁等，久之可伤及脏腑，致气血阴阳俱虚，以肝心脾虚为常见。

7.肝气郁结证

［基本概念］情绪抑郁，损伤肝脏疏泄功能，导致肝气疏泄不及的一类病证。

［直接病因］外来精神刺激，情志不畅。

［辨证要点］以心情抑郁，善太息；胁肋胀痛为辨证要点。

［临床表现］情志抑郁，多愁善虑，易怒，善太息；或胸胁、乳房、少腹等胀痛，痛无定处，时发时止，遇情志刺激而加重；或痛经、闭经、月经先后不定期。舌质淡红，苔薄白，脉弦。

［关键病机］肝气郁结，失于条达，故见心情抑郁、善太息。气郁阻滞，胁肋不运，不通则痛，故见胁肋胀痛。

［治疗方法］

（1）治法：疏肝解郁，理气止痛。

（2）方药：柴胡疏肝散加减。

陈皮 6g，柴胡 6g，川芎 4.5g，香附 4.5g，枳壳 4.5g（麸炒），芍药 4.5g，甘草 1.5g（炙）。

水煎服，日一剂，早晚分服。

［病势预后］

（1）郁怒耗伤，且气郁化火伤阴，可导致肝肾阴虚，阴血被耗，出现小腹空痛、腰痛等。

（2）郁而发怒致气机升降失常，肝气上升太过而下降不及，上逆引起肝阳上亢化风，引起中风、痉证、厥证。

（3）肝木倍克脾土，横逆犯胃，导致肝脾不和，可见腹胀、腹痛、呕吐、反酸、烧心等脾胃症状。

（4）肝气不疏，情志不畅，上扰清窍，可见不寐。

（5）肝经循行胁肋，过乳及少腹，肝失疏泄，肝气郁结，致乳汁壅滞而结块，引发乳痈。

（6）肝气郁结，上升太过而伤肺，导致肺气清肃不及致虚，肝木反侮肺金，气机不畅，可引发呼吸短促、气急之喘证。

8.气滞血瘀证

[**基本概念**]情志不疏，或外邪侵袭导致肝气久郁不解而致血瘀，是气滞和血瘀症状并见的一类病证。

[**直接病因**]肝气郁结日久。

[**辨证要点**]以情志抑郁，胸胁胀闷刺痛，瘀斑、瘀点等气滞血瘀症状为辨证要点。

[**临床表现**]胸胁胀闷，走窜疼痛，急躁易怒，胁下痞块，刺痛拒按，妇女可见月经闭止或停经，经色紫暗有块状。舌质紫暗或见瘀斑、瘀点，脉涩。

[**关键病机**]肝气郁结，情志失达，故见情绪抑郁；血运不利，停聚肌肤，故见瘀斑、瘀点；气滞血瘀，则胸胁胀闷刺痛。

[**治疗方法**]

（1）治法：活血祛瘀，疏肝理气。

（2）方药：血府逐瘀汤加减。

桃仁 12g，红花 9g，当归 9g，牛膝 9g，川芎 4.5g，桔梗 4.5g，赤芍 6g，枳壳 6g，柴胡 3g，甘草 6g。

水煎服，日一剂，早晚分服。

[**病势预后**]

（1）气滞血瘀日久不解，郁而化热，可见内伤发热。

（2）瘀血羁留日久不去，新血不生，可见气血亏虚之闭经、月经失调、贫血等。

（3）气滞血瘀，筋脉不通，屈伸不利，可发颤证、痿病、痉证。

9.气滞痰阻证

[**基本概念**]气郁生痰，痰随气升，搏结于咽或颈部所表现出来的局部有肿块、胸部闷塞、胁肋胀满的一类病证。

[**直接病因**]情志抑郁不疏。

[**辨证要点**]以情绪抑郁，表情淡漠，局部有肿块等气滞痰阻症状为辨证要点。

[**临床表现**]精神抑郁，表情淡漠，神志痴呆，语无伦次，喜怒无常，或头晕、头痛，多伴有晕沉感，或自觉咽中不适，咽之不下，咯之不出，或呕恶痰涎，少食多寐。舌苔白腻，脉弦滑。

[**关键病机**]肝气郁滞，失于条达，故见情志抑郁、表情淡漠；气机阻滞，痰凝不化，而见局部肿块。

[**治疗方法**]

（1）治法：行气开郁，化痰散结。

（2）方药：四海舒郁丸合导痰汤加减。

青木香 15g，陈皮、海蛤粉各 9g，海带、海藻、昆布、海螵蛸各 60g（俱用滚水泡去盐），半夏 6g，橘红、茯苓、枳实（麸炒）、南星各 3g，甘草 1.5g。

水煎服，日一剂，早晚分服。

[病势预后]

（1）气滞痰阻日久，入里化热，扰动心神，导致不寐、健忘、癫狂等神志疾病。

（2）肝木气滞导致痰阻，易横逆乘脾土，引起脾胃不适，如恶心、呃逆、呕吐、胃痛等。

（3）痰浊阻滞于机体四肢关节，导致关节气血运行不畅，不通则痛，引起关节疼痛、肿胀、麻木，可见痹病、痉证。

10.肝阳化风证

[基本概念]肝肾之阴久亏，肝阳失潜，导致肝阳亢逆无制而表现出的一类动风证候。

[直接病因]肝肾之阴久亏，致肝阳偏亢。

[辨证要点]以头摇而痛，或猝然昏倒，不省人事等动风症状为辨证要点。

[临床表现]眩晕耳鸣，头痛且胀，头摇不能自已，肢麻震颤，步履不正，舌强言謇或不语，或突然昏倒，不省人事，或口舌㖞斜，半身不遂，偏身麻木，眩晕头痛，面红目赤，口苦咽干，心烦易怒，尿赤便干。舌质红或红绛，苔白或腻，脉弦有力。

[关键病机]肝阳化风内旋，上扰头目，故见头摇不能自制；气血随风阳上逆，壅滞络脉，故见头痛；阳亢灼液为痰，风阳夹痰上扰，清窍被蒙，故见突然昏倒、不省人事。

[治疗方法]

（1）治法：平肝息风，滋阴潜阳。

（2）方药：镇肝熄风汤加减。

怀牛膝 3g，生赭石 3g，生龙骨 15g，生牡蛎 15g，生龟甲 15g，生杭芍 15g，玄参 15g，天冬 15g，川楝子 6g，生麦芽 6g，茵陈 6g，甘草 5g。

水煎服，日一剂，早晚分服。

[病势预后]

（1）若肝阳暴张，内火炽盛，风火相扇，肝风骤起，气血逆乱，上窜清空，神明被蔽，可出现中风闭证。

（2）肝阳持续偏亢，复因暴怒，化风愈盛，风火相扇，激其气血，并走于上，神明逆乱而为"大厥"。

11.阴虚风动证

[基本概念]汗、吐、下伤阴太过或温热病后期，肝血肾精不足，筋膜失养，导致手足蠕动以及虚热内生症状的一类证候。

[直接病因]肝肾阴虚，筋膜失养。

[辨证要点]以手足蠕动，肢体抽搐，眩晕等动风症状兼阴虚症状为辨证要点。

[临床表现]手足震颤、蠕动，肢体抽搐，眩晕耳鸣，口咽干燥，形体消瘦，五心烦热，潮热颧红。舌红少津，脉弦细数。

[关键病机]肝阴不足，虚风内动，故见手足蠕动、肢体抽搐；水亏火旺，虚热内生，故见眩晕耳鸣、口咽干燥、形体消瘦、五心烦热、潮热颧红等阴虚症状。

[治疗方法]

（1）治法：滋阴养液，柔肝息风。

（2）方药：大定风珠加减。

生白芍 18g，干地黄 18g，麦冬 18g，莲心 18g，麻仁 6g，五味子 6g，生龟甲 12g，生牡蛎 12g，炙甘草 12g，生鳖甲 12g，阿胶 9g，生鸡子黄 2 枚。

水煎服，日一剂，早晚分服。

[病势预后]

（1）阴液持续亏虚，但机体正气尚未匮乏，正邪交争，可见低热不断。

（2）阴虚风动，肝木反侮肺金，致肺气随肝风上逆，可见喘证。

（3）大汗或吐、利过度，阴液亡失或温热病邪久羁，阴虚至极，气随津脱，阳气无以依附而外越，导致精血内夺，阳浮于外，可见脱证。

12.血虚生风证

[基本概念]肝血亏虚，筋脉失养，虚风内动，引起的动风症状与血虚症状共见为主要表现的一类证候，为肝风证的一种，属内风。

[直接病因]肝血亏虚，筋脉失养。

[辨证要点]以肢体麻木，眩晕等动风症状兼见血虚症状为辨证要点。

[临床表现]眩晕，肢体震颤、麻木，手足拘急，肌肉瞤动，皮肤瘙痒，爪甲不荣，面白无华。舌质淡白，脉细或弱。

[关键病机]肝血亏虚，肝风内动，故见肢体麻木；血虚气逆，烦扰清窍，故见眩晕；肝血不足，头面爪甲失养，故见面白无华、爪甲不荣等。

[治疗方法]

（1）治法：滋阴养血，柔肝息风。

（2）方药：阿胶鸡子黄汤加减。

阿胶 6g（烊冲），生白芍 9g，石决明 15g，钩藤 6g，生地黄 12g，炙甘草 12g，生牡蛎 12g，络石藤 9g，茯神 12g，鸡子黄 2 个（先煎带水）。

水煎服，日一剂，早晚分服。

[病势预后]

（1）若治疗不当或病久不愈，机体阴阳气血均亏，可出现阴竭阳脱、阴阳离决的危象。

（2）血虚生风后期，肝风内扰双睛，可导致迎风流泪、目眦干痒难忍等眼疾。

（3）血亏心神失养，可致夜卧不宁，见不寐。

13.血虚风燥证

[基本概念]素体虚弱，或病久耗伤营血，或情志内伤，冲任不调，肝肾不足，致血虚生风化燥的一类病证。

[直接病因]肝肾不足，营血亏虚。

[辨证要点]以皮损反复迁延日久，伴心烦易怒、口干等血虚风燥症状为辨证要点。

　　[临床表现] 皮损反复迁延日久，粗糙肥厚，肤表干枯颇似干鱼之皮，上覆糠状鳞屑，严重时还会发生长短不一、深浅不等的隙裂。斑疹多数为淡红色，自觉瘙痒剧烈，夜间尤重，搔之则爪痕遍布，结有血痂，伴有心烦易怒、口干、大便秘结、舌质淡红或有裂纹、苔少或苔净如镜、脉弦细等。

　　[关键病机] 血虚化燥生风，搏于肌肤，故见皮损反复，迁延日久；阴血不足，虚火内生，故伴心烦易怒、口干。

　　[治疗方法]

　　（1）治法：养血润燥，祛风止痒。

　　（2）方药：当归饮子加减。

　　当归 30g（去芦），白芍药 30g，川芎 30g，生地黄 30g（洗），白蒺藜 30g（炒，去尖），防风 30g，荆芥 30g，何首乌 1.5g，黄芪 15g（去芦），甘草 15g（炙）。

　　水煎服，日一剂，早晚分服。

　　[病势预后] 若血虚不能随气荣养皮肤，汗府张开，风邪乘虚而入，风盛血燥，可致发失所养而片状脱落，严重者可累及全头部，导致全秃。

14.肝阴不足证

　　[基本概念] 阴液亏损，肝失濡润，阴不制阳，虚热内扰，以头晕、目涩、胁痛、烦热等为主要表现的一类虚热证候。

　　[直接病因] ①肾水亏虚，水不涵木。②余热久灼，阴液不足。

　　[辨证要点] 以眩晕，头痛绵绵，两目干涩，五心烦热等虚热症状为辨证要点。

　　[临床表现] 头晕耳鸣，两目干涩，视力减退，面部烘热或颧红，口燥咽干，五心烦热，潮热盗汗，或胁肋隐隐灼痛，或手足蠕动。舌红少津，脉弦细或弦数。

　　[关键病机] 阴虚内热，熏蒸头面，故见头晕、头痛且绵绵不断；阴液亏虚，无以上承官窍，故见两目干涩。热扰心神，故见五心烦热。

　　[治疗方法]

　　（1）治法：滋补肝阴。

　　（2）方药：一贯煎。

　　生地黄 15g，北沙参 10g，当归 10g，枸杞子 12g，麦冬 10g，川楝子 6g。

　　水煎服，日一剂，早晚分服。

　　[病势预后]

　　（1）肝阴亏少，内热横生，热随肝气上逆，引动肝风，可见肝风内动之中风、痉证，也可见热蔽清窍之厥证。

　　（2）肝阴不足，筋骨失于滋养，出现肢体震颤、麻木、动摇不定等症状，可见于中风中经络之证。

15.肝血亏虚证

　　[基本概念] 以肝血的濡养功能减退或失常为主，以肢体关节麻木不利、头晕眼花、月经量少等肝血亏虚症状为主要临床表现的一类证候。

　　[直接病因] ①脾胃虚弱，气血生化乏源。②伤血失血过多。

[辨证要点] 以头晕，面、爪、甲淡白无华，月经量少等肝血虚症状为辨证要点。

[临床表现] 头晕，两目干涩、视物昏花，胁肋隐痛，肢体麻木，月经量少或经闭，失眠多梦，爪、甲、唇淡白无华。舌苔白，脉弦细或细。

[关键病机] 肝血不足，头目失荣，故见头晕、面白无华。爪甲失荣，故见爪甲淡白。血海空虚，冲任失充，故见月经量少、色淡，甚则闭经。

[治疗方法]

（1）治法：补养肝血。

（2）方药：补肝四物汤加减。

当归9g，熟地黄9g，白芍12g，川芎3g，枸杞子9g，炒酸枣仁9g，龙齿6g。

水煎服，日一剂，早晚分服。

[病势预后]

（1）肝血亏虚日久，筋脉失于濡养而发为痉证，或久之气随血脱，发为厥证。

（2）肝肾同源，精血互化，肝血亏极，肾精乏源，可见不孕不育。

（3）肝血亏虚可影响脾胃的运化功能，致气血生化不足，肌肉失养，发为痿病。

（4）肝血亏虚愈后，肝阴液整体不足，机体可因急性温热病或高热持续，进一步损伤阴液而迅速出现肝阴虚。

二、心病病机

心为君主之官，主血脉，可内润脏腑，外养腠理；心又主神志，可调节精神、思维、意识，统摄脏腑功能活动。因此，心的生理功能失调，常表现为血脉异常和神志改变。此外，心五行属火，故病变多化火、化热。具体病机可从以下几方面阐述。

（1）禀赋不足，气血亏虚。得之母腹或禀赋不足，是心病发病的常见因素。如心之本脏阴阳气血亏损，心气不足，固摄推动无力，血脉运行失常；心血虚少，血脉失充，心失所养；心阴不足，阴不敛阳，心阳浮越，心神扰乱不安；心阳不足，无以温煦，致寒凝心脉。

（2）痰浊内生，血脉受阻。过食肥甘厚腻，既可助阳气而化火，灼津成痰，又可化阴浊，留潴成饮。膏粱厚味，浓厚滋腻脂质过多，沉积血脉中而成心病。肺、脾、肾及三焦诸脏腑功能失调，津液代谢失常而致水液停滞，可成痰成饮。一旦心阳虚弱，肾气不化时，水气上凌心脉，阻于心胸清旷之区，闭阻心之阳气，致心阳不振，心气不畅，心脉闭阻而发心病。

（3）七情过极，气血耗逆。过思伤脾，致气血生化不足；劳心则营血暗耗，气血失和，血行不畅，涩滞成瘀，郁闭心脉，终成心病。

（4）外邪侵袭，心脉受损。心之本脏弱，六淫邪气入犯，常可诱发心病，其中以寒热多见。一方面，心阳不足，寒邪入侵，凝于脉中，胸阳不展，心脉痹阻而发为心病。另一方面，酷暑炎日，邪热内迫，耗气伤津，或痰瘀相搏，壅郁成热，热灼心阴，耗损心气而发。

（5）瘀血内阻，闭塞血脉。思虑烦多，劳伤心脾，心脾气虚，血液运行无力，血流艰涩成瘀，闭阻心脉；肝气郁结，气滞日久，气血郁结，瘀阻脉络；体肥多痰之人，痰浊内停，日久化热，煎灼成瘀，心脉受阻，亦可导致心病。

（6）脏腑虚损，心脉失养。心为五脏六腑之大主，主血脉与神志，对各脏腑的生理功能与病理变化均有重要的调节作用。反之，五脏六腑功能失常也常常波及心脉，引发心病。如久病体虚，或房劳过度，伤及肾阴，或肾水素亏，水不济心，虚火妄动，上扰心神可致心病。

综上所述，心病的病因病机较为复杂，但归纳起来不外乎为虚实两类。虚者，当为阴阳气血不足，或阴损及阳，或阳损及阴；实者为六淫、痰饮、气滞、血瘀等。如《圣济总录》《济生方》《丹溪手镜》《景岳全书》均有"心实"和"心虚"病机的详细论述。心虚主要由于心的气血津液等基本物质缺乏，易表现出心气、心阳、心血、心阴亏损的病机；心实，多由感受邪气或病理产物停留，邪正相争所致。此外，《灵枢·邪客》有："邪之在于心者，皆在于心之包络。"《温热经纬·叶香岩外感温热篇》有："心为一身之大主……凡言邪之在心者，皆心之包络受之。"这些论述均认为凡属外邪侵心，多归咎于心包络，内伤虚损，功能衰退才责之于心。可见，心病从虚实分类具有重要意义。

1.心气虚证

[**基本概念**] 又称心气不足。心气虚指因心气虚损，功能减退，致运血无力，心动失常的一类证候。

[**直接病因**] ①素虚或外感耗损。②久病气血双亏，生气乏源。③津液过失，心气随之而泄。

[**辨证要点**] 以心悸、神疲、乏力为辨证要点。

[**临床表现**] 心悸怔忡，自觉心中空虚，惶惶不安，多畏善恐，惕然而惊，气短乏力，活动时加剧，兼见自汗，胸闷不适，神疲体倦，面色淡白。舌淡苔薄，脉细无力或结代。

[**关键病机**] 心气虚，鼓动心血运行无力，心脏失于供养，故见心悸；心气不足，不得上荣，不得布散，故见神疲、乏力。

[**治疗方法**]

（1）治法：益气养心。

（2）方药：七福饮加减。

人参 6g，熟地黄 9g，当归 9g，白术 5g（炒），酸枣仁 6g，远志 5g（制用），炙甘草 3g。

水煎服，日一剂，早晚分服。

[**病势预后**]

（1）其证属虚，病位主要在心。心为五脏六腑之大主，影响和调控着全身脏腑功能的运行，故心气虚日久可致肺、脾、肾三脏功能失调，极易造成瘀血、痰浊等病理产物。

（2）治疗后，受不安静环境与情志刺激，可致郁病、癔症。

（3）久治不愈或复感外邪，可出现脉络瘀阻，心肌缺血，如真心痛。

（4）心气亏虚可进一步发展为心阳亏虚。若阳损及阴，导致真阴亏耗，营血不足，气血衰微，阴不制阳而虚阳浮越，见戴阳证。

2.心血虚证

[基本概念] 血液亏虚，心失濡养，以心悸、失眠、多梦及血虚症状为主要表现的一类证候。

[直接病因] ①血液耗伤太过，供应不足。②脾胃损伤，生化乏源。

[辨证要点] 以心悸，失眠，面色或唇、舌发白为辨证要点。

[临床表现] 心悸，失眠，多梦，健忘，头晕眼花，面色淡白或萎黄，唇舌色淡。舌苔淡白，脉细无力。

[关键病机] 心血亏虚，心失濡养，致心动失常，故见心悸。心神失养，神不守舍，故见失眠。血虚不能上荣头面，故见面色或唇、舌色淡白。

[治疗方法]

（1）治法：益气生血，养血宁心。

（2）方药：养心汤加减。

黄芪15g（炙），白茯苓15g，茯神15g，半夏曲15g，当归15g，川芎15g，远志7.5g（取肉，姜汁淹，焙），肉桂7.5g，柏子仁7.5g，酸枣仁7.5g（浸，去皮，隔纸炒香），北五味子7.5g，人参7.5g，甘草1.2g（炙）。

[病势预后]

（1）心血久虚成瘀，旧瘀不去，新血不生，易引起胸痹、心痛；也可因瘀血阻络，致血厥、痹病、中风等经络病证。

（2）瘀血内阻，脑脉不通，或日久瘀而化火，神明被扰，则性情烦乱、忽笑忽哭、变化无常，可见狂病、痫病、癫病、痴呆等神志病证。

3.心阳不振证

[基本概念] 体质虚弱、饮食劳倦、七情所伤、感受外邪及药食不当，致心阳虚衰，无以温养心神所表现出的一类病证。

[直接病因] ①心气虚衰。②他病直接波及心阳。

[辨证要点] 以心悸不安，胸闷气短，形寒肢冷，下肢或全身水肿为辨证要点。

[临床表现] 心悸怔忡，胸中憋闷，形寒肢冷，纳呆食少，腹胀脘闷，大便稀溏，下肢或全身水肿，甚者大汗淋漓，四肢逆冷。舌淡胖，苔白滑，脉来沉迟而无力，甚者脉微欲绝。

[关键病机] 心阳亏虚，水饮凌心，故见心悸不安；水气上逆心肺，故见胸闷气短；心阳衰微，不能温煦四肢，故见形寒肢冷；心阳不足，气不化水，水湿外溢肌肤，故见下肢或全身水肿。

[治疗方法]

（1）治法：温通心阳，化气行水。

（2）方药：桂枝甘草龙骨牡蛎汤合参附汤加减。

桂枝15g（去皮），炙甘草30g，牡蛎30g（熬），龙骨30g，人参15g，炮附子15g，青黛15g。

水煎服，日一剂，早晚分服。

[病势预后]

若患者脉象过数、过迟、频繁结代或乍疏乍数，以及反复发作或长时间持续发作者，可出现喘促、水肿、胸痹、心痛、厥证、脱证等变证，若不及时治疗，预后极差，甚至阴阳离决，危及生命。

4.心火证

[基本概念] 心火亢盛，心火上炎，耗灼阴血，引起心神烦动、面赤口渴等热象的一类证候。

[直接病因] ①气机不疏，郁而化热。②痰湿久蕴，化热生火，波及于心。③久患心疾，耗伤心阴、心血，致虚热内生。

[辨证要点] 以心烦失眠，面赤，舌赤生疮为辨证要点。

[临床表现] 心烦失眠，面赤口渴，尿黄便结，或舌生疮，腐烂疼痛，或吐血、衄血，或小便赤涩灼痛，甚或狂躁，神昏谵语。舌红绛，苔薄黄，脉数有力。

[关键病机] 心火内炽，心神被扰，故见心中烦热、夜寐不安。心火亢盛，循经上炎头面，故见面赤、舌赤生疮。

[治疗方法]

（1）治法：清心泻火，凉血安神。

（2）方药：导赤散合朱砂安神丸加减。

生地黄 6g，木通 6g，竹叶 6g，朱砂 1.5g（另研，水飞为衣），黄连 1.8g（去须，净，酒洗），炙甘草 1.5g，当归 7.5g。

水煎服，日一剂，早晚分服。

[病势预后]

（1）若心火化极，可致心阴、心血耗竭，炼液成瘀，阻滞心脉，引起胸痹、真心痛。

（2）若心火过于亢逆，不能及时下降以温肾水，导致心神不交，可见失眠、腰痛。

（3）心火亢盛内扰，过度蒸灼肝血肾水，致肝肾阴虚，可发为消渴。

（4）心火内扰，下困小肠，导致小肠被邪热所扰，可见热淋；若热胜灼伤血脉，则见血淋。

5.心阴虚证

[基本概念] 心脏精血或津液亏损，阴虚生内热而出现的以虚热症状为主的一类证候。

[直接病因] ①气机郁结化火，蒸灼心血、津液。②过服温燥，煎灼心液。③外感热病，耗伤心液。④劳损久病或热病后期，心液长期受损。

[辨证要点] 以心悸心慌，五心烦热，口干咽燥，无汗或少汗为辨证要点。

[临床表现] 体质虚衰，心悸心慌，头晕眼花，气短乏力，无汗或少汗，五心烦热，失眠多梦，口干咽燥，神烦气粗，尿黄便干。舌红苔少津，脉弦数或细。

[关键病机] 心液不足，心神、官窍失养，故见心悸心慌。汗为心液，心津液不足，

虚热内生，故见无汗或少汗，且五心烦热。阴液不足，无以上乘，故见口干咽燥。

[治疗方法]

（1）治法：滋阴养血，宁心安神。

（2）方药：朱砂安神丸合四物汤加味。

朱砂 0.5g（冲），生地黄 12g，当归 10g，黄连 6g，麦冬 10g，玉竹 12g，莲子心 10g，党参 15g，黄芪 15g，五味子 10g，柏子仁 10g，酸枣仁 12g，百合 15g，甘草 6g。

水煎服，日一剂，早晚分服。

[病势预后]

（1）内热炽盛，热郁气逆，气机被遏，阻塞清窍，临床可见心火引动肝风，引发肝风内动之痉证，也可见火热蒙蔽清窍之厥证。

（2）热邪羁留日久，机体阴液慢性消耗，损伤肝肾之阴，易转为虚风内动，或肝血、肾精枯竭而发为痿病。

（3）若内热极盛，机体阴液均亏耗至极，可致机体病危，出现亡阴。

6.心肺气虚证

[基本概念] 心肺两脏之气不足，心失所养、肺之肃降功能减退导致的心悸、咳喘和气虚证候。

[直接病因] 久病咳嗽，损伤肺气，波及于心。

[辨证要点] 以心悸，咳喘，并见乏力等气虚症状为辨证要点。

[临床表现] 心悸胸闷，咳喘气短，动则尤甚，吐痰清稀，神疲乏力，声低懒言，自汗，面色淡白。舌淡苔白，或唇舌淡紫，脉弱或结代。

[关键病机] 肺气亏虚，宣降失职，故见咳喘；心气亏虚，鼓动无力，故见心悸；心肺气虚，则气短、声低懒言、神疲乏力、自汗。

[治疗方法]

（1）治法：补益心肺。

（2）方药：七福饮合补肺汤加减。

人参 15g，黄芪 12g，熟地黄 9g，当归 9g，紫菀 9g，桑白皮 6g，白术 5g（炒），酸枣仁 6g，五味子 6g，远志 5g（制用），炙甘草 3g。

水煎服，日一剂，早晚分服。

[病势预后]

（1）肺与大肠相表里，心与小肠相表里，心肺气虚日久，形成气虚下陷之候，可见痔疾。

（2）心肺气虚日久，心火不足，下温肾水之力减弱，加之肺气宣发肃降水液失常，致肾水贮存过多，排泄不利，易引起水肿。

（3）心肺气虚亏极，运血无力，血行瘀阻而成气虚血瘀证，引起胸痹、真心痛等瘀血阻滞病证。

（4）若气虚而喘，喘促日久，气虚愈甚，肺叶不张，可发为肺痿，甚者喘促持续不解，心肺之气大伤，有喘脱亡阳之势。

7.心肺阴虚证

[**基本概念**] 心肺两脏阴液亏虚，失于润养，虚热内生，导致心悸怔忡、失眠多梦、干咳无痰或痰少而黏等虚热症状的一类证候。

[**直接病因**] ①劳伤过度，暗耗心肺之阴。②他脏阴亏，累及心肺。③温热病极期，阴液暴损，心肺亦受累。

[**辨证要点**] 以心悸怔忡，干咳无痰或痰少而黏，颧红盗汗为辨证要点。

[**临床表现**] 心悸怔忡，干咳无痰或痰少而黏，五心烦热，颧红盗汗，失眠多梦。舌红少苔，脉细数。

[**关键病机**] 心阴亏虚，阴血不足，心失所养，故见心悸怔忡。虚火内生，火盛刑金，灼耗肺金，损伤肺络，故见干咳无痰或痰少而黏。心肺两脏阴虚，火热上蒸头面，故见颧红盗汗。

[**治疗方法**]

（1）治法：滋阴降火，补益心肺。

（2）方药：天王补心丹合百合固金汤加减。

生地黄 15g，玉竹 10g，丹参 10g，玄参 10g，牡丹皮 12g，天冬 10g，麦冬 10g，桔梗 6g，川贝母 9g，百合 6g，五味子 6g，远志 10g，酸枣仁 12g，甘草 3g。

水煎服，日一剂，早晚分服。

[**病势预后**]

（1）阴虚盛极，内热日久，可损伤肝肾之阴，转为虚风内动证，引发中风、厥证、痉证，或肝血、肾精枯竭而发为痿病、闭经等。

（2）肺阴虚偏重，热蒸津液，津亏而瘀，形成瘀血，瘀阻而气滞，反过来作用于情志，可导致情志不畅之证。

8.心血瘀阻证

[**基本概念**] 本证又称心脉痹阻证。痰浊、血瘀、寒袭、气滞四种病因导致心脉受阻，血液运行不畅，临床以心胸憋闷疼痛、唇舌紫暗为主要表现的一类证候，多见于胸痹、厥心痛、心悸等。

[**直接病因**] ①心气不足，推动无力。②心阳不振，血脉失于温煦。③气机郁滞，血行不利。④肾精不足，水火失济，煎熬血液。

[**辨证要点**] 以心胸憋闷疼痛，入夜尤甚，面色黧黑，唇舌紫暗为辨证要点。

[**临床表现**] 心胸疼痛，如刺如绞，痛有定处，入夜为甚，甚则心痛彻背，背痛彻心，或痛引肩背，伴有胸闷，面目暗黑，肢体麻木，日久不愈，可因暴怒等情志刺激或劳累而加重。舌质紫暗，有瘀斑、瘀点，苔薄，脉弦涩。

[**关键病机**] 心脉受瘀，气血郁于胸中，阻滞不通，不通则痛，故见心胸憋闷疼痛；入夜阴气加重，瘀血受寒，更为加重，故见疼痛症状入夜为甚；心之华在面，开窍于舌，心血瘀阻，瘀血不去，新血不生，气血不能上荣头面，故见面色暗黑、唇舌紫暗。

［治疗方法］

（1）治法：活血化瘀，通脉止痛。

（2）方药：血府逐瘀汤加减。

桃仁 12g，红花 9g，当归 9g，生地黄 9g，牛膝 9g，川芎 4.5g，桔梗 4.5g，赤芍 6g，枳壳 6g，柴胡 3g，甘草 6g。

水煎服，日一剂，早晚分服。

［病势预后］

（1）心血瘀阻，影响肝血生成与藏泄，可见痛经、闭经、月经先后不定期等。

（2）心血瘀阻，导致肺络阻滞，肺气宣发肃降不及，可见肺胀、肺痿、喘证等一系列肺病。

（3）心血瘀波及肾脏，水火不济，可发不寐、水肿、腰痛等。

（4）心主血脉，血脉瘀阻，肢体失于濡养，筋骨拘挛，活动不利，可导致痉证、厥证，或肌肉失养而萎废不用，引发痿病。

（5）心主神志，心血瘀阻，闭塞心窍，神机错乱，可见狂病、癫病等神志异常证。

（6）心血瘀阻，瘀血不去，新血不生，最终导致脏腑气血阴阳俱虚，日久不复而成虚劳。

（7）若反复发作，病情较为顽固，病情进一步发展，可见心胸猝然暴痛，出现真心痛证候，甚者"旦发夕死，夕发旦死"。

9.心肝血虚证

［基本概念］心肝两脏血液亏虚，心神及所主官窍组织失养，功能减退所致的一类血虚证候。

［直接病因］①脾胃虚弱，气血生化不足。②营血过耗，肝无所藏，血不养心。

［辨证要点］以心悸健忘，面白无华，两目干涩，月经量少为辨证要点。

［临床表现］心悸健忘，失眠多梦，眩晕耳鸣，面色无华，两目干涩，视物模糊，爪甲不荣，肢体麻木，震颤拘挛，妇女月经量少，色淡，甚则闭经。舌淡苔白，脉细弱。

［关键病机］心血虚，心神失所养，故见心悸健忘。血不上荣，头面失养，故见面白无华。肝血不足，目失滋养，故见两目干涩。肝血不足，月经来源匮乏，故见月经量少。

［治疗方法］

（1）治法：益气生血，宁心养肝。

（2）方药：八珍汤加减。

人参 30g，白术 30g，白茯苓 30g，当归 30g，川芎 30g，白芍药 30g，熟地黄 30g，甘草（炙）30g，生姜 3 片，大枣 5 枚。

水煎服，日一剂，早晚分服。

［病势预后］

（1）血虚症状加剧，血液的濡养功能进一步减弱，可变为血虚生风证，见肢体麻木、关节拘急不利、手足震颤、肌肉跳动等中风症状。

（2）心肝血虚，血不养气，气虚血瘀，可致痹病。

（3）心肝血虚日久，肝血匮乏，易导致妇女经闭不孕。

（4）心肝血极虚，心神失养，情志失常，可见癫症、郁病、痴呆或神昏等。

10.水饮凌心证

[**基本概念**]肺脾气虚，饮停不化，阻遏心阳，或脾肾阳虚，水停下焦，致水气上逆凌心的一类证候，包括饮阻于心和水湿上泛。

[**直接病因**]水湿痰饮凌心。

[**辨证要点**]以心悸眩晕，胸闷痞满，全身或局部水肿为辨证要点。

[**临床表现**]心悸眩晕，胸闷痞满，渴不欲饮，小便短少，或下肢浮肿，形寒肢冷，伴恶心、欲吐、流涎。舌淡胖，苔白滑，脉象弦滑或沉细而滑。

[**关键病机**]水饮痰浊，凌心射肺，困遏心阳，心阳不振，故见心悸眩晕、胸闷痞满。脾肾阳虚，脾脏运化水湿功能减退，肾阳化气力度欠佳，水液排出不利，故见水饮停滞、全身或局部水肿。

[**治疗方法**]

（1）治法：清热凉肝息风。

（2）方药：苓桂术甘汤加减。

茯苓 12g，桂枝（去皮）9g，白术 6g，甘草（炙）6g。

水煎服，日一剂，早晚分服。

[**病势预后**]

（1）痰饮犯阻心肺，肺之宣发肃降功能进一步下降，可引发咳喘重症。

（2）水饮凌心日久，心之阴阳俱损，肝肾肺功能衰败，则易形成黄疸、出血、真阳亡脱的危象。

11.痰火扰心证

[**基本概念**]痰火扰乱心神所出现的一类证候，常见于癫狂。

[**直接病因**]痰火。

[**辨证要点**]以面红目赤，心烦，甚者突发狂乱无知，骂詈号叫为辨证要点。

[**临床表现**]性情急躁，头痛失眠，两目怒视，面红目赤，突发狂乱无知，骂詈号叫，不避亲疏，逾垣上屋，或毁物伤人，气力愈常，不食不眠。舌质红绛，苔多黄腻或黄燥而垢，脉弦大滑数。

[**关键病机**]五志化火或外感热邪，燔灼于里，炼液为痰，上扰心窍，故见心烦；热势亢盛，冲击头面，故见面红目赤；痰火扰心，心神昏乱，故见突发狂乱无知、骂詈号叫。

[**治疗方法**]

（1）治法：清心泻火，涤痰醒神。

（2）方药：生铁落饮加减。

天冬 9g（去心），麦冬 9g（去心），贝母 9g，胆星 3g，橘红 3g，远志肉 3g，石菖蒲 3g，连翘 3g，茯苓 3g，茯神 3g，玄参 5g，钩藤 5g，丹参 5g，辰砂 1.5g。

水煎服，日一剂，早晚分服。

[病势预后]

（1）痰火过旺，引动肝风，热极生风，可出现筋挛瘛疭的动风症状。

（2）痰火扰心，羁留日久，蒸灼全身津液，慢慢消耗至枯竭，易导致亡阴危象。

（3）若痰火扰心引动的狂证反复发作，耗气伤阴，虚火炎上，可形成气阴两虚的病理转归，即由虚转实，由痰火内盛转为虚热证。

12.心脾两虚证

[基本概念] 心血不足，脾胃虚弱导致以心悸失眠、纳差腹胀、便溏出血等为主要临床表现的一类证候，常见于虚劳、心悸、怔忡、不寐、健忘、眩晕、血证等。

[直接病因] ①失血过多或血液化生不足。②气机郁结，累及心脾。

[辨证要点] 以心悸失眠，面色萎黄，神疲食少，腹胀便溏和慢性出血为辨证要点。

[临床表现] 心悸健忘，失眠多梦，面色萎黄，脘腹胀满，饮食减少，大便失调，神倦乏力，或月经过多，经水淋漓不尽或月经过少，便血、皮下出血及各种出血。舌质淡嫩，苔白，脉细弱。

[关键病机] 心血不足，心神失养，心神不宁，故见心悸失眠；血少不荣头目，故见面色萎黄；脾气虚弱，运化不畅，故见神疲食少、脘腹胀满；心脾两虚，气不统血与摄血，故见各种出血症状。

[治疗方法]

（1）治法：补益心脾。

（2）方药：归脾汤加减。

白术 3g，当归 3g，白茯苓 3g，黄芪 3g（炒），远志 3g，龙眼肉 3g，酸枣仁 3g（炒），人参 6g，木香 1.5g，炙甘草 1g。

水煎服，日一剂，早晚分服。

[病势预后]

（1）脾胃虚弱，气血生化不足，加之心血亏虚，可引起肝血不足，藏血功能下降以及疏泄失职，易致脏躁、抑郁、闭经等肝血亏虚证。

（2）心脾久虚，机体气血处于长期缺乏状态，进而导致全身营养匮乏，可引起虚劳、痿病等。

（3）心脾两虚，日久不愈，神明失于气血的濡养，易发生神志不全的演变，如不寐、神昏、痴呆等。

13.心肾不交证

[基本概念] 心与肾生理功能协调失常的一类证候。

[直接病因] ①风火相扇，气血逆乱，神明被蔽。②肾水亏虚，心火亢盛于上，两脏失济。

[辨证要点] 以心烦失眠，耳鸣，腰膝酸软，潮热盗汗，梦遗为辨证要点。

[临床表现] 心烦失眠，惊悸多梦，头晕，耳鸣，腰膝酸软，梦遗，口燥咽干，五心烦热，潮热盗汗。舌红少苔，脉细数。

[关键病机] 心肾阴亏虚，心火偏亢，上扰心神，故见心烦失眠；肾阴亏虚，脑髓、腰膝失养，故见耳鸣、腰膝酸软；阴虚失濡，虚热内蒸，故见潮热盗汗；虚火扰动精室，故见梦遗。

[治疗方法]

（1）治法：滋阴降火，交通心肾。

（2）方药：六味地黄丸合交泰丸加减。

熟地黄24g，山茱萸12g（制），牡丹皮9g，山药12g，茯苓9g，泽泻9g，生川连18g，肉桂心3g。

水煎服，日一剂，早晚分服。

[病势预后]

（1）心火久亏，水寒不化，加之肾阳失于温煦，水气内停，上凌于心，易出现"水气凌心"的病理转归，即心悸与水肿并见。

（2）肾阳亏虚，命门火衰，致心阳虚衰，可见心悸怔忡、胸闷气短、形寒肢冷等心之阳气不足的病理转归，而心阳不振不能下温于肾，可导致肾水寒凝的腰膝下肢酸困发凉。

（3）若君相火旺，劳心过度，心阴暗耗，心火偏亢，心火不能下交于肾，肾水不能上济于心，心肾完全不交，水亏火旺至极，可发为阴阳亡失。

三、脾病病机

脾与人体多方面的生理功能有密切的关系，发生病变时，病理上易引起消化障碍，水液失调，气机紊乱，血液失运，卫外不固，全身营养缺乏。

脾主运化，能消化、吸收、输布水谷精微，营养全身。脾失健运，消化功能紊乱，饮食不化，精微失布，表现为纳呆不饥、食少难化、脘腹胀满、腹痛肠鸣、腹泻下痢、便溏或便秘、尿少或频等症。

脾气受伤，不主升清，反而下降，可使全身气机升降失调而紊乱。脾气不升，水谷精微水液运动失调。脾在运化水谷精微的同时，亦吸收、输布水液，使水津四布，五经并行，水道通调，水液平衡。脾失健运，土不制水，水津失布，水液停滞，水湿泛溢，化饮生痰，聚湿为患，则为痰饮、水肿、臌胀、肥胖、咳喘、带下等症。

脾气以上升为顺，脾气升清，带动全身气机上行，与胃气降浊相互为用，成为调节全身气机升降运动之枢纽。脾不升清，则清气不能上输心肺头面耳目，清窍失滋，而见头目眩晕、面色淡白、口咽不利；脾气不降，气滞中焦，而见脘腹胀满、纳呆食少、饮食不化；脾气下陷，气机下坠，升举乏力，可致脘腹重坠、便意频数、久泻久利、肛门重坠，或脱肛、内脏下垂诸症。

脾藏营，化生营血。脾气健运，则血液运行不息，循于脉内，而不外溢。脾气虚弱，统摄无权，血不归经，可致血液外溢，血脱妄行。脾不统血，血从上溢，而见衄血、咯血、吐血；脾不统血，血向下流，则为尿血、便血、月经过多、崩漏下血；血从皮出，则为肌衄。脾不统血，血溢脉外，停留脏腑组织局部，可成瘀血，转化为病理性致病邪气，引起更为复杂的病机。

《灵枢·五癃津液别》云"脾为之卫"，《金匮要略·脏腑经络先后病脉证》有"四季脾旺不受邪"之说，均指出脾气具有防卫抗邪的功能。脾气旺盛，化生宗气，滋生卫气，护卫肌表，抗御外邪。若脾气虚弱，不能化生卫气，卫阳不足，腠理不密，不能卫外为固，易致外邪入侵，罹患感冒，表现为自汗、恶风、鼻塞清涕、神疲乏力、反复发作等症。同时，脾气虚弱，化源不足，气血亏虚，全身脏腑功能低下，抗病力减弱，使疾病缠绵难愈。

脾为后天之本，气血生化之源，能化生气血，生成津液，转化肾精，滋生神气，营养全身。脾气受伤，生化之源匮乏，机体缺乏气、血、精、津液等基础物质的供养，脏腑功能活动衰退，全身呈现营养不足而致的形体消瘦、神疲乏力、少气懒言、困倦嗜卧、心悸失眠、面色淡白无华等虚羸症状。

外感六淫，风寒湿热；内伤七情，忧思抑郁；饮食不节，饥饱失宜；劳倦过度，起居不时；痰湿内停，瘀食内阻；久病重病，失治误治；禀赋不足，疾病传变，均可成为脾病的致病因素。

1.寒湿困脾证

[**基本概念**] 寒湿之邪，困遏中焦，运化失司所表现的证候。临床常见脘腹胀闷痞满疼痛，食欲不振，呕恶欲吐，或黄疸等脾胃功能障碍及寒湿内盛的表现。

[**直接病因**] 寒湿。

[**辨证要点**] 以寒湿内盛和脾运失健为辨证要点。

[**临床表现**] 脘腹胀闷痞满疼痛，口淡乏味，肢体沉重困顿，食欲不振，呕恶欲吐，大便溏薄，小便不利，肢体浮肿，口不渴，或妇女白带量多质稀，面色黄晦，或白睛、肌肤、颜面发黄，其色晦暗如烟熏。舌质淡胖有齿痕，苔白腻，脉濡缓。

[**关键病机**] 寒湿之邪，困顿脾气，损伤脾阳，故见脘痞腹胀、纳呆食少、头身酸重、神疲困倦；土湿木郁，肝气不达，胆失疏泄，胆汁外溢，故见面目肌肤晦暗如烟熏。

[**治疗方法**]

（1）治法：散寒除湿，健脾温中。

（2）方药：茵陈四逆汤。

干姜10g，甘草6g（炙），附子10g（炮，去皮，破8片），茵陈20g。

水煎服，日一剂，早晚分服。

[**病势预后**]

（1）若寒湿困脾日久，可损伤脾胃之气，气滞湿阻，形成臌胀。

（2）若饮邪凌心，则见心悸不安。

（3）若饮邪射肺，则见咳喘气短。

（4）若湿泛肌肤，则见肿胀。

2.饮食伤脾证

[**基本概念**]饮食过量，或暴饮暴食，或中气虚弱而强食，以至脾胃损伤，出现脘腹胀满疼痛、嗳腐吞酸、呕吐、泻泄、厌食、纳呆等。

[**直接病因**]饮食无度，损伤脾胃。

[**辨证要点**]以胸闷脘痞，腹痛腹泻为辨证要点。

[**临床表现**]胸闷脘痞，纳呆口淡，腹胀腹满，腹痛拒按，肠鸣泻利，便下酸腐秽臭，四肢困倦。

[**关键病机**]饮食伤脾，脾气困阻，运化失职，化食无能，故见胸闷脘痞、腹胀腹满、肠鸣泻利、便下酸腐秽臭。

[**治疗方法**]

（1）治法：健脾消痞。

（2）方药：枳术丸合和中丸。

炒白术10g，仙鹤草10g，车前草10g，佩兰12g，姜半夏12g，陈皮10g，枳实10g，厚朴10g，木香8g，槟榔8g，黄连6g，炙甘草6g。

水煎服，日一剂，早晚分服。

[**病势预后**]若食物在脾胃停滞，损伤肠胃，故见恶心呕吐、胃痛、腹泻、腹胀、倦怠、乏力等。

3.痰浊阻脾证

[**基本概念**]由于饮食不节，过食肥甘厚味，或嗜酒成癖，以致脾胃损伤，运化失健，聚湿生痰，痰阻中焦，脾胃痹阻。

[**直接病因**]脾失健运，胃失和降，聚湿生痰。

[**辨证要点**]以胃脘痞满，呕吐痰涎为辨证要点。

[**临床表现**]胃脘痞满，纳呆，恶心，呕吐痰涎，倦怠乏力，身重嗜睡，肠鸣腹泻，头目眩晕。苔白腻，脉濡缓。

[**关键病机**]恣食生冷，损伤脾胃，中焦气机不利，水湿停聚，聚生痰浊，困顿脾气运化，故见脘痞腹胀、纳呆食少、口淡无味、肠鸣腹泻、身倦乏力。

[**治疗方法**]

（1）治法：健脾化痰。

（2）方药：平胃散合六君子汤。

苍术、党参、白术、半夏、茯苓、陈皮、甘草、厚朴各10g。

水煎服，日一剂，早晚分服。

[**病势预后**]

（1）若痰阻中焦，久郁可致脾虚，运化失健，酿湿生痰，痰浊更为壅盛；痰随气升，上犯于肺，肺失宣降，肺胃同病，则咳嗽气喘。

（2）若下及于肾，肾之火衰水亏，蒸化不利，摄纳失常，以致痰浊上犯，动则气喘。

4.瘀血积脾证

[**基本概念**] 本证又称为脾积。由于饮食不节，或劳倦过度，损伤脾胃，胃不主受纳，脾不司运化，脾胃气滞，日久伤及脾气，脾虚不能统摄血液，血溢脉外，停滞肠间，形成瘀血。

[**直接病因**] 久病脾虚不运，脾胃气滞，血液运行不畅，瘀血阻滞。

[**辨证要点**] 以胸膈疼痛或腹部隐痛、刺痛，舌质紫暗，脉细涩为辨证要点。

[**临床表现**] 腹部积块明显，质地较硬，固定不移，隐痛或刺痛，形体消瘦，纳谷减少，面色晦暗，女子可见月事不下。舌质紫或有瘀斑、瘀点，脉细涩。

[**关键病机**] 脾胃气滞，脾虚不能统摄血液，血溢脉外，停滞肠间，故见心下有形之包块痞塞疼痛，腹胀腹满、隐痛或刺痛。

[**治疗方法**]

（1）治法：祛瘀软坚，佐以扶正健脾。

（2）方药：膈下逐瘀汤合六君子汤。

三棱 10g，莪术 10g，刘寄奴 10g，赤芍 9g，桃仁 12g，红花 12g，王不留行 9g，大黄 6g，乳香 9g，没药 9g，蒲黄 12g，五灵脂 12g，土鳖虫 6g，水蛭 6g，香附 10g，枳实 10g。

水煎服，日一剂，早晚分服。

[**病势预后**] 若瘀血积脾，日久耗伤气血，久致血瘀络损，动血出血，甚则血瘀水停成臌。

5.湿热蕴脾证

[**基本概念**] 湿热之邪，内蕴中焦，纳运失职所表现的证候，以脘腹胀满痞闷、不思饮食、恶心欲吐、黄疸等脾胃功能障碍和寒湿内盛的症状为特征。

[**直接病因**] 外感湿邪不解，郁而化热，蕴结脾胃。

[**辨证要点**] 以湿热内蕴和脾运化功能失调为辨证要点。

[**临床表现**] 脘腹胀满痞闷，不思饮食，恶心欲吐，头身困重，大便溏薄，小便短黄，肌肤、颜面俱黄，色泽黄亮如橘子，可伴高热、烦躁、神昏谵语，口苦，厌油腻，肌肤瘙痒，皮肤发亮紧绷，身热不扬。舌质红，苔黄腻，脉濡数。

[**关键病机**] 湿热交阻中焦脾胃，故见脘腹胀满痞闷、不思饮食、头身困重；熏蒸肝胆，肝胆疏泄失职，发为黄疸，故见肌肤、颜面俱黄，色泽黄亮如橘子。

[**治疗方法**]

（1）治法：清化湿热，健脾利胆。

（2）方药：茵陈蒿汤加减。

茵陈 15g，金钱草 9g，栀子 6g，大黄 6g，焦山楂 9g，神曲 6g，焦白术 6g，茯苓 12g，山药 9g，鸡内金 6g，甘草 3g，白豆蔻 3g（后下），陈皮 3g，厚朴 6g。

水煎服，日一剂，早晚分服。

[病势预后]

（1）若久病不愈，气血瘀滞，伤及肝脾，酿成臌胀。

（2）若湿热疫毒炽盛，病情危重，危及生命。

6. 脾胃阴虚

[基本概念] 脾胃阴虚，指脾阴虚和胃阴虚的综合表现。本证是指饮食不节，致脾胃损伤，或素体阴虚，或温热病后，耗伤阴液，致脾胃阴伤，失于濡养所表现出来的口干唇燥、不思饮食、舌红少津、苔少、脉细数的一类病证。

[直接病因] 外感热病，热盛津伤，耗伤脾胃阴液。

[辨证要点] 以口干唇燥，不思饮食为辨证要点。

[临床表现] 口干唇燥，不思饮食，大便燥结，甚则干呕，呃逆，面色潮红。舌红少津，脉细数。

[关键病机] 脾胃阴虚失滋，纳化迟滞，则不思饮食；虚火上蒸，故口干唇燥；舌红少津苔少，脉细数亦是阴虚的表现。

[治疗方法]

（1）治法：养阴和胃。

（2）方药：益胃汤加减。

沙参 12g，麦冬 12g，冰糖 10g，细生地黄 20g，玉竹 20g。

水煎服，日一剂，早晚分服。

[病势预后]

（1）若脾阴虚不滋胃腑，胃气通降不利，可致胃家实证。

（2）若脾胃阴虚失治或误治，成气阴两虚证。

（3）若损伤肺阴，出现肺胃阴虚，下夺肾阴，肺、脾、胃、肾俱损。

7. 肝脾不调

[基本概念] 以肝失疏泄，横逆犯脾，脾失健运所表现的肝经经气不利的胸胁胀痛和脾运化不利，气机阻滞的腹胀、便溏等为表现的病证。

[直接病因] 情志抑郁，肝失疏泄，肝气郁结，横逆犯脾。

[辨证要点] 以胁肋胀痛的肝郁证和腹胀、腹泻、纳呆的脾虚证共见为辨证要点。

[临床表现] 胸胁、乳房、少腹胀闷窜痛，善太息，情志抑郁或易怒，遇怒则诸证加重，腹胀，便溏不爽，泻必腹痛，泻后痛减，食欲不振，肠鸣矢气。舌苔白，或苔腻，脉弦。

[关键病机] 情志不遂，肝失疏泄，木横侮土，致脾失健运，气滞湿阻，故见胸胁、乳房、少腹胀闷窜痛，善太息，腹胀。

[治疗方法]

（1）治法：疏肝理气，健脾和胃。

（2）方药：痛泻要方加减。

白芍 25g，陈皮、防风、薄荷各 20g，白术、乌梅各 15g，牡蛎 30g。

水煎服，日一剂，早晚分服。

[病势预后] 气滞、水停、血瘀日久可形成肝脾血瘀、土败木贼的臌胀、癥积等证。

8.脾气虚

[基本概念] 脾气不足，失其健运所表现的证候，多因饮食不节、劳累过度、久病耗伤脾气所致。

[直接病因] 饮食不节，饥饱不调，脏气虚衰，损伤脾气。

[辨证要点] 以腹胀，便溏，疲乏为辨证要点。

[临床表现] 脘腹胀满，食后为甚，口不知味，甚至不思饮食，大便溏薄，精神不振，形体消瘦，肢体倦怠，少气懒言，面色萎黄或白，或肢体浮肿。舌淡苔白，脉缓软无力。

[关键病机] 脾气虚弱，运化失职，水谷内停，故见纳少、脘腹胀满；脾虚失运，水湿浸淫肌表，故见面色㿠白、浮肿。

[治疗方法]

（1）治法：益气健脾。

（2）方药：加味四君子汤。

人参 10g，黄芪 30g，白术 12g，茯苓 10g，陈皮 8g，法半夏 10g，炙甘草 6g，白扁豆 12g。

水煎服，日一剂，早晚分服。

[病势预后]

（1）若脾气不足，生化乏源，土不生金，可导致肺气亏虚。

（2）若气不生血，血不养神，可导致心悸、不寐等心脾两虚病证。

（3）若脾气虚甚，清阳不升，则中气下陷，可见脱肛、内脏下垂。

9.脾阳虚

[基本概念] 中焦阳气虚衰，阴寒内生，运化功能障碍所表现的腹部疼痛、喜温喜按、泻下清稀、四肢不温和脾气虚的症状。

[直接病因] 过食生冷，脾失温煦，脾气亏虚，气虚导致阳虚。

[辨证要点] 以脾气虚证，伴见寒象为辨证要点。

[临床表现] 腹胀，食欲不振，腹部疼痛，喜温喜按，泻下清稀，肢末不温，倦怠乏力，少气懒言，面色萎黄，或肢体困重，水肿，小便不利，或白带清稀量多。舌质淡或胖，边有齿痕，苔白滑，脉沉迟而弱。

[关键病机] 脾气亏虚，渐损脾阳，温运水谷失职，故见泻下清稀、肢末不温、倦怠乏力、少气懒言、肢体困重。

[治疗方法]

（1）治法：温中健脾。

（2）方药：理中汤。

党参 9g，白术 9g，甘草 6g，干姜 9g。

水煎服，日一剂，早晚分服。

[病势预后] 若脾阳虚日久，"五脏之伤，穷必及肾"，可形成脾肾阳虚证，出现水

气内停，阴寒内盛，五更泄泻。

10.脾不统血

[基本概念]脾气虚弱，不能摄血，则血不循经。本证多见于慢性出血的病证，如月经过多、崩漏、便血、衄血、皮下出血等。

[直接病因]①劳倦思虑耗伤脾气，脾气虚弱，运化失司。②气虚固摄无力。

[辨证要点]以脾气虚，统摄血液失常为辨证要点。

[临床表现]脾不统血的临床表现主要包括两方面。一为脾气虚，运化无力，气血亏虚，可见食少、腹胀、便溏、肢体倦怠、少气懒言、面色萎黄、舌淡苔白、脉缓弱。二为多种出血症状，如便血、尿血、月经过多、崩漏等。便血而属脾不统血者，见大便下血，血便混杂，或先便后血，血色紫暗，或大便漆黑，兼见脾气虚症状；崩漏而属脾不统血者，表现为暴崩下血，或淋漓不尽，色淡质薄，面色白或虚浮，身体倦怠，四肢不温，气短懒言，纳呆便溏等。

[关键病机]脾虚则运化失职，统摄无权，血不循经而外溢，故见便血、尿血、月经过多、崩漏；脾失健运，生血不足，故见面色无华、神疲乏力、少气懒言、声低息微。

[治疗方法]

（1）治法：补脾益气，摄血归经。

（2）方药：归脾汤加减。

党参12g，茯苓12g，白术12g，甘草6g，当归12g，黄芪10g，酸枣仁20g，远志10g，龙眼肉10g，木香10g，熟地黄12g，阿胶6g，仙鹤草6g，槐花6g。

水煎服，日一剂，早晚分服。

[病势预后]

（1）若脾气不能固摄，血离经脉，泛溢于肌肤，亦可引起肌衄。

（2）若脾对上部血液失于固摄，也可引起吐血、咯血、衄血等头面部出血症状。

（3）若脾不统血，出血量多，可形成气随血脱的危急重病。

11.脾虚不荣

脾主运化，吸收水谷精微，化生气血津液，营养滋润全身，故有"脾胃为后天之本，气血生化之源"之说。脾气虚弱，精微不化，气血不生，则会引起全身失养的病证。脾气不荣有形体失养、官窍失养之别。

[基本概念]脾气亏虚，运化功能失常，导致气血生化乏源，气血亏虚，不能濡养，引起形体失养，以神疲乏力、气短懒言、面色淡白或萎黄、头晕目眩、唇甲色淡、心悸失眠、舌淡脉弱等为常见证候。

[直接病因]大病，久病之后，元气未复，损伤脾胃，失于调养。

[辨证要点]以气血两虚为辨证要点。

[临床表现]面色萎黄少华，少气懒言，倦怠乏力，头晕目眩，心悸少寐，食少纳呆。舌质淡白，脉濡细。

[关键病机]脾气虚弱，不能化生气血，故见形体消瘦、肢软乏力、甚则痿弱不

用；气血津液乏源，津少失滋，血亏失荣，故见皮肤干燥、脱屑，毛发枯槁，甚至肌肤甲错。

[治疗方法]

（1）治法：补气养血。

（2）方药：八珍汤加减。

熟地黄 30g，当归 30g，白芍 10g，川芎 20g，党参 15g，白术 10g，茯苓 10g，甘草 6g。

水煎服，日一剂，早晚分服。

[病势预后] 若脾胃虚弱，不能运化水谷，则气血减耗，无以灌溉形体，故肌肉不丰而羸瘦。脾气虚失养，引起形瘦肢软，可发展为痿病。

12.肺脾气虚

[基本概念] 脾肺两脏之气不足，脾的运化功能减退，肺之肃降无权出现的腹胀、便溏、食欲不振、咳喘和气虚证候。

[直接病因] 久病咳喘，耗伤肺气，子病及母，影响脾气。

[辨证要点] 以咳喘与脾气虚症状共见为辨证的主要依据。

[临床表现] 食欲不振，食少，腹胀，便溏，久咳不止，气短而喘，咯痰清稀，面部虚浮，下肢微肿，声低懒言，神疲乏力，面白无华。舌淡，苔白滑，脉弱。

[关键病机] 久病咳喘，肺气虚损，宣降失职，气逆于上，故见咳嗽不已、气短而喘；肺气虚，不能输布水津，聚湿生痰，故见咯痰清稀；脾气虚，运化失职，则食欲不振而食少，故见腹胀、便溏。

[治疗方法]

（1）治法：补肺健脾，益气。

（2）方药：六君子汤合参苓白术散加减。

白扁豆 10g，白术 10g，茯苓 10g，甘草 6g，桔梗 6g，莲子 10g，人参 10g，砂仁 12g，山药 12g，薏苡仁 30g，陈皮 6g，半夏 10g。

水煎服，日一剂，早晚分服。

[病势预后]

（1）若脾肺气虚渐损阳气，可形成寒凝、水饮、痰湿互结的病理趋势。

（2）若气不生血，血不养神，可致心悸、不寐等心脾两虚病证。

13.脾肾气虚

[基本概念] 脾肾气虚，推动无力，不能运化水湿，终致痰湿凝聚，阻于尿路所表现出来的尿频、滴沥不畅、神疲乏力、舌淡、苔白、脉细无力的一类病证。

[直接病因] 劳欲过度，损伤脾肾。

[辨证要点] 以尿频，滴沥不畅，神疲乏力为辨证要点。

[临床表现]

（1）脾肾气虚证精癃：尿频，滴沥不畅，尿线细，甚或夜间遗尿或尿闭不通；神疲乏力，纳谷不香，面色无华，便溏脱肛。舌淡，苔白，脉细无力。

（2）脾肾气虚证痴呆：表情呆滞，沉默寡言，记忆减退，失认失算，口齿含糊，词不达意，伴腰膝酸软，肌肉萎缩，食少纳呆，气短懒言，口涎外溢，或四肢不温，腹痛喜按，五更泄泻。舌淡白，舌体胖大，苔白，脉沉细弱。

[关键病机]肾气虚，水液升清降浊失司，故见尿频、滴沥不畅；脾气虚，则运化功能失司，故见神疲乏力、纳谷不香；舌淡，苔白，脉细无力为脾肾气虚之象。

[治疗方法]

（1）脾肾气虚证精癃

1）治法：补脾益气，温肾利尿。

2）方药：补中益气汤加减。

菟丝子15g，肉苁蓉15g，补骨脂15g，车前子10g（包煎），黄芪30g，炙甘草6g，人参10g，当归15g，橘皮6g，升麻10g，柴胡12g，白术10g。

（2）脾肾气虚证痴呆

1）治法：补肾健脾，益气生精。

2）方药：还少丹。

何首乌20g，牛膝15g，生地黄15g，肉苁蓉10g，黄柏6g，补骨脂10g，车前子10g（包煎）、柏子仁10g（包煎）。

水煎服，日一剂，早晚分服。

[病势预后]

（1）若脾肾气虚日久，损及阳气，肾阳虚衰，清阳不升，中气下陷，可出现脱肛、内脏下垂等表现。

（2）若因气不化精，或气不固精，进一步发展可导致肾精亏虚表现。

14.肝郁脾虚

[基本概念]肝失疏泄，脾失健运而表现以胸胁胀痛、腹胀、便溏等为主症的证候，又称肝脾不和证。

[直接病因]情志不遂，郁怒伤肝，肝失调达，横乘脾土。

[辨证要点]以胸胁胀痛、腹胀、便溏为辨证要点。

[临床表现]

（1）肝郁脾虚型泄泻：胸胁胀闷，嗳气食少，每因抑郁恼怒，或情绪紧张之时，发生腹痛腹泻，腹中雷鸣，攻窜作痛，矢气频作。舌淡红，脉弦。

（2）肝郁脾虚型厌食症：食欲不振，拒食，便溏，月经不调或无月经；烦闷，难入睡或失眠，多疑，注意力不集中，强迫思虑。舌质暗淡，舌苔白腻，脉弦细。

[关键病机]肝失疏泄，经气郁滞，气郁化火，故见胸胁胀满窜痛、急躁易怒；脾气虚弱，不能运化水谷，气机郁结，故见食少腹胀、腹痛则泻。

[治疗方法]

（1）肝郁脾虚型泄泻

1）治法：抑肝扶脾。

2）方药：逍遥散。

白芍 10g，当归 10g，柴胡 10g，茯苓 10g，白术 10g，炙甘草 6g，生姜 3g，薄荷 6g（后下）。

水煎服，日一剂，早晚分服。

（2）肝郁脾虚型厌食症

1）治法：疏肝解郁，健脾化痰。

2）方药：柴胡疏肝散。

陈皮 15g，柴胡 10g，川芎 10g，香附 12g，枳壳 10g，芍药 10g，甘草 6g。

水煎服，日一剂，早晚分服。

[病势预后] 日久脾病及肾，肾阳亏虚，脾失温煦，不能腐熟水谷，可成命门火衰之五更泄泻。

四、肺病病机

肺居胸中，为五脏六腑之华盖，上连气道、喉咙，开窍于鼻，合称肺系。肺主气，司呼吸，是体内外气体交换的场所。肺朝百脉而助心行血，通调水道而为水之上源，外合皮毛而煦泽肌肤。肺为娇脏，性喜清肃，其气以下降为顺。肺是体内外气体交换的重要场所，其主要生理功能是主气、司呼吸。依赖肺的气血、阴阳的调和与平衡，通过肺气的宣发与肃降的协调统一运动，肺主司人体的呼吸功能、气的生成与布散、水道的通利、津液的敷布、毛窍的开合及本身的自洁作用等，保证肺内气机升降出入运动的正常进行。由于宣发与肃降是肺功能活动的主要作用形式，肺的气血、阴阳失调，多表现为以宣降失调为主要特征的病理变化，如呼吸的异常、气的生成和水液代谢障碍等，亦可影响心主血脉的生理功能，而导致血液的运行失常。肺的病变有虚实之分，虚者如气虚和阴津不足，实者如痰湿袭肺所致。

1.肺气虚证

[基本概念] 本证又称肺气不足，即肺的生理功能减弱。

[直接病因] 久咳耗伤肺气，水谷精微不能上荣于肺。

[辨证要点] 以肺脏功能衰减与气虚之证为辨证要点。

[临床表现] 咳喘无力，气少不足以息，动则益甚，痰液清稀，声音低怯，面色淡白，神疲体倦，并自汗、畏风、易感冒。舌淡苔白、脉虚。

[关键病机] 肺气虚弱，宣降无力，腠理疏松而不固，故见气短不足以息、咳喘无力、无力排痰、语声低微、神疲乏力。

[治疗方法]

（1）治法：补肺益气。

（2）方药：补肺汤。

黄芪 30g，甘草、人参各 12g，干地黄、茯苓、白石英、厚朴、桑白皮、干姜、紫菀、橘皮、当归、五味子、远志、麦冬各 15g，大枣 20 枚。

水煎服，日一剂，早晚分服。

［病势预后］

（1）若肺虚不能主气，气不化津，则痰浊内蕴。

（2）若肺气虚久，子盗母气，可导致肺脾气虚，进一步发展可致肺肾两虚，气失摄纳之证。

2.肺阴虚证

［基本概念］肺阴亏损，虚火内生，肺失清肃润降所表现的干咳少痰、痰少黏稠等肺系症状和潮热颧红、盗汗口干、五心烦热等虚热证候。

［直接病因］肺津受损。

［辨证要点］以干咳少痰质黏稠和阴虚内热证共见为辨证要点。

［临床表现］干咳无痰或痰少而黏，消瘦，五心烦热，盗汗，颧红，口咽干燥，或痰中带血，声音嘶哑。舌红少津，脉细数。

［关键病机］燥热之邪灼肺，肺津受损，宣肃失职，久咳耗伤肺阴，肺阴不足，虚热内生，肺失润降，肺气上逆，故见干咳、无痰或痰少而黏；肺阴亏虚，阴血不足，故见消瘦、口燥咽干、五心烦热、潮热盗汗。

［治疗方法］

（1）治法：养阴润肺。

（2）方药：养阴清肺汤合百合固金汤。

北沙参15g，麦冬15g，天冬15g，玉竹15g，百合12g，白及12g，百部10g，玄参12g，生甘草6g，薄荷10g，贝母12g，牡丹皮12g，白芍12g，生地黄10g，熟地黄15g，当归身15g，桔梗16g。

水煎服，日一剂，早晚分服。

［病势预后］

（1）若延误失治，病情往往逐渐加重，成为劳损，最终导致肺、脾、肾诸脏皆虚，痰浊、水饮、气滞、血瘀互结而演变成为肺胀。

（2）若病情进一步发展，可致阴虚火旺，或因阴伤气耗，阴虚不能化气，导致气阴两虚，甚则阴损及阳，而见阴阳两虚。

3.肺阳虚证

［基本概念］肺气中具有温煦、推动、化气、升散、兴奋等作用的功能减退而产生的肺化气、主呼吸、行血液、布津液、散卫阳等功能异常的一系列证候。

［直接病因］痰饮久停于肺，耗伤肺阳。

［辨证要点］以温煦无力与自汗易感为辨证要点。

［临床表现］形体消瘦或虚胖，少气懒言，形寒肢冷，口淡不渴，或自汗，小便不利，大便稀薄，面色苍白。舌胖大，苔白而滑，脉细数或沉迟而无力。

［关键病机］肺中阳气被遏，肺气不能宣通，失于温运，气失摄纳，气逆而上，而见喘促、气短、形寒肢冷；心阳不足，水饮内停，水饮上泛，则心悸气短、痰白清稀。

［治疗方法］

（1）治法：扶阳益气，温肺散寒。

（2）方药：保元汤。

人参 15g，黄芪 30g，白术 12g，肉桂 10g，生姜 10g，甘草 6g，升麻 15g。

水煎服，日一剂，早晚分服。

[病势预后]

（1）脾阳虚损，进一步发展可导致肾阳虚衰。

（2）脾肾阳虚，后天不能养先天，先天不能促后天，则水湿痰浊等阴邪弥漫充斥三焦，壅闭气机，易变生关格、癃闭危候。

4.脾肺气虚证

[基本概念] 脾肺两脏之气不足，脾的运化功能减退，肺之肃降无权出现的腹胀、便溏、食欲不振、咳喘和气虚证候。

[直接病因] 久病咳喘，耗伤肺气，子病及母，影响脾气。

[辨证要点] 以咳喘与脾气虚症状共见为辨证的主要依据。

[临床表现] 食欲不振，食少，腹胀，便溏，久咳不止，气短而喘，咯痰清稀，面部虚浮，下肢微肿，声低懒言，神疲乏力，面白无华。舌淡，苔白滑，脉弱。

[关键病机] 久病咳喘，肺气虚损，宣降失职，气逆于上，聚湿生痰，故见咳嗽不已、气短而喘、咯痰清稀；脾气虚，运化失职，故见少气懒言、食少、腹胀、便溏、面部虚浮、下肢微肿。

[治疗方法]

（1）治法：补肺健脾，益气。

（2）方药：参苓白术散。

白扁豆 10g，白术 10g，茯苓 10g，甘草 6g，桔梗 6g，莲子 10g，人参 10g，砂仁 12g，山药 12g，薏苡仁 30g，陈皮 6g，半夏 10g。

水煎服，日一剂，早晚分服。

[病势预后]

（1）若脾肺气虚渐损阳气，而形成寒凝、水饮、痰湿互结的病理趋势。

（2）若气不生血，血不养神，可致心悸、不寐等心脾两虚病证。

5.肺肾阴虚证

[基本概念] 肺肾阴液亏虚，肺失清肃，肾失濡养，虚火内生所致的干咳少痰日久，甚者痰中带血，腰膝酸软和虚热证候。

[直接病因] 肾阴不能上滋以养肺。

[辨证要点] 以肺阴虚内燥证、腰膝酸软和阴虚内热证候为辨证要点。

[临床表现] 干咳少痰，甚者痰中带血，口干咽燥，或声音嘶哑，腰膝酸软，男子遗精，女子月经量少或崩漏，五心烦热，骨蒸潮热，盗汗颧红，形体消瘦，大便干结。舌红少苔，脉细数。

[关键病机] 肺肾阴液不足，虚火内生，阴虚肺燥，肺失宣肃，气逆作咳，故见干咳少痰；阴虚内热，相火内蒸，故见五心烦热、骨蒸潮热、盗汗。

［治疗方法］

（1）治法：润肺止咳，滋阴降火。

（2）方药：秦艽鳖甲汤。

地骨皮 30g，柴胡 30g，鳖甲 30g，秦艽 15g，知母 15g，当归 15g。

水煎服，日一剂，早晚分服。

［病势预后］

（1）因燥热内盛，灼伤血络而易形成络伤血溢的咳血、尿血、鼻衄、崩中等出血证的病理转归。

（2）肺肾阴虚，阴虚生内热，易致虚火上炎，虚火灼伤津液，甚则灼伤肺络，则易反复咳血，肺肾阴虚进一步发展易出现阴阳两虚，步入虚劳之途。

6.心肺气虚证

［基本概念］心肺两脏之气不足，心失所养，肺之肃降功能减退导致的心悸、咳喘和气虚证候。

［直接病因］久病咳嗽，损伤肺气，波及于心。

［辨证要点］以心悸，咳喘，并见乏力等气虚症状为辨证要点。

［临床表现］心悸胸闷，咳喘气短，动则尤甚，吐痰清稀，神疲乏力，声低懒言，自汗，面色淡白。舌淡苔白，或唇舌淡紫，脉弱或结代。

［关键病机］肺气亏虚，宣降失职，故见咳喘；心气亏虚，鼓动无力，故见心悸；心肺气虚，气短，声低懒言，神疲乏力，故自汗。

［治疗方法］

（1）治法：补益心肺。

（2）方药：七福饮合补肺汤加减。

人参 15g，黄芪 12g，熟地黄 9g，当归 9g，紫菀 9g，桑白皮 6g，白术 5g（炒），酸枣仁 6g，五味子 6g，远志 5g（制用），炙甘草 3g。

水煎服，日一剂，早晚分服。

［病势预后］

（1）肺与大肠相表里，心与小肠相表里，心肺气虚日久，形成气虚下陷之候，可见痔疾。

（2）心肺气虚日久，心火不足，下温肾水之力减弱，加之肺气宣发肃降水液失常，致水液贮存过多，排泄不利，易引起水肿。

（3）心肺气虚，可因气虚亏极，运血无力，血行瘀阻而成气虚血瘀证，引起胸痹、真心痛等瘀血阻滞病证。

（4）若气虚而喘，喘促日久，气虚愈甚，肺叶不张，可发为肺痿，甚者喘促持续不解，心肺之气大伤，有喘脱亡阳之势。

7.痰湿壅肺证

［基本概念］痰湿壅阻于肺，使肺气不得宣降。

［直接病因］感受寒湿，聚湿成痰，壅滞于肺。

［辨证要点］以咳嗽痰多，胸膈满闷为辨证要点。

［临床表现］咳嗽痰多，质黏色白易咯出，胸闷，甚则气喘痰鸣。舌淡苔白腻，脉滑。

［关键病机］肺宣降失常，肺不布津，水湿凝聚为痰，肺气上逆，故见咳嗽痰多，痰质黏色白易于咯出；痰湿阻滞气道，肺气不利，故胸闷、气喘痰鸣。

［治疗方法］

（1）治法：燥湿化痰。

（2）方药：二陈汤加减。

半夏 15g，陈皮 10g，茯苓 12g，甘草 6g，桔梗 6g，杏仁 10g，射干 10g，紫苏 10g。

水煎服，日一剂，早晚分服。

［病势预后］

（1）若痰湿阻肺累及心脏，可兼见心气虚、心阳虚甚至心阳暴脱的危证。

（2）若痰饮阻肺，则胸满气短，喘咳痰多而不得卧，甚或尿少水肿。

（3）若痰从寒化成饮，则痰呈泡沫状，病变可由肺影响脾肾，出现寒饮伏肺和肺气虚寒证候。

五、肾病病机

肾藏先后天之精，肾精化为肾气，其中对机体有温煦、激发、兴奋、蒸化、封藏和制约阴寒等作用者称为肾阳，亦称为元阳、真阳、真火；对机体有滋润、宁静、成形和抑制过度阳热等作用者称为肾阴，亦称为元阴、真阴、真水。

肾阳能促进人体的新陈代谢（即气化）过程，促进精血、津液的化生并使之转化为能量，使人体各种生理活动的进程加快，产热增加，精神振奋；肾阴则抑制或减缓人体过度的新陈代谢过程，使精血津液转化为能量减少，人体各种生理活动的进程减慢，产热相对减少，并使气聚成形而为精血津液，精神也趋于宁静内守。二者相反相成，共同调节控制着人体的脏腑功能活动和精血津液的代谢过程。

肾者多虚证。肾虚指肾脏精气阴阳不足。肾虚的种类有很多，其中最常见的是肾阴虚和肾阳虚。肾阳虚的症状为腰酸、四肢发冷、畏寒，甚则水肿，为"寒"的症状，性功能差。肾阴虚的症状为"热"，主要有腰酸、燥热、盗汗、虚汗、头晕、耳鸣等。现代科学证明，无论是肾阴虚还是肾阳虚，都会导致人的免疫能力降低。有更多的证据表明，肾虚发生时，肾脏的免疫能力降低，肾脏的微循环系统亦会发生阻塞，呈现肾络不通的表现。所以，对于肾虚的治疗应防治结合。

1.肾阴不足证

［基本概念］先天肾气不足，后天失养而出现的证候。

［直接病因］劳倦内伤，房劳过度。

［辨证要点］肾阴虚，则头晕耳鸣、腰膝酸软；阴虚内热，故五心烦热。

［临床表现］头晕耳鸣，腰膝酸软，五心烦热，夜寐不宁。舌红，少苔或有裂纹，

脉细数。

[**关键病机**] 肾阴不足，濡养功能减弱，则腰膝酸软或疼痛；肾阴亏虚，髓海不足，故眩晕耳鸣；肾阴亏损，虚热内生，故五心烦热，形体消瘦，咽干舌燥，舌红苔少。

[**治疗方法**]

（1）治法：滋肾益阴。

（2）方药：左归丸合二至丸。

左归丸：熟地黄、菟丝子、牛膝、龟板胶、鹿角胶、山药、山茱萸、枸杞子。辅料为蜂蜜。

口服，一次 9g，一日 2 次。

二至丸：女贞子、墨旱莲。

口服。一次 9g，一日 2 次。

[**病势预后**]

（1）崩漏，常累及多脏，气血同病，因果转化。崩漏下血，气随血耗，阴随血伤，不论病发何因，最易出现气阴（血）两虚夹瘀的结果，气阴两虚又可阴损及阳，血崩日久化寒，形成新的病因；崩漏日久，离经之血为瘀，故出血期必有瘀阻冲任、子宫，止血治疗务必兼顾化瘀止血的病机转归灵活处理。

（2）肾阴乃万物化归的本源，肾阴亏虚可造成一系列严重后果，所以填精益肾就显得非常重要。左归丸是在六味地黄丸基础上加减而来，具有更强的滋补肾阴的效果。

（3）如果不及时治疗会引发其他一系列严重后果，肾为先天之本，若此脏患病可累及其他诸脏如心、肝等。

2.肾阳不足证

[**基本概念**] 肾阳不足，中医又称肾火弱，肾火弱的人就会感到身体寒冷。

[**直接病因**] 素体阳虚，年高，久病，房劳过度。

[**辨证要点**] 以全身功能低下伴见寒象为辨证要点。

[**临床表现**] 腰膝酸软而痛，畏寒肢冷，尤以下肢为甚，精神萎靡，面色㿠白或黧黑；或男子阳痿，女子宫寒不孕；或大便久泄不止，完谷不化，五更泄泻；或浮肿，腰以下为甚，按之没指，甚则腹部胀满，全身肿胀，心悸咳喘。舌淡胖苔白，脉沉弱。

[**关键病机**] 肾为人身阴阳之根，肾脏病变与其他脏腑的关系甚为密切。五脏之伤，久必及肾，而肾病又必影响其他各脏。

[**治疗方法**]

（1）治法：补肾助阳。

（2）方药：金匮肾气丸。

干地黄、山药、山茱萸、泽泻、茯苓、牡丹皮、桂枝、附子（炮）。

上为细末，炼蜜和丸，如梧桐子大，酒下，日再服。

[**病势预后**]

（1）肾主生殖，肾阳不足，命门火衰，生殖功能减退，男子则阳痿，女子则宫寒不孕。

（2）命门火衰，火不生土，脾失健运，故久泄不止、完谷不化或五更泄泻。

（3）肾阳不足，膀胱气化功能障碍，水液内停，溢于肌肤而为水肿；水湿下趋，肾处下焦，故腰以下肿甚，按之没指；水势泛滥，阻滞气机，则腹部胀满；水气上逆凌心射肺，故见心悸咳喘。

3.肾气不固证

[基本概念] 肾气亏虚，失于封藏、固摄，以腰膝酸软，小便、精液、经带、胎气不固等为主要表现的虚弱证候。

[直接病因] 先天禀赋不足，年幼肾气未充。老年体弱，肾气衰退。早婚、房劳过度，损伤肾气。久病劳损，耗伤肾气。

[辨证要点] 以腰膝酸软，小便、精液、经带、胎气不固与气虚症状为辨证要点。

[临床表现] 腰膝酸软，神疲乏力，耳鸣失聪；小便频数而清，或尿后余沥不尽，或遗尿，或夜尿频多，或小便失禁；男子滑精、早泄；女子月经淋漓不尽，或带下清稀量多，或胎动易滑。舌淡，苔白，脉弱。

[关键病机] 肾气不固，是肾气虚固摄无权所表现的证候。肾气亏虚则功能活动减退。肾与膀胱相表里，肾气虚则膀胱失约。

[治疗方法]

（1）治法：补气固肾。

（2）方药：金琐固精丸。

沙苑子、蒺藜、芡实、莲须各60g，酥炙龙骨、煅牡蛎各30g。

莲肉煮粉糊为丸；或按用量比例做汤剂服用，每日一剂，龙骨、牡蛎先下。

[病势预后]

（1）暑邪往往损伤肾气，导致肾气不固。

（2）在服用方药后，诸症可消失，趋于平缓，用药要稳固。

（3）阳虚若不治疗可导致其他脏腑的疾病，累及心、肝、肺等，造成一系列并发症。

4.肾精不足证

[基本概念] 肾精亏虚，发育生殖等功能减退所致的病证。

[直接病因] 禀赋不足；后天调摄失宜；房事过度；大病久病。

[辨证要点] 以生长发育、生殖功能严重减退为辨证要点。

[临床表现] 儿童发育迟缓，囟门迟闭，身材矮小，智力低下，骨骼痿软，动作迟钝；男子精少不育，女子经少经闭，性功能减退；成人早衰，脱发齿松，耳鸣耳聋，腰膝酸软，精神呆钝，健忘。舌瘦，脉细无力。

[关键病机] 肾藏精，主生殖，为生长发育之本。肾精亏乏，无以生化。

[治疗方法]

（1）治法：补肾填精。

（2）方剂：大补元煎。

人参 10g，熟地黄 6 ～ 9g，杜仲 6g，当归 6 ～ 9g，山茱萸 3g，枸杞子 6 ～ 9g，炙甘草 3 ～ 6g。

用水 400mL，煎至 280mL，空腹时温服。

成药六味地黄丸口服，水蜜丸一次 4 ～ 5g（20 ～ 25 粒），大蜜丸一次 1 丸，一日 2 次。

[**病势预后**]

（1）肾藏精，主生长发育，在志为恐。因此恐惧、劳倦过度，超出机体的耐受程度，就会影响脏腑的生理活动，损伤肾中精气，导致肾精亏虚而表现肾精不足证。

（2）肾藏精，对机体的生、长、壮、老、已具有重要的调节作用。因此，在临床上出现的早衰、免疫功能低下等病证，均与肾精不足有密切关系，在服用上述中药方剂后诸症可缓慢消除。

（3）肾精是一切生命活动的起始本源，滋养其他脏腑器官，所以运用方剂治疗该类疾病时要连续，才能最大程度地消除病根，达到治疗疾病的目的，否则会影响正常人体的生长发育及脏腑功能，导致免疫力低下。

下篇　应用篇

第六章　外感病机临证精华 ▷▷▷▷

第一节　伤寒病机及证治

一、许叔微医案

[案一]

辛亥中寓居毗陵，学官王仲礼，其妹病伤寒发寒热，遇夜则如有鬼物所凭，六七日忽昏塞，涎响如引锯，牙关紧急，瞑目不知人，疾势极危，召予视。予曰：得病之初，曾值月经来否？其家云：月经方来，病作而经遂止，得一二日，发寒热，昼虽静，夜则有鬼祟，从昨日来，涎生不省人事。予曰：此热入血室证也。仲景云：妇人中风，发热恶寒，经水适来，昼则明了，暮则谵语，如见鬼状，发作有时，此名热入血室。医者不晓，以刚剂与之，遂致胸脑不利，涎潮上壅，喘急息高，昏不知人。当先化其涎，后除其热。予急以一呷散投之，两时顷，涎下得睡，即省人事，次授以小柴胡加地黄汤，三服而热除，不汗而自解矣。（《普济本事方·伤寒时疫上》）

[**直接病因**] 外感寒邪，热入血室，痰蒙心窍。

[**关键病机**] 本病病位在少阳（妇人血室）。病性属实、热。治疗得当，预后较好，病势由里出表。

[**证候分析**] 热入血室，病在血而不在气，气属阳，所以昼则明了，血属阴，所以暮则谵语，如有鬼物所凭。发寒热，为正邪抗争之势。昏不知人，兼见痰鸣、喘急息高等，乃痰涎阻塞胸膈，进而痰迷清窍所致。

[**治则治法**] 先化痰开窍；后和解少阳，调和气血。

[**处方用药**] 先用一呷散（南星一味），后用小柴胡加地黄汤：柴胡（去苗，洗净）、人参（去芦）、半夏（汤洗七次）、黄芩（去皮）、甘草（炙）。上粗末，每服五钱，水二盏，生姜五片，枣二个，同煎至八分，去滓温服。

[**临证特色**] 热入血室的治疗常法，宜以小柴胡汤助其转枢，以祛邪外出。但前医不晓，妄用刚剂（可能是辛温发汗之剂），遂致胸膈不利，涎潮上壅，喘急息高，痰迷清窍，昏塞口噤。因此，许氏先用一呷散化痰开窍，再以小柴胡加地黄汤和解少阳，调和气血，血结散，寒热除，故三服不汗而邪自解。

[案二]

尝记一亲戚病伤寒，身热，头痛，无汗，大便不通已四五日。予讯问之，见医者治大黄、朴硝等欲下之。予曰：子姑少待，予为视之。脉浮缓，卧密室中，自称其恶风。予曰：表证如此，虽大便不通数日，腹又不胀，别无所苦，何速使下？大抵仲景法须表证罢方可下，不尔，邪乘虚入，不为结胸，必为热利也。予作桂枝麻黄各半汤与之，继以小柴胡，漐漐汗出，大便亦通而解。（《普济本事方·伤寒时疫上》）

[直接病因] 伤寒不解，营卫不和，小寒闭郁。

[关键病机] 病位在太阳少阳。病性属实。治疗得当，预后较好，病势由里出表。

[证候分析] 身热，头痛，无汗，卧密室中却感恶风，脉浮缓为表证表现；虽大便不通数日，腹又不胀，别无所苦为少阳气郁表现。

[治则治法] 先解表后和里。

[处方用药] 先桂枝麻黄各半汤，继以小柴胡。

[临证特色] 太阳病得之八九日，面赤身痒，未欲解也，宜桂枝麻黄各半汤，小小汗之以和荣卫，自可愈也。凡治伤寒表里同病，必先解表后治里，本案有麻黄汤证表现（身热，头痛，无汗），桂枝汤证表现（恶风，脉浮缓），虽没有桂枝麻黄各半汤的主症（身必痒等），但确用方得当，汗出热退。小柴胡汤并非汗剂，亦并非下剂，但服后却漐漐汗出，大便亦通而解，这就是小柴胡汤和解表里的妙用。

[按语]

许叔微，宋代真州（今江苏省仪征市）白沙镇人，字知可，号白沙，又号近泉。宋代杰出的医学家，研究《伤寒论》之名家。宋高宗绍兴二年（公元 1132 年）壬子科张九成榜进士，历官徽州、杭州府学教授，翰林学士，集贤院学士，人称许学士。

许氏对《伤寒论》研究颇深，著有《伤寒百证歌》《伤寒发微论》《伤寒九十论》《普济本事方》等书。《伤寒百证歌》是中国医学史上最早用"按症类证"研究《伤寒论》的著作。全书共列症状 53 个，将具有同一症状的若干方证汇集起来，进行排列、分析、比较、辨其异同，为后学者正确认识、诊断、治疗伤寒提供了依据。《伤寒发微论》共 22 论，主要列举伤寒 72 证，并详加阐释。《伤寒九十论》记录病例症状及治疗经过，并加以评论，颇似今日之病案讨论。《普济本事方》按病分为 23 门，收录 300 余方；每方首列主治、方名及药味分量，次录治法、服法，后附一二个病例，并加评述。

许叔微强调以八纲辨证阐发《伤寒论》。许氏认为分析病情、决定治则的关键在于明辨阴阳、表里、寒热、虚实八纲。他重视八纲辨证，同时将八纲辨证与六经辨证相结合，主张辨证时首先以表里虚实为纲，将阴阳寒热包含在表里虚实之中进行辨析。他在《伤寒百证歌》论伤寒辨证时谈到"伤寒最要辨表里虚实为先。有表实，有表虚，有里实，有里虚，有表里俱实，有表里俱虚。先辨此六者，然后用药，无不瘥矣"，辨析脉证认为"伤寒先要辨表里虚实，此四者最急。仲景云：浮为在表，沉为在里。然表证有虚有实，浮而有力者表实也，无汗不恶风；浮而无力者表虚也，自汗恶风也"。《伤寒论》虽以三阴三阳分证，但是八纲之中，尤以阴阳为总纲。许氏指出，三阳为阳，而阳热之证以阳明为甚，三阴为阴，而阴寒之证以少阴为甚，所谓"发热恶寒发于阳，无热恶寒自阴出。阳盛热多内外热，白虎相当并竹叶。阴盛寒湿脉沉弦，四逆理中最为捷"，说明阳、热、实的典型证是白虎证、承气证，阴、寒、虚的典型证是四逆证、理中证。

二、徐大椿医案

［案一］

毛履和之子介堂，暑病热极，大汗不止，脉微肢冷，面赤气短，医者仍作热证治。余曰：此即刻亡阳矣，急进参附以回其阳。其祖有难色。余曰：辱在相好，故不忍坐视，亦岂有不自信而尝试之理，死则愿甘偿命。方勉饮之。一剂而汗止，身温得寐，更易以方，不十日而起。同时，东山许心一之孙伦五，病形无异，余亦以参附进，举室皆疑骇，其外舅席际飞笃信余，力主用之，亦一剂而复。但此证乃热病所变，因热甚汗出而阳亡，苟非脉微足冷，汗出舌润，则仍是热证，误用即死。（《洄溪医案·暑》）

［直接病因］感受暑邪，高热汗出亡阳。

［病机］暑伤阳气，病性属虚、寒。病势危急。

［证候分析］热极，大汗不止，脉微肢冷，面赤气短为暑伤阳气之表现。辨证关键是脉微足冷、汗出舌润。

［治则治法］先回阳救逆，后益气养阴。

［处方用药］先用参附汤，后用养阴药。

［临证特色］两例均为感受暑邪所致之暑病。暑邪易耗伤阳气，损伤阴津。本案两例不是暑病的本证，是暑病的变证，即暑伤阳气证。所以阳气恢复之后，要注意救阴。参附汤是阴阳两顾，比四逆汤（纯阳药）治疗暑伤阳气证更具优势。

［案二］

苏州柴行倪姓，伤寒失下，昏不知人，气喘舌焦，已办后事矣。余时欲往扬州，泊舟桐泾桥河内，适当其门，晚欲登舟，其子哀泣求治。余曰：此乃大承气汤证也，不必加减，书方与之。诫之曰：一剂不下则更服，下即止。遂至扬，月余而返，其人已强健如故矣，古方之神效如此。凡古方与病及证俱对者不必加减；若病同而证稍有异则随证加减，其理甚明。而人不能用，若不当下者反下之，遂成结胸，以致闻者遂以下为戒。颠倒若此，总由不肯以仲景《伤寒论》潜心体认耳。（《洄溪医案·伤寒》）

［直接病因］伤寒邪入阳明，化热成燥。

［关键病机］病位在阳明腑。病性属实、热。治疗不当，预后较差；治疗得当，及时下之，预后较好。

［证候分析］阳明腑实证的特点是两组证候，一组是热盛，一组是实盛。单有热盛，充其量用白虎汤，单纯腹部的实证表现不是外感病，更不是阳明病，而是杂病的腹满，可以用承气汤，但不能诊断为阳明腑实证。腹部的实证表现包括腹满痛、绕脐痛、

腹大满不通、腹胀满疼痛拒按，也包括了不大便这样一组证候，所以这两组证候必须同时存在，才能够诊断为阳明腑实证。

[**治则治法**] 峻下热结。

[**处方用药**] 大黄四钱，枳实三钱，川厚朴一钱，芒硝三钱。

[**临证特色**] 调胃承气汤偏于泻热；小承气汤偏于攻下里实；而大承气汤是两者兼备，既可以泻热，又可攻下里实。凡古方与病及证俱对者不必加减；若病同而证稍有异则随证加减，其理甚明。而人不能用，若不当下者反下之，遂成结胸，以致闻者遂以下为戒。

[**按语**]

徐大椿（1693—1771），清代江苏吴江人，原名大业，字灵胎，因隐居洄溪，自号洄溪老人，中医学史上杰出的医学大家。徐氏治学主张寻本溯源，从源及流，熟读《黄帝内经》《伤寒论》等经典著作，博及中医各家学说。他医术高超，名满天下，曾两度奉诏赴京，深得乾隆皇帝嘉赏。他因治病救人声蜚医林，还留下了大批著作传世，内容涵盖中医理法方药各方面。代表著作有《医学源流论》《伤寒类方》《洄溪医案》等，现在最新版本有《徐灵胎医学全书》。

《伤寒类方》是徐大椿在《伤寒论》研究方面的代表著作。徐大椿认为世传本《伤寒论》分定六经是王叔和所创，并非张仲景所著《伤寒论》原貌。因此以"不类经而类方"的原则重加整理，根据方剂的组方原则、用药规律和加减法度，并参酌病机及其临床体会，将《伤寒论》113方分为12类（麻黄汤证、桂枝汤证、葛根汤证、柴胡汤证、栀子汤证、承气汤证、泻心汤证、白虎汤证、五苓散证、四逆散证、理中汤证、杂方证）。《四库全书总目提要》称其"使方以类从，证随方列，使人可按证以求方，而不必循经以求证"。徐大椿在此书中发扬的以方类证法，广为后世医家所宗，如左季云《伤寒论类方汇参》、任应秋《伤寒论证治类诠》、张志民《伤寒论方运用法》、刘渡舟《新编伤寒论类方》等，使《伤寒论》的以方类证研究自成一派，兴盛至今。

三、曹颖甫医案

[案一]

余尝于某年夏，治一同乡杨兆彭病。先，其人畏热，启窗而卧，周身热汗淋漓，风来适体，乃即睡去。夜半，觉冷，覆被再睡，其冷不减，反加甚。次日，诊之，病者头有汗，手足心有汗，背汗不多，周身汗亦不多，当予桂枝汤原方：桂枝三钱，白芍三钱，甘草一钱，生姜三片，大枣三枚。又次日，未请复诊。后以他病来乞治，曰：前次服药后，汗出不少，病遂告瘥，药力何其峻也？然安知此方乃吾之轻剂乎？（《经方实验录·桂枝汤证》）

[**直接病因**] 太阳中风、营卫不和。

[**关键病机**] 病位在太阳。病性属实、寒。

[**证候分析**] 外感风邪，营卫不和。太阳中风证表现有畏热，觉冷，覆被其冷不

减，头有汗，手足心有汗，背汗不多，周身汗亦不多。

[**治则治法**] 解肌发表，调和营卫。

[**处方用药**] 桂枝三钱，白芍三钱，甘草一钱，生姜三片，大枣三枚。

[**临证特色**] 吴谦："凡风寒在表，脉浮弱自汗出者，皆属表虚，宜桂枝汤主之……凡中风、伤寒、脉浮弱、汗自出而表不解者，皆得而主之。其他但见一、二证即是，不必悉具。"

[案二]

江阴缪姓女，予族侄子良妇也，自江阴来上海，居小西门寓所，偶受风寒，恶风自汗，脉浮，两太阳穴痛，投以轻剂桂枝汤。计桂枝二钱，芍药三钱，甘草一钱，生姜二片，大枣三枚。汗出，头痛差，寒热亦止。不料一日后，忽又发热，脉转大，身烦乱，因与白虎汤。生石膏八钱，知母五钱，生草三钱，粳米一撮。服后，病如故。次日，又服白虎汤，孰知身热更高，烦躁更甚，大渴引饮，汗出如浆。又增重药量，为石膏二两，知母一两，生草五钱，粳米二杯，并加鲜生地黄二两，天花粉一两，大小蓟各五钱，丹皮五钱。令以大锅煎汁，口渴即饮。共饮三大碗，神志略清，头不痛，壮热退，并能自起大小便。尽剂后，烦躁亦安，口渴大减。翌日停服，至第三日，热又发，且加剧，周身骨节疼痛，思饮冰凉之品，夜中令其子取自来水饮之，尽一桶。因思此证乍发乍止，发则加剧，热又不退，证大可疑。适余子湘人在，曰：论证情，确系白虎，其势盛，则用药亦宜加重。第就白虎汤原方，加石膏至八两，余仍其旧。仍以大锅煎汁冷饮。服后，大汗如注，湿透衣襟，诸恙悉除，不复发。惟大便不行，用麻仁丸二钱，芒硝汤送下，一剂而瘥。（《经方实验录·白虎汤证》）

[**直接病因**] 外感风寒，表邪入里，阳明热盛。

[**病机特点**] 病位在阳明。病性属实、热。

[**证候分析**] 发热、烦躁、大渴、汗出、脉大为阳明经证表现。

[**治则治法**] 清热生津。

[**处方用药**] 生石膏、知母、生草、粳米。

[**临证特色**] "服桂枝汤，大汗出后，大烦渴不解，脉洪大者，白虎加人参汤主之"，是即由寒化热之明证。本案"有患桂枝汤证者于此，医者认证不误，予以桂枝汤。服汤已，应热退病除，但病者忽大汗出后，反大烦渴不解，脉且转为洪大。是盖其人素有蕴热，因药引起，或药量过剂所致，但勿惧，可以白虎加人参汤一剂愈之。其属有蕴热者可以顺便除之，其属药量过剂者，此即补救法也。"由此可见，本案即桂枝汤证化为白虎汤证之一例。

[按语]

曹颖甫（1866—1938），名家达，字颖甫，近代名医。曹氏生长于一个有中医学素养的家庭，其父曹秉生"深通中医，家人患疾，从不延医，自家处方服药，无不霍然病瘥"。他从小耳濡目染，对中医心向往之，其父见了便勉励道："读书之暇，倘得略通医理，是亦济世之一术也！"

曹氏十二岁时读张隐庵的医著《伤寒论集注》，十三岁时研习《伤寒论》，"适有邻居老妇卧病缠绵，更医者屡，久不得效，先生试诊之，脉实，大便多日未行，腹胀而拒按。曰：此大承气汤也！斗胆投之，功如桴鼓。乃叹曰：仲圣之方，若是其神哉！"曹颖甫一生治医专宗仲景，著作有《伤寒发微》《经方实验录》《曹颖甫医案》等。《伤寒发微》是曹颖甫先生40余年对《伤寒杂病论》探索的心得，论述精湛允当。曹氏注释《伤寒论》一洗空泛之浮论，专务实学，考据精详，凡无字之处必反复探讨，一再解释，对仲景之不出方治者，综而核对，甚为周密，提出方治，以启示后来。曹氏注重临床实践，常借临床验案阐发病证变化机制，并以此进一步验证仲景经方的临床实用价值，对理论与临床的结合，起了很好的示范作用。《经方实验录》由曹颖甫门人姜佐景整理，佐以说解，分上中下3卷，共计92案，内有16案标明为附列门人医案，其中大多医案有一剂知，二剂已，甚则覆杯而愈的效果。《经方实验录》是曹颖甫长期临床效验的精华荟萃。

四、刘渡舟医案

[案一]

刘某，男，12岁。缘于夏天入水捕鱼，上蒸下潦，即感寒热，继而出现身黄、目黄、溲黄（三黄证候），黄色鲜明如橘子色，胸腹热满，按之灼手，口渴不欲饮食，恶心，脘痞，便秘。舌边尖红，少津，舌苔黄腻，脉沉弦而数。检查：黄疸指数52μmol/L，转氨酶350U/L。辨为湿热交蒸之阳黄。因其大便秘结、小溲黄为热结于里，涉及阳明胃肠之气分，尚未郁结在血分，乃用苦辛寒之法，仿《温病条辨》"杏仁石膏汤"加味。（《刘渡舟临证医案精选·黄疸》）

[直接病因] 湿热中阻，熏蒸肝胆，胆失疏泄。

[关键病机] 本病病位在脾胃肝胆。病性属实、热。若久病不愈，气血瘀滞，伤及肝脾，则有酿成臌胀的可能。

[证候分析] 本案为湿热交蒸之阳黄证。黄色鲜明如橘子色，胸腹热满，按之灼手，乃湿热交阻中焦脾胃，熏蒸肝胆，肝胆疏泄失职，胆汁不循常道而外溢，发为黄疸。不欲饮食、恶心、脘痞、便秘是脾胃气机壅滞所致。口渴、舌上少津是湿热郁遏，津液不能上乘于口所致。舌苔黄腻、脉沉弦而数均是湿热证表现。

[治则治法] 宣畅三焦，清热利湿。

[处方用药] 杏仁15g，石膏24g，制半夏15g，山栀子9g，黄柏9g，枳实汁每次3茶匙（冲），姜汁每次3茶匙（冲）。

[临证特色] 杏仁石膏汤乃茵陈蒿汤、白虎汤、半夏泻心汤加减化裁而成，能宣上焦清肺热，开中焦和胃降逆，畅下焦清热利湿。刘氏通过宣通三焦湿热来治疗黄疸，值得借鉴。

　　[案二]

　　姜某，男，26 岁。久居山洼之地，又值春雨连绵，雨渍衣湿，劳而汗出，内外交杂，遂成黄疸。前医用清热利湿退黄之剂，经治月余，毫无功效，几欲不支。就诊时，黄疸指数 85μmol/L，转氨酶高达 500U/L。察其全身色黄而暗，面色晦暗如垢。问其二便，大便溏，日行二三次，小便甚少。全身虚浮似肿，神疲短气，无汗而身凉。视舌质淡，苔白而腻，诊脉沉迟。脉证合参，辨为寒湿阴黄之证。治宜温阳化湿退黄。（《刘渡舟临证医案精选·黄疸》）

　　[直接病因] 久居山洼之地，阴盛寒重，湿从寒化而致寒湿为患。

　　[关键病机] 本病病位在肝胆脾。病性属实、寒。寒湿致病，多为阴黄之证，且每在肝病之后，传为困脾之变。

　　[证候分析] 本案为寒湿阴黄之证。患者全身色黄而暗，面色晦暗如垢，是久居山洼之地，又值阴雨连绵之际，劳而汗出，腠理大开，感受寒湿之邪，寒湿瘀滞肝胆，肝胆气机疏泄失常，胆汁外溢所致。大便溏，日行二三次，小便甚少，全身虚浮似肿，神疲短气，无汗而身凉，是因寒湿壅脾。舌质淡，苔白而腻，脉沉迟均是寒湿证表现。

　　[治则治法] 温阳化湿退黄。

　　[处方用药] 茵陈 30g，茯苓 15g，泽泻 10g，白术 15g，桂枝 10g，猪苓 10g，附子 10g，干姜 6g。初服日进 2 剂，3 天后诸症好转。继则日服 1 剂，3 周痊愈。

　　[临证特色] 刘氏处以茵陈五苓散。茵陈利湿退黄，茯苓、泽泻、白术、猪苓健脾利湿，桂枝温阳化气，加附子、干姜以温阳，阳气复则寒湿之邪自散。

　　[按语]

　　刘渡舟，原名刘荣先（1917—2001），辽宁省营口市人。16 岁正式拜师学医，凡七年之久，出师后悬壶于大连。1945 年来京，行医于钱粮胡同。1950 年，考入卫生部中医进修学校，学习西医基础知识及临床课程。1956 年，调入初建之北京中医学院（现北京中医药大学），历任伤寒教研室副主任、主任，古典医著教研室主任，金匮教研室主任，中医基础部负责人，《北京中医药大学学报》主编、名誉主编，北京中医药大学学术委员会委员等。刘渡舟从事中医教育工作近半个世纪，具有丰富的教学经验，是杰出的中医教育家，是国家教委首批核准的中医教授，也是我国首批中医硕士研究生导师和博士研究生导师，享受国务院颁发的政府津贴。他在教学、临证之余，笔耕不辍，著述颇丰，编写出版学术著作 30 余部，撰写发表学术论文 110 余篇。他所主持的国家卫生部课题"《伤寒论》整理研究"，荣获国家中医药管理局科技进步奖。多年来他积极致力于中医学术交流活动，筹建成立并主持了全国仲景学术专业委员会，曾多次组织国际、国内仲景学术交流大会，极大地推动了仲景学术的继承与发展。他还多次应邀东渡日本讲学，并赴新加坡、澳大利亚、中国香港等地访问交流，弘扬中医药学。

　　刘渡舟十分重视六经病提纲证的作用。《伤寒论》六经病证，各有提纲证一条。

提纲证是指能够反映出每一经络及其相关脏腑之生理、病理基本特点的证候群，对于某一经的辨证具有比较普遍的意义。例如，太阳病提纲证曰："太阳之为病，脉浮，头项强痛而恶寒。""脉浮"，是邪气客于肌表，人体正气抗邪于外的反映。"头项强痛"，是太阳经脉受邪，而经脉气血不利的反映，因为太阳经脉络脑下项，头项是太阳经脉所主之专位，故头项强痛是太阳经受邪独有的证候。"恶寒"与"脉浮"并见，是卫阳被伤，不能温煦肌表的反映。此一脉二证反映了太阳经病变的基本脉证特点，揭示了太阳主病在表的病变规律，因而，临床辨证只要掌握了提纲证，就能做到纲举目张，心中了然。此外，刘渡舟还认为六经辨证方法，原为邪气伤人而立论，并非只针对伤寒之一病。应该看到，辨证之法是从六经之体而求证，由于六经之体各异，与六经相互络属的各脏腑的生理、病理特点各不相同，所以每一经的证候特点也就随之不同。六经病提纲证反映了六经各自证候的共同特点，因此，掌握了六经病提纲证，不仅能够掌握其在伤寒病中的辨证规律，而且还可以将其扩大至杂病的辨证范围。正如清代医学家柯韵伯所说："仲景之六经，为百病立法，不专为伤寒一科。伤寒杂病，治无二理，咸归六经之节制。"对于《伤寒论》398条条文排列意义，刘渡舟认为《伤寒论》398条是一个有机的整体，在条文之间，或隐或现，或前或后，彼此间都有联系。

刘渡舟认为，研习《伤寒论》，一定要结合《黄帝内经》《神农本草经》和《金匮要略》诸书，这不但有利于全面正确地理解六经辨证理论体系，而且，在学习后世医家论著时，也就有源可寻，有本可依。他潜心研究数十年，撷古采今，旁涉诸家，结合自己的心得体会，著有《伤寒论通俗讲话》《伤寒论十四讲》《伤寒论诠解》《伤寒契要》《新编伤寒论类方》等书，有理论、有临床，深入浅出地介绍了《伤寒论》的六经辨证理论体系，深受广大读者欢迎。尤其是《伤寒论通俗讲话》与《伤寒论十四讲》二书，在国内多次重印，并被日本东洋学术出版社译成日文在日本出版发行。同时，他还任主编，组织编写了自研究《伤寒论》以来的第一部专门工具书——《伤寒论辞典》。

五、姚荷生医案

[案一]

胡某，女，32岁，1983年6月2日初诊。患者发热5天，体温波动在38～38.5℃之间，伴头痛项强，身体疼痛，口不渴，用西药治疗发热不退，乃请我出诊。就诊时，患者发热自汗，问其恶风否？患者矢口否认，但房间窗户全关闭，嘱其丈夫开窗，患者诉说怕风，干呕，视其舌苔白、质淡，切其脉浮数而弱，诊断为表虚受风，用桂枝汤治疗。桂枝10g，白芍10g，生姜3片，炙甘草6g，大枣6枚（擘）。二剂，每日一剂。嘱：服药期间避风，不食滑腻之物。患者服一剂热退恶风除，再剂诸症皆平。

[**直接病因**] 风邪袭表，营卫不和。

[**关键病机**] 本病病位在太阳经。病性属实、寒。太阳中风表证，大约六七天可自愈；有少数患者在症状减轻后，延至十二天左右方自愈；有的患者于患病数天后，转现热多寒少。

[**证候分析**] 本案为太阳中风表虚证。肌表感受外邪，毛窍仍欲闭拒而啬啬恶寒；欲闭而不能自充，藩篱空疏而淅淅恶风；此难开难合形成翕翕发热。太阳经脉上额交巅，入络脑，还出别下项，而风主疏泄、寒性凝敛，风邪夹寒束表故可压迫经脉而头痛项强。邪犯通体之卫气，营血因之阻滞，故而身体疼痛。舌苔白、质淡，脉浮数而弱，均是表寒证的表现。

[**治则治法**] 疏风散寒，和营解肌。

[**处方用药**] 桂枝 10g，白芍 10g，炙甘草 8g，生姜 10g，大枣 6g。注意此方煎煮宜微火。服药期间避风，不食滑腻之物。

[**临证特色**] 桂枝君芍药，是于发散中寓敛汗之意；芍药臣桂枝，是于固表中有微汗之道焉。生姜之辛，佐桂枝以解肌表；大枣之甘，佐芍药以和营里。甘草甘平，有安内攘外之能，用以调和中气。以桂、芍之相须，姜、枣之相得，借甘草之调和阳表阴里，气卫血营，并行而不悖，是刚柔相济以为和也。

[案二]

舒某，男，36 岁，1992 年 10 月 20 日初诊。头痛连项不适 3 天。缘于 3 天前，早晨起床时发现颈项强痛不适，头不能转动，痛连右肩，稍怕冷，口不渴，无汗，曾到医院按摩 2 次，强痛未缓解。苔白舌淡，脉浮。辨证为寒闭经脉，用葛根汤。葛根 10g，麻黄 3g，桂枝 10g，白芍 10g，生姜 3 片，大枣 5 枚，炙甘草 5g。服一剂，头项强痛减轻，三剂后诸证皆除。

[**直接病因**] 寒邪侵袭太阳经脉。

[**关键病机**] 本病病位在太阳经脉。病性属实寒。本证邪实正盛，邪浅在表，只要服药如法，每可一剂知，二剂已。

[**证候分析**] 本案为寒闭太阳经脉证。太阳经脉循身之背，上额交巅络脑，还出别下项，寒闭太阳经脉即出现头痛连项、痛连右肩。太阳主皮毛，寒闭皮毛，卫阳被郁，则出现怕冷、口不渴、无汗。苔白舌淡，脉浮均是表寒证的表现。

[**治则治法**] 发汗解表，升津疏经。

[**处方用药**] 葛根 10g，麻黄 3g，桂枝 6g，生姜 3 片，炙甘草 5g，白芍 10g，大枣 5 枚。以水适量，每日煎服两次。

[**临证特色**] 葛根解肌止痉，濡润筋脉，主治项背强。麻黄、桂枝解肌和营，祛邪外出。配伍白芍，一方面养血柔肝，使筋有所生，肝有所养；另一方面可通脉络，缓挛急，止疼痛。生姜之辛，佐桂枝以解肌表。大枣之甘，佐芍药以和营里。甘草甘平，有安内攘外之能，用以调和中气。

[**按语**]

姚荷生（1911—1997），江西南昌人。姚家世代业医，姚老少时师从清江名孝廉沈叔樵研修古文,18 岁拜清江名医谢双湖为师学医,20 岁回昌侍诊其叔（江西名医姚国美）3 年，1933 年遵叔命考入江西中医专门学校，1938 年以优等生毕业，后悬壶南昌，医名鹊起。新中国成立前，曾任吉安启轩中医学校教务主任兼《伤寒论》教员。新中国成立后，历任江西省康复医院管理局中医医疗组长，江西中医实验院副院长，江西中医学院院长、名誉院长、教授、主任医师、硕士研究生导师，兼任中华全国中医学会理事、江西分会副会长，中华医学会江西分会副会长，江西省人民代表大会常务委员，江西省政协常委，江西省科协常委等职。1990 年被国务院授予"国家有突出贡献专家"称号，并获政府特殊津贴。

　　姚老在临床上有三大特点，一重症状鉴别，二重脉诊，三重病机分析。姚老对《伤寒论》造诣很深，他说《伤寒论》概括起来有两大内容，一是辨证规律，二是论治原则（包括药物配伍典范），学《伤寒论》，要结合临床，要用伤寒的方剂，因为它不仅可以治疗急性热病，同时更主要是可以广泛治疗内科杂病。所以他很崇尚"在六经中求根本，不在病名上寻枝节"的名训。姚老重视症状鉴别，问诊详细，往往采取排斥返思法，了解疾病变化的全过程，重视新病久因的兼夹，以抓住现在症为主要矛盾，突出掌握现在症的症状鉴别特点。二是，重视脉诊，这是姚老临床的一大特色。他在诊脉时，一是重视浮、中、沉取法，二是注重寸、关、尺三部的诊候，强调病机与脉候的相应与不相应。脉诊在四诊中的作用，概括起来，姚老归纳为四方面，一是辨别病因，二是鉴定证候，三是辨明病机，四是判断预后。姚老指出，脉诊作为客观诊断依据之一，往往是辨证立法的关节点。有一位诊断为肝郁犯胃的患者，姚老见其脉弦，但两寸俱弱，即诊为肝郁犯胃，兼素禀气血两亏，以旋覆代赭石汤加瓦楞子、川厚朴，一剂气逆见平，再予平调气血的归芍四君图治。另外，姚老还重视病机分析。病机是掌握疾病证候的主要关键。姚老认为：分析病机要有标准，尺度；掌握邪正要知道深浅程度；分析病理转归要有阶段界限。只有层次分明，心中才有数。姚老说，要做到这些，首要是明理，理明才能辨证，洞察病机。姚老还重视医学教育工作，有很强的组织指导能力、演讲表达能力；知识渊博，平易近人；病案分析，条分缕析，旁征博引，详实可信；善用经方，效法前贤而俱创新。

　　早在新中国成立之初，为求中医学术实现科学化、规范化、系统化，姚老亲笔撰写《中医之自我检讨与自身改进》一文上书毛主席，坦诚建言献策，提出中医研究"一方面要全面搜集、系统整理、如实总结已有文献，以求较完整地继承前人经验；另一方面要尽量利用一切科学成就，严密求证，以求发挥祖国医学特色，充实崭新科学内容"的主张，受到政府的重视，当即得到卫生部复函肯定。1950 年，先生携此文参加中南区卫生工作会议，争取到了中央拨款，并在江西成立了全国第一家中医实验院。

第二节　温病病机及证治

一、吴有性医案

[案一]

朱海畴者，年四十五岁，患疫得下证，四肢不举，身卧如塑，目闭口张，舌上苔刺，问其所苦不能答，因问其子，两三日所服何药？云进承气汤三剂，每剂投大黄两许不效，更无他策，惟待日而已，但不忍坐视，更祈一诊。余诊得脉尚有神，下证悉具，药浅病深也。先投大黄一两五钱，目有时而少动，再投，舌刺无芒，口渐开能言。三剂舌苔少去，神思稍爽。四日服柴胡清燥汤，五日复生芒刺，烦热又加，再下之。七日又投承气养荣汤，热少退。八日仍用大承气，肢体自能少动。计半月，共服大黄十二两而愈。又数日，始进糜粥，调理两月平复。凡治千人，所遇此等，不过三四人而已，姑存案以备参酌耳。（《温疫论·因证数攻》）

[直接病因] 邪毒传胃，热毒壅盛，热实内结。

[关键病机] 病位在胃。病性属实、热。下之不当，病势反复。

[证候分析] 本案为患疫得下证。四肢不举，身卧如塑，目闭口张，舌上苔刺，问其所苦不能答为热结里实证表现。

[治则治法] 急下存阴，因证数攻。

[处方用药] 大黄、枳实、川厚朴、芒硝。

[临证特色] 患者因疫而四肢不举、身卧如塑、目闭口张、舌上苔刺，前医虽用承气，然药浅病深。吴有性首剂就用大黄一两五钱，患者"目有时而少动"较前"目闭口张"有所好转；第二剂后"舌刺无芒，口渐开能言"，不仅较前之"目闭口张"症明显改善，而且舌上芒刺减轻；三剂舌苔少去，神思稍爽。至于"四日服柴胡清燥汤"，是吴有性在"舌苔少去，神思稍爽"的权变之策，患者继而又现芒刺，吴氏再用承气，至第八日"肢体自能少动"，病情出现了根本好转。半月共服大黄十二两，医案生动地反映了医家巧妙地运用恒动思维治疗临床复杂病证的特点。

[案二]

时疫得下证，日久失下，日逐下利纯臭水，昼夜十数行，乃至口燥唇干，舌裂如断。医者误按仲景协热下利法，因与葛根黄连黄芩汤，服之转剧，邀予诊视，乃热结旁流，急与大承气一服，去宿粪甚多，色如败酱，状如黏胶，臭恶异常，是晚利顿止。次日服清燥汤一剂，脉尚沉，再下之，脉始浮，下证减去，肌表仅存微热，此应汗解。虽不得汗，然里邪先尽，中气和平，所以饮食渐进，半月后忽作战汗，表邪方解。盖因下利日久，表里枯燥之极，饮食半月，津液渐回，方可得汗，所谓积流而渠自通也。可见脉浮身热，非汗不解，血燥津枯，非液不汗。昔人以夺血无汗，今以夺液无汗，血液虽

殊，枯燥则一也。(《温疫论·夺液无汗》)

[**直接病因**] 瘟疫失下而致下利昼夜十数行，津血大伤。

[**关键病机**] 病位先在胃，后在太阳表。病性属虚实夹杂。下之得当，由里出表。

[**证候分析**] 口燥唇干，舌裂如断为热盛津伤证表现；下之后去宿粪甚多，色如败酱，状如黏胶，臭恶异常，是晚利顿止，再下之脉始浮，下证减去，肌表仅存微热，半月后忽作战汗，表邪方解。

[**治则治法**] 先急下存阴，后发汗（战汗）解表。

[**处方用药**] 大黄、枳实、川厚朴、芒硝。

[**临证特色**] 患者里证已除，肌表仅存微热。肌表微热本应得汗而解，因下利日久，表里枯燥之极，所以不得汗。饮食半月，津液渐回，忽作战汗，表邪方解。本案有两点启示：一是逐邪勿拘结粪，承气本为逐邪而设，非专为结粪而设；二是津血耗损可致作汗无源，津血充沛，汗源自足。此案说明肌表邪热不能得汗而解，要考虑汗源不足的情况，不能一味发汗解表。

[**按语**]

吴有性（1582—1652），字又可，号淡斋，明代姑苏洞庭人。明末，河北、山东、江苏、浙江，瘟疫流行，吴氏开始深入思考瘟疫病的致病因素、侵入途径、邪伏部位、传变方式、临床表现等，总结治疗方法，著成《温疫论》一书，标志着瘟疫学说的形成。临证创立了达原饮疏利募原，表里分消，大获奇效，在当时和后世产生了重大影响，成为温病学派的先驱之一。赵尔巽《清史稿》评论说，"当崇祯辛巳岁，南北直隶、山东、浙江大疫，医以伤寒法治之不效，有性推究病源，就所历验，著《温疫论》……古无瘟疫专书，自有性书出，始有发明"。受其影响，戴天章著《广瘟疫论》，从气色舌神脉五方面识别瘟疫，提出用汗下清和补治疗瘟疫，强调下不厌早，清法贯穿始终，补法用于善后，表里寒热虚实并见或余热未尽可用和法。余霖创制清瘟败毒饮，倡用石膏重剂清泻诸经表里之热治疗瘟疫。

吴有性根据瘟疫发病与传变规律，提出治疗瘟疫以逐邪为第一要义，即在瘟疫初起宜疏利募原，邪溃出表可辛凉发散，邪入胃腑当攻里通下，疫病后期注意养阴。对于瘟疫一日而有三变的急危重证，吴氏认为应不循常法，打破传统用药框框，采取"数日之法，一日行之"的紧急措施，方能挽救生命。吴氏特别重视大黄在下法中的作用，常常大剂量应用，认为"三承气功效俱在大黄"，"大黄本非破气药，以其润而最降，故能逐邪拔毒"。值得注意的是，吴氏强调应用下法治疗瘟疫勿拘于结粪，下证"不必悉具，但见舌黄，心腹痞满，便于达原饮，加大黄下之……实为开门祛贼之法，即使未愈，邪亦不能久羁……殊不知承气本为逐邪而设，非专为结粪而设也，必俟其粪结，血液为热所搏，变证迭起，是犹养虎遗患……结粪一行，气通而邪热乃泄。"

二、吴鞠通医案

[案一]

乙丑年七月十一日，史，二十二岁。温毒三日，喉痛胀，滴水不下，身热脉洪数，先以代赈普济散五钱煎汤，去渣漱口与喉，噙化少时，俟口内有涎，即控吐之。再嗽、再化、再吐，如是者三五时，喉即开，可服药矣。计用代赈普济散二两后，又用五钱一次与服，每日十数次，三日而喉痛止，继以玉女煎五帖，热全退，后用复脉汤七帖收功。

代赈普济散方：主治温毒、喉痹、项肿、发疹、发斑、温痘、牙痛、杨梅疮毒，上焦一切风热、皮毛痱痤等证。如病极重者，昼夜服十二包，至轻者服四包，量病增减。如喉痹滴水不下咽者，噙一大口，仰面浸患处，少时有稀痰吐出，再噙再吐，四、五次喉即开。服药后如大便频数，甚至十数次者，勿畏也，毒尽前愈。如服三、五次，大便尚坚结不通者，每包可加酒炒大黄五六分，或一钱。苦桔梗十两，牛蒡子八两，炒黄芩六两，（炒），人中黄四两，荆芥穗八两，金银花一两，蝉蜕六两，马勃四两，板蓝根四两，薄荷四两，玄参十两，大青叶六两，炒黑生大黄四两，（炒黑），连心连翘十两，（连心），僵蚕六两，射干四两。右药为粗末，每包五钱，小儿减半，去渣服。

按：此方用东垣普济消毒饮，去直升少阳、阳明之升麻、柴胡，直走下焦之黄连，合化清气之培赈散，改名曰代赈普济散。大意化清气，降浊气，秽毒自开也。方名代赈者，凶荒之后，必有温疫，凶荒者赈之以谷，温疫者赈之以药，使贫者病者皆得食赈，故方名代赈也。（《吴鞠通医案·温毒》）

[**直接病因**] 感受温毒之邪，热盛伤阴。

[**关键病机**] 病位在肺。病性先属实、热，后属虚、热。

[**证候分析**] 温毒三日，出现喉痛胀、滴水不下、身热脉洪数为热毒内攻之表现。低热不退、脉细数等症为热盛伤阴之表现。

[**治则治法**] 先清热解毒，后养阴清热。处方用药先用代赈普济散漱口，再用代赈普济散口服；继用玉女煎养阴清热；热全退后用复脉汤养阴复脉。

[**临证特色**] 温邪多伤及阴液，所以清热之后要注意养阴。

[案二]

王氏，二十三岁，甲子五月十一日。温毒颊肿，脉伏而象模糊，此谓阳证阴脉。耳、面目前后俱肿，其人本有瘰疬，头痛，身痛，谵语，肢厥，势甚凶危，议普济消毒饮法。连翘一两二钱，牛蒡子八钱，金银花两半，荆芥穗四钱，桔梗八钱，薄荷三钱，人中黄四钱，马勃五钱，玄参八钱，板蓝根三钱。共为粗末，分十二包，一时许服一包，芦根汤煎，去渣服，肿处敷水仙膏，用水仙花根去芦，捣烂敷之，中留一小口，干则随换，出毒后，敷三黄二香散。黄连一两，黄柏一两，生大黄一两，乳香五钱，没药五钱。上用极细末，初用细茶汁调敷，干则易之，继用香油调敷。十二日脉促，即于前方内加生石膏三两，知母八钱。十三日即于前方内加犀角八钱，黄连三钱，黄芩六钱。十四日于前方内加大黄五钱。十五日于前方内去大黄，再加生石膏一两。十六日于前方内加金汁半茶杯，分次冲入药内服。十八日脉出身壮热，邪机向外也。然其势必凶，当静以镇之，勿事荒张，稍有谵语，即服牛黄清心丸一二丸。其汤药仍用前方。二十日肿消热退，脉亦静，用复脉汤七帖，全愈。(《吴鞠通医案·温毒》)

[直接病因] 感受风热疫毒之邪。

[关键病机] 病位在肺胃。病性属实、热。病势治疗得当，肿消热退。

[证候分析] 风热疫毒之邪攻于头面，故见颊肿，耳、面目前后俱肿。头痛、身痛、谵语、肢厥均为里热炽盛、热深厥深之症。

[治则治法] 先清热解毒，疏风散邪；后养阴生津。

[处方用药] 先普济消毒饮加减，危急用牛黄清心丸救急，后复脉汤养阴。

[临证特色]《成方便读》："大头瘟，其邪客于上焦。故以酒炒芩、连之苦寒，降其上部之热邪；又恐芩、连性降，病有所遗，再以升、柴举之，不使其速下；僵蚕、马勃解毒而消肿；鼠、元、甘、桔利膈以清咽；板蓝根解疫毒以清热；橘红宣肺滞而行痰；连翘、薄荷皆能轻解上焦，消风散热。合之为方，岂不名称其实哉！"本证多由风热疫毒之邪，壅于中焦，发于面部所致，治疗以清热解毒、疏风散邪为主，再根据病情，调整用药，直到邪退于外，肿消热退，后用复脉汤养阴。

[按语]

吴鞠通(1758—1836)，名瑭，字鞠通，江苏省淮安市淮安区人。他一生经历多次瘟疫流行，亲人亦有死于温病者，因而致力于温热病的研究。吴鞠通认为吴有性的《温疫论》虽议论宏阔，发前人所未发，但其治法，未免支离驳杂，而惟有叶天士持论平和，立法精细，但有医案散见于杂症之中，人多忽之而不深究，因而潜心钻研，结合自己的临证体验，考之《黄帝内经》《伤寒论》诸书，结合历代医家对温病的认识，著成《温病条辨》一书。《温病条辨》专门论述温病，使温病学从理论到临床更臻于完善，较叶桂、薛雪之说又前进了一步，成为传叶、薛之学论述温病的专书。

三焦辨证是吴氏温病学说的核心。吴鞠通巧妙地将六经辨证和卫气营血辨证的内容相融合，以三焦为纲，分上下之浅深，继以六经分脏腑经络之不同，再以卫气营血分表里之次第，形成纵横交错的立体辨证体系，同时详细地阐述了温邪的横向传变方式，并明确提出了温邪有纵向传变的特点。在三焦的治疗与指导用药上，吴氏也提出了自己的见解，其治疗上焦心肺病证所用之药，多是质地极轻且具芳香之气的花、叶、壳之品，如金银花、连翘、竹叶、薄荷等；治疗中焦脾胃病证，吴氏注重调理脾胃气机，用药力求适其所宜，使升者自升，降者自降，达于平衡；而对于下焦的病证，吴氏认为非质轻味薄上浮之品所能胜任，常须重用浓浊厚味，或加贝介重镇之品，使其沉下，达于肝肾，填补精血，潜阳息风。吴氏将温病分为九种，归为两类。其中，风温、温热、瘟疫、温毒、冬温、秋燥属于"纯热不兼湿"的温热类；湿温、暑温、伏暑属于"温病之夹湿"的湿热类。当湿温病势不甚显张，中焦病最多，当以中焦求之；在湿热类的治法上，提出"忌柔喜刚"的原则，主张"湿为阴邪，非温不化""气化湿亦化"；在宣气化湿中，重视上焦。

养阴清热也是吴氏治疗温病的一大特色。他将津液的存亡看成温病或死或愈的关键，并创立一甲、二甲、三甲复脉汤。当下后阴虚而防滑脱者，当用一甲养而涩之；当阴虚而阳不潜者，当用二甲养而镇之；当阴虚而不能上济于心者，则用三甲养而济之。三个复脉汤养阴则一，却有涩、镇、济之不同。同一加减复脉汤，仅在牡蛎、鳖甲、龟板三种同类药物之间做了一些调整，其不同的效用若此，非学养与经验并富者，实不足以窥其堂奥。此外，吴氏还创立了增液润肠以护胃津的增液汤，治疗肺胃津伤的五汁饮、雪梨浆，治疗肝肾阴伤虚风暗动的大小定风珠等，对温病养阴之法，可谓备至矣。

三、王士雄医案

[案一]

范蔚然八月患感旬余，诸医束手。孟英治之，见其气促音微，呃逆自汗，饮水下咽，随即倾吐无余，曰：伏暑在肺，必由温散以致剧也。盖肺气受病，治节不行，一身之气，皆失其顺降之机，即水精四布，亦赖清肃之权以主之，气既逆而上奔，水亦泛而上溢矣。但清其肺，则诸恙自安。阅前服诸方，始则柴、葛、羌、防以升提之，火借风威，吐逆不已；犹谓其胃中有寒也，改用桂枝、干姜以温燥之，火上添油，肺津欲绝，自然气促音微；疑其虚阳将脱也，径与参、归、蛤蚧、柿蒂、丁香以补而纳之，愈补愈逆，邪愈不出，欲其愈也难矣。亟屏前药，以泻白散合清燥救肺汤，数服而平。【论证尽于原案。生桑白皮三钱，地骨皮四钱，生甘草三钱，姜炒川连八分，北沙参八钱，花麦冬三钱，冬桑叶四钱，苦杏仁泥一钱五分，鲜枇杷叶三钱（刷，包），清阿胶二钱（炖，和服）。】（《王孟英医案绎注·卷一》）

[直接病因] 燥热伤阴，肺失宣降。

[关键病机] 病位在肺。病性属虚实夹杂。治疗得当，病势向愈。

[证候分析] 八月，秋燥。"饮水下咽，随即倾吐无余"，何以知其病在肺而不在胃？肺经下络大肠，还循胃口，故可有饮水而吐之症。气促音微、呃逆自汗，为燥热伤阴，肺失宣降。

[治则治法] 清泻肺热，养阴生津。

[处方用药] 生桑白皮三钱，地骨皮四钱，生甘草三钱，姜炒川连八分，北沙参八钱，花麦冬三钱，冬桑叶四钱，苦杏仁泥一钱五分，鲜枇杷叶三钱（刷，包），清阿胶二钱（炖，和服）。

[临证特色] 虚实夹杂，治以泻热救阴，清、宣、润、降四法并用。王子接《绛雪园古方选注·卷中》曰："肺气本辛，以辛泻之，遂其欲也。遂其欲当谓之补，而仍云泻者，有平肺之功焉。"柯琴曰："古方用香燥之品以治气郁，不获奏效者，以火就燥也。惟缪仲淳知之，故用甘凉滋润之品，以清金保肺立法。喻氏宗其旨，集诸润剂而制清燥救肺汤，用意深，取药当，无遗蕴矣。"

[案二]

庄芝阶，年七十矣，患间疟，寒则战栗，热则妄言。孟英视之，脉弦数而促，苔黑口干，是素有热痰，暑邪内伏。予知母、花粉、玄参、石斛、黄芩、竹茹、连翘、海蜇、芦菔、莲子心等药，数啜而瘳。至仲冬感冒风邪，痰嗽头疼，不饥寒栗，自服羌、苏、荆芥药二剂，势益甚，而口渴无溺。孟英切其脉，与季秋无异，但兼浮耳。证属风温，既服温散，所谓热得风而更炽也。舌绛无津，亟宜清化。以桑叶、枇杷叶、栀子、知母、冬瓜子、玄参、菊花、花粉、贝母、梨汁为剂。投匕即减，旬日而痊。【前证为热实阴虚，方义泻热救阴，后证为温散劫津，方义清化凉肺，似同实异。前方：酒炒知母四钱，南花粉五钱，玄参片一两（泡煎，去渣），石斛一两（先煎），酒炒枯芩一钱半，姜竹茹三钱，连翘壳三钱，淡海蜇二两（先煎），芦菔八钱（切），莲子心一钱。后方：冬桑叶四钱，鲜枇叶三钱（刷、包），黑栀皮三钱，酒炒知母三钱，生冬瓜子四钱，玄参片八钱（泡冲、去渣），南花粉四钱、川贝五钱（杵），整北梨一两（打汁去渣冲服）。】(《王孟英医案绎注·卷十》)

[**直接病因**] 感冒风邪，过用风药，风燥伤肺。

[**关键病机**] 病位在肺。病性属实、热。治疗得当，病势向愈。

[**证候分析**] 本证属风温。感冒风邪，痰嗽头疼，不饥寒栗，脉浮。自服风药后，出现口渴无溺、舌绛无津，则是风燥伤肺之证。

[**治则治法**] 疏风清肺，养阴润燥。

[**处方用药**] 酒炒知母四钱，南花粉五钱，玄参片一两（泡煎，去渣），石斛一两（先煎），酒炒枯芩一钱半，姜竹茹三钱，连翘壳三钱，淡海蜇二两（先煎），芦菔八钱（切），莲子心一钱。后方：冬桑叶四钱，鲜枇叶三钱（刷、包），黑栀皮三钱，酒炒知母三钱，生冬瓜子四钱，玄参片八钱（泡冲、去渣），南花粉四钱、川贝五钱（杵），整北梨一两（打汁去渣冲服）。

[**临证特色**] 本症因温散劫津，治宜清化凉肺。用药以疏风清肺、养阴润燥为主，给邪以出路，又不伤正。知母、石斛之品滋阴，桑叶、枇杷之品润肺止咳。

[**按语**]

王士雄（1808—1868），字孟英，又字篯龙，号梦隐（一作梦影），又号潜斋，别号半痴山人、睡乡散人、随息居隐士、海昌野云氏（又作野云氏），生于浙江钱塘（今杭州市），远祖系安化（今甘肃省庆阳市）人。王孟英代表作颇多，有《温热经纬》《随息居重订霍乱论》《随息居饮食谱》《归砚录》《潜斋医话》《王氏医案》等。其中最著名的代表著作是《温热经纬》，全书共五卷，收集了多种温病学著作，以《黄帝内经》、仲景等说为经，以叶天士、薛雪、陈平伯、余师愚等说为纬，汇集了十九世纪五十年代以前温病学诸名家的主要学术观点，集其大成。本书卷五附有常用方剂一百一十三首，并集录历代诸贤对这些内容的解释，其中间有个人的评注，阐发己见，以使后学了解温病学说的渊源、发展及其主要内容，具有总结温病学说的意义。

王氏强调新感与伏气温病的不同。王氏指出，叶氏卫气营血的传变形式，是指一般外感温病，若伏气温病，由里出表，乃先从血分而后达气分，故起病之初，往往舌润而无苔垢，但察其脉软而或弦，或微数，口未渴而心烦恶热，即宜投以消解营阴之药，迨邪从气分而化，苔始渐布，然后再清其气分可也。伏邪重者，初起即舌绛咽干，甚有肢冷脉浮之假象，亟宜大清阴分伏邪，继必厚腻黄浊之苔渐生，此伏邪与新感先后不同之处。从临床上分辨新感与伏气温病，王氏的论述是十分详尽的。

　　王氏临证喜用甘寒养阴之品，热为阳邪，最易伤津耗液，阴液的存亡，决定了疾病的转归。他认为胃中津液不竭，人必不死；若耗尽而阴竭，如旱苗之根，叶虽未枯，亦必死无疑。因此，"凡治感证，须先审其胃汁之盛衰，如邪渐化热，即当濡润胃腑，俾得流通，则热有出路，液自不伤，斯为善治"，用药主张"专宜甘寒以充津液，不当参用苦燥"。临证，王氏多选石斛、沙参、西洋参、天花粉、麦冬、玄参、生地黄等甘寒养阴；尤喜用梨汁、甘蔗浆、西瓜汁、藕汁等果汁，甘凉生津。

四、蒲辅周医案

[案一]

　　张某，男，2 岁，1959 年 3 月 10 日因发热三天住某医院。住院检查摘要：白细胞总数 $27.4×10^9$/L，中性粒细胞 76%，淋巴细胞 24%，体温 39.9℃，听诊两肺水泡音。诊断：腺病毒肺炎。病程与治疗：住院后，曾用青、链、合霉素等抗生素药物治疗。会诊时，仍高烧无汗，神昏嗜睡，咳嗽微喘，口渴，舌质红，苔微黄，脉浮数，乃风温上受，肺气郁闭，宜辛凉轻剂、宣肺透卫，方用桑菊饮加味。处方：桑叶一钱，菊花二钱，连翘一钱五分，杏仁一钱五分，桔梗五分，甘草五分，牛蒡子一钱五分，薄荷八分，苇根五钱，竹叶二钱，葱白三寸，共进两剂。药后得微汗，身热略降，咳嗽有痰，舌质正红，苔薄黄，脉滑数，表闭已开，余热未彻，宜予清疏利痰之剂。处方：苏叶一钱，前胡一钱，桔梗八分，桑皮一钱，黄芩八分，天花粉二钱，竹叶一钱五分，橘红一钱，枇杷叶二钱，再服一剂。微汗续出而身热已退，亦不神昏嗜睡，咳嗽不显，唯大便两日未行，舌红减退，苔黄微腻，脉沉数，乃表解里未和之候，宜原方去苏叶加枳实一钱，莱菔子一钱，麦芽二钱。服后体温正常，咳嗽已止，仍未大便，舌中心有腻苔未退，脉滑数，乃肺胃未和，拟调和肺胃、利湿消滞。处方：冬瓜仁四钱，杏仁二钱，薏苡仁四钱，苇根五钱，炒枳实一钱五分，莱菔子一钱五分，麦芽二钱，焦山楂二钱，建曲二钱。服二剂而诸证愁平，食、眠、二便俱正常，停药食养痊愈出院。

　　按：叶天士谓"风温上受，首先犯肺"，故以桑菊清轻辛凉之剂，宣肺以散上受之风，透卫以清在表之热。二剂即得微汗，再剂即身热已退，慎勿见其为腺病毒肺炎，初起即投以苦寒重剂，药过病所，失去清轻透达之机，则反伤正阳，易使轻者重，重者危，因思吴鞠通所谓"治上焦如羽"，实为临床经验之谈。（《蒲辅周医案·风温犯肺》）

　　[**直接病因**] 外感风温之邪。

　　[**关键病机**] 本病病位在肺胃。病性属实热。一般预后好，若治疗失当，其转归由实转虚，虚实兼夹，由肺脏而及脾、肾，正所谓肺不伤不咳，脾不伤不久咳，肾不伤不

喘，病久则咳喘并作。

[**证候分析**] 温热之邪内闭，津液不得外达，故高烧无汗。温热邪气上扰神明，故神昏嗜睡。风热袭肺，肺失清肃则咳嗽微喘、口渴。舌质红、苔微黄、脉浮数均是风温表证的表现。

[**治则治法**] 疏风散热，化湿和胃。

[**处方用药**] 先桑菊饮加减，后化湿和胃药。

[**临证特色**] 药用辛凉清轻之剂，宣肺以散上受之风，透卫以清在表之热，贯彻"治上焦如羽"的治疗原则。

[案二]

　　傅某，女，30 岁，1956 年 8 月 25 日住某医院，诊断为流行性乙型脑炎。住院检查摘要略。病程与治疗：病已六日，初起头痛如裂，身微痛，高烧恶寒，食欲不振。曾连服大剂辛凉甘寒及犀、羚、牛黄、至宝、紫雪、安宫诸品，病势始终不减，并迅速发展。会诊时仍持续高烧，头剧痛，身微痛，头有微汗而身无汗，呕吐，下利灰白稀水，腹不痛，小便短黄，神倦目涩，烦闷，口苦，渴不思饮，舌苔薄白，中心黄腻，边质红，月经刚过十日，今日再见，脉象两寸浮数，右关沉数短涩，左关弦数，两尺沉数。观其脉证原属暑温夹风，其头身痛、脉浮系乎风，其心烦、舌赤苔黄、口渴发热由于暑，因服寒凉太过，冰伏其邪留而不解，脾胃受伤，热入厥阴，迫血妄行，并乘虚而内陷阳明、太阴，形成两脏（太阴脾经、厥阴肝经）一腑（阳明胃经）并病，此时急须温太阴、清厥阴、和阳明，温清和三法并用。方以二香、左金合苦辛为治。处方：鲜藿香三钱，香薷二钱，川黄连一钱五分，吴茱萸五分，法半夏三钱，郁金二钱，佩兰三钱，钩藤四钱，蒺藜四钱，鲜佩叶一两，竹茹三钱，生姜二钱，伏龙肝二两（先煎取澄清液煎药），浓煎，取 80mL，每服 10mL，一小时一服，因吐甚不纳，故少量而频进。一剂诸证皆平，后以调和脾胃养阴益气而愈。本例援用吴鞠通所谓"过用苦寒，致伤脾阳，亦间有少用刚者"之意，实为应变之法，非治脑炎常用之方。（《蒲辅周医案·暑温夹风》）

[**直接病因**] 外感暑温，又服寒凉药太过，邪陷厥阴、太阴、阳明。

[**关键病机**] 本病病位在太阴、厥阴、阳明。病性属实，寒热夹杂。本病寒邪直中阴经，病势严重，治不宜缓。

[**证候分析**] 本案为暑温夹风。高烧、头剧痛、身微痛、头有微汗而身无汗，因外感暑温夹风之邪。呕吐、下利灰白稀水、腹不痛、小便短黄、神倦目涩，因过用寒凉，损伤脾胃。烦闷、口苦，因热入厥阴肝经所致。渴不思饮、舌苔薄白、中心黄腻、边质红均是暑温证的表现。

[**治则治法**] 温太阴、清厥阴、和阳明，温清和三法并用。

[**处方用药**] 鲜藿香三钱，香薷二钱，川黄连一钱五分，吴茱萸五分，法半夏三钱，郁金二钱，佩兰三钱，钩藤四钱，蒺藜四钱，鲜佩叶一两，竹茹三钱，生姜二钱，伏龙肝二两（先煎取澄清液煎药）。浓煎，取 80mL，每服 10mL，一小时一服。

[**临证特色**] 本方乃苦辛温为主，减少药量，使其徐徐浸入，以期受纳吸收。由于

病势严重，治不宜缓，所以药需频进，每小时 10mL，量不过重，运药之力亦强。

[按语]

蒲辅周（1888—1975），原名启宇，四川省梓潼县人，出身世医之家，早期学习儒学，后因家庭经济窘迫，跟从祖父临诊，18 岁便悬壶于乡里。他牢记前人"医乃仁术"的教诲，将名字改为辅周，取辅助贫弱、周济患者之意。新中国成立之初，蒲辅周来到中医研究院，开展科研、教学和医疗工作。蒲氏一生治学严谨，医理扎实，擅长从唯物辩证法的角度阐发经义，临证经验丰富，精于内、妇、儿科，尤善治热病。其著作主要有《蒲辅周医案》《蒲辅周医疗经验》《流行性乙型脑炎》《中医对几种妇女病的治疗法》《中医对几种传染病的辨证论治》等多种。

蒲氏在温病学上的成就主要体现在其对外感热病的认识和治疗方面。蒲氏说：伤寒、温病首见于《黄帝内经》，谓热病皆伤寒之类；《难经》则曰伤寒有五，直接把温病系于伤寒之下。他认为虽然伤寒和温病自金元以来被分为两大派别，但其实并未严格分开过，因此，他极力摒弃此种偏见，主张扬长避短，两者互为充实。蒲氏认为辨清伤寒与温病的同异很重要，前人说"始异终同"，蒲氏却谓"始异中同终仍异"。伤寒与温病早期其病皆在表，但治法不同，一个辛温解表，一个辛凉透表，当二者开始传变，皆传入阳明，中期治法相同，进一步传变，又发生改变，应细加区别。对于治疗温病，蒲氏认为应以表与透第一要义，以存津液为治疗根本。对于外感热病，蒲氏认为治疗该病必须掌握季节性，二十四节气被他细分为六气。大寒、立春、雨水、惊蛰四节气六十天分为初之气，他将此阶段的外感病称为温病或春温、风温；春分、清明、谷雨、立夏为二之气，该阶段的温热病与西医病毒性感冒症状大致相同；小满、芒种、夏至、小暑为三之气，温发展成热，热发展为火，到该阶段，外感病都在暑热范围；而大暑、立秋、处暑、白露为四之气，此阶段的外感病称为暑温；秋分、寒露、霜降、立冬为五之气，叫秋燥；小雪、大雪、冬至、小寒为终之气，虽然这时候伤寒较多，但冬季亦有伏暑，需要注意区分。就六气为病的特点，蒲氏也提出了相应的治疗措施。初之气，有轻有重，一般以解表为主，例如银翘散，用药不宜苦寒，怕冰伏于邪；二之气，以表里双解为主，例如银翘散加葱豉汤；三之气，以升降散为主，若用暑药，量宜轻；四之气，湿温方最宜，例如正气散；五之气，若时令正常，则无温燥，若秋阳过盛，用药宜润，例如清燥救肺汤；终之气，则温病较少，一般是伏温。治疗外感温病方面，总体以宣透邪气为重，但要顾惜阴液，护胃。在蒲氏的著作中，他认为一般外感热病的治疗原则与麻疹、肺炎的治疗原则无大异。《蒲辅周医案》所选的 120 个典型病例中，属温病范畴的就有 53 例，可见蒲氏对温病治疗的重视。

五、秦伯未医案

[案一]

姚女士，9 月 2 日。胸闷纳呆，神疲乏力，头眩，腹痛，大便溏薄，脉濡。湿浊食滞交阻肠胃，气机不利，运化失职，治以芳化畅中。藿香梗 8g，炒枳壳 8g，炒竹茹

8g，新会皮 8g，白蔻仁 3g，黄郁金 10g，大腹皮 10g，煨木香 3g，焦楂炭 10g，炒麦芽 10g，炒谷芽 10g，荷叶 1 方。二诊 9 月 3 日，昨投芳化畅中，腹痛便溏已止，头晕神疲力乏食呆仍在，胸宇不畅，湿浊内蕴三焦升降之机，再拟芳香泄化。藿香梗 8g，白蒺藜 10g，新会皮 8g，白蔻仁 3g，炒竹茹 8g，炒枳壳 8g，黄郁金 8g，煅石决 12g，赤茯苓 10g，白苓 10g，香橼皮 8g，生谷芽 10g，熟谷芽 10g。三诊 9 月 7 日，数日来头痛甚剧，内热，胸闷，食入泛漾，欲吐不吐，经行后期，淋漓不断，风热肝火交郁，胃气亦失清降，脉象弦数。先予清泄。大川芎 3g，冬桑叶 10g，杭菊花 8g，蔓荆子 8g，白蒺藜 10g，嫩钩藤 10g（后入），煅石决明 12g，江枳壳 8g，炒竹茹 8g，淡黄芩 8g，赤茯苓 12g。四诊 9 月 9 日，或觉烘热或觉凉寒，头痛甚剧，胸宇闷，口淡，腰酸，小腹气攻隐痛，脉弦数。肝脏气火郁结，失其条达之性，治以清肝调气。银柴胡 3g，薄荷尖 3g（后入），冬桑叶 8g，杭菊花 8g，蔓荆子 10g，白蒺藜 10g，炒枳壳 8g，川楝子 8g，黄郁金 10g，煅石决 12g，荷蒂 2 枚。（《秦伯未医学名著全书·谦斋医案选编》）

[直接病因] 饮食不节，湿浊食积交阻胃肠。

[关键病机] 本病病位始在胃肠，后弥漫三焦，病性属实。

[证候分析] 胸闷纳呆，神疲乏力，头眩，腹痛，大便溏薄，脉濡，均为湿邪困脾，食滞胃肠所致；二诊腹痛便溏已止，头晕，神疲，力乏，食呆，胸宇不畅，则为湿浊内蕴三焦，气机升降失常所致；三诊头痛，内热，胸闷，食入欲吐不吐，经行后期，淋漓不断，辨为风热肝火交郁，当以疏肝清泄。

[治则治法] 先芳化畅中，后芳香泄化，后疏肝清热。

[处方用药] 芳化畅中用藿香、枳壳、陈皮、白蔻仁、炒麦芽、炒谷芽、荷叶等；芳香泄化用藿香、陈皮、白蔻仁、枳壳、赤白茯苓等；疏肝清热用川芎、桑叶、菊花、蔓荆子、白蒺藜、钩藤、煅石决、枳壳、竹茹、黄芩等。

[临证特色] 多用藿香芳香化湿，茯苓淡渗利湿。

[案二]

陈先生，9 月 30 日，湿温过后，已然两月。刻诊：脉象细滑而数，舌苔白腻，身热不扬，头胀，口干，不思饮食，食入痞滞。新感时邪，湿浊内蕴，治以清疏芳化。清豆卷 12g，冬桑叶 8g，青葛根 8g，制厚朴 3g，淡黄芩 8g，焦栀皮 8g，省头草 8g，炒枳壳 8g，淡竹茹 8g，采云曲 10g，赤茯苓 12g。二诊 10 月 1 日，身热不解，头胀，口内干苦不思饮水，脉象滑数，苔腻淡黄。病后体虚未复，又因劳顿有复发之势，再与清泄化浊，勿轻视之。清豆卷 12g，鸡苏散 12g，冬桑叶 8g，香青蒿 8g，炒牛蒡 6g，浙贝母 6g，川厚朴花 3g，淡黄芩 8g，光杏仁 10g，赤茯苓 12g，江枳壳 8g（竹茹 8g 同炒）。三诊 10 月 4 日，投芳化清解，身热已淡，纳食渐增，口腻肢软，乏力，苔黄，脉濡数。体虚未复，湿热余邪稽留难化，法予清化可也。冬桑叶 8g，佩兰梗 6g，炒牛蒡 6g，新会皮 8g，炒枳壳 8g，炒竹茹 8g，仙半夏 10g，光杏仁 10g，赤茯苓 10g，焦薏米 12g，丝瓜络 8g。（《秦伯未医学名著全书·谦斋医案选编》）

[直接病因] 湿温过后，复感时邪，湿热内蕴。

[关键病机] 本病病位在中焦脾胃，病性属实热。湿热困阻脾胃，经治病渐向愈，恢复期多表现为余邪留恋，胃阴受伤之候，当清涤余邪、醒胃扶正为主治疗。

[证候分析] 湿温过后，新感时邪，湿热内蕴，症见身热不扬、头胀、口干口苦、不思饮食、食入痞滞。

[治则治法] 芳香化湿，清热和胃。

[处方用药] 化湿用清豆卷、桑叶、葛根、厚朴、佩兰、枳壳、神曲、赤茯苓等；清热用黄芩、栀子等；健脾和胃可加薏仁。

[临证特色] 秦氏认为治疗湿温应当抓住其发病和传变为重点。他认为湿温就是温邪夹湿的一个证候，因此治疗湿温就是在清热的基础上加入化湿之品。常用化湿药有厚朴、佩兰、枳壳、神曲、赤茯苓等；清热药有黄芩、栀子等。

[按语]

秦伯未（1901—1970），原名之济，号谦斋，江苏上海市人。出身儒医世家，1919年入上海中医专门学校，在名医丁甘仁门下攻读中医。由于家庭熏陶，耳濡目染，他自幼即酷爱文典医籍，凡经史子集、诸家医典、诗词歌赋、琴棋书画，无所不涉，为日后研读医理并在中医学术上取得巨大成就筑下了坚实基础。秦氏一生治学严谨，精研经典，汇集各家之长，善于提炼与总结，逐渐形成了自己独特的学术思想和临床经验。秦氏重视对《黄帝内经》的研究，将其原文整理成生理学、解剖学、诊断学、方剂学等7章，病证则分为伤寒、湿暑、热病等37类，并将二者之间的异同进行比较；同时秦氏也重视运用脏腑辨证的诊治手段，倡导建立寒温统一的外感病学，主张以中医的理法治疗西医诊断的疾病。秦伯未著作颇多，代表作有《秦氏内经学》《内经类证》《内经知要浅解》《清代名医医案精华》《清代名医医话精华》《中医入门》《谦斋医学讲稿》等。

秦氏对温病的见解早在1939年《中医疗养专刊》杂志上所发表的《温热病之八大时期》一文中即有体现。秦伯未把温病分为恶寒期、化热期、顺传期、逆传期、伤阴期、发疹期、痉厥期、死亡期八个时期来诊治，并附有三十九首处方，经过多年临床的经验总结，秦氏对于温病的见解升华于《谦斋医学讲稿·温病一得》中。该书成于1964年，全书选录作者有关中医学术方面的讲稿十二篇，包括脏腑发病及用药法则提要、五行学说在临床上的具体应用、气血湿痰治法述要、种种退热治法、温病一得、论肝病、感冒论治、水肿病的基本治法及其运用、腹泻的临床研究、痛症的治疗、运用中医理法治疗西医诊断的疾病、漫谈处方用药等。秦氏将温病从病因、分类、性质、传变四方面进行阐述。他认为风温应当抓住风温发病和传变的途径为重点，治疗风温证可以分为恶风、化热、入营、伤阴四个时期，同时将四个时期结合八纲辨证、三焦辨证、卫气营血辨证、脏腑辨证和主证、主治、主方来辨证分析。秦氏认为湿温就是温邪夹湿的一个证候，治法也就是在清温的基础上加入化湿。秦氏整理了几个湿温病的重要证候，包括发热、白㾦、神昏、便溏、足冷、伤津，对此也提出了相应的治法。

第七章　内伤病机临证精华 ▷▷▷

第一节　脏腑病机及证治

一、李东垣医案（脾）

[案一]

戊申六月初，枢判白文举年六十二，素有脾胃虚损病，目疾时作，身面目睛俱黄，小便或黄或白，大便不调，饮食减少，气短上气，怠惰嗜卧，四肢不收。至六月中，目疾复作，医以泻肝散下数行，而前疾增剧。予谓大黄、牵牛，虽能除湿热，而不能走经络；下咽不入肝经，先入胃中。大黄苦寒，重虚其胃；牵牛其味至辛，能泻气，重虚肺本，嗽大作，盖标实不去，本虚愈甚。加之适当暑雨之际，素有黄证之人，所以增剧也。此当于脾胃肺之本脏，泻外经中之湿热，制清神益气汤主之而愈。（《脾胃论·卷下》）

[**直接病因**] 脾虚湿困，苦寒利下，重虚脾胃。

[**关键病机**] 病位在脾（胃）肺。病性属本虚标实。

[**证候分析**] 本案患者原有黄疸，并发目疾，并且在病变之始就有饮食减少、气短上气、大便不调等脾胃气虚证候。后由于攻下太过，徒伤脾肺之气，致使湿不得化，热不得清，因而前疾增剧。

[**治则治法**] 补中益气，清热燥湿。

[**处方用药**] 茯苓二分，升麻二分，泽泻三分，苍术三分，防风三分，生姜五分，青皮一分，橘皮二分，生甘草二分，白芍药二分，白术二分，人参五分，黄柏一分，麦冬二分，五味子三分。

[**临证特色**] 本方茯苓、泽泻渗湿热于下；升麻、防风、生姜助风以胜湿，鼓舞阳气而外行经络；白术、人参、甘草补脾胃而固根本；白芍敛耗散之阴；青皮、陈皮利肝脾之气；生脉散急救津液；加黄柏配苍术以清湿热。本方补脾胃升阳气，标本兼治，升降协调。东垣认为，九窍为五脏所支配，若脾胃气虚，不能运化水湿，上下升降枢机运转失常，则阴火上乘，使湿浊不化，清阳不升，九窍为之不利，旧疾则会因之而发，遂用调和脏腑、补脾升阳之法标本兼治。

[案二]

范天骥之内，素有脾胃之证，时显烦躁，胸中不利，大便不通。初冬出外而晚归，为寒气怫郁，闷乱大作，火不得升故也。医疑有热，治以疏风丸，大便行而病不减。又疑药力小，复加七八十丸，下两行，前证仍不减，复添吐逆，食不能停，痰唾稠黏，涌出不止，眼黑头旋，恶心烦闷，气短促上喘，无力，不欲言。心神颠倒，兀兀不止，目不敢开，如在风云中。头苦痛如裂，身重如山，四肢厥冷，不得安卧。余谓前证乃胃气已损，复下两次，则重虚其胃，而痰厥头痛作矣。制半夏白术天麻汤主之而愈。(《脾胃论·卷下》)

[直接病因] 外感寒邪，发散太过，重伤脾胃，升降失常，痰浊上扰。

[关键病机] 病位在脾。病性属虚实夹杂。

[证候分析] 本案患者脾胃气虚，升降失常，痰湿内生，上扰清阳，故眼黑头旋，恶心烦闷，气短促上喘，无力，不欲言；心神颠倒，兀兀不止，目不敢开，如在风云中；头痛，身重，四肢厥冷，不得安卧。

[治则治法] 补中益气，燥湿化痰。

[处方用药] 黄柏二分，干姜三分，天麻五分，苍术五分，白茯苓五分，黄芪五分，泽泻五分，人参五分，白术一钱，炒曲一钱，半夏一钱五分(汤洗七次)，大麦蘖面一钱五分，橘皮一钱五分。

[临证特色] 半夏白术天麻汤，温凉并济，补泻兼施，补脾燥湿，化痰息风。正如《脾胃论》云：“此头痛苦甚，谓之足太阴痰厥头痛，非半夏不能疗；眼黑头旋，风虚内作，非天麻不能除，其苗为定风草，独不为风所动也；黄芪甘温，泻火补元气；人参甘温，泻火补中益气；二术俱苦温甘，除湿补中益气；泽、苓利小便导湿；橘皮苦温，益气调中升阳；曲消食，荡胃中滞气；大麦蘖面，宽中助胃气；干姜辛热，以涤中寒；黄柏苦大寒，酒洗以主冬天少火在泉发燥也。”

[按语]

李杲(1180—1251)，字明之，真定(今河北省正定县)人，晚年自号东垣老人，“金元四大家”之一，是中医“脾胃学说”的创始人。李杲学医于张元素，尽得其传而又独有发挥，其著述有《内外伤辨惑论》《脾胃论》《兰室秘藏》《医学发明》《东垣试效方》《活法机要》等。李杲医书，唯《内外伤辨惑论》为其生前手定，余皆由门人校定，或据其有关资料所整理。

东垣主要有两大学术创新，一是脾胃论，二是内伤论。

东垣继承前贤理论，着重探讨脾胃生理功能，提出脾胃为元气之本和脾胃为升降枢纽的著名学术观点。其内伤论则主要阐述了脾胃内伤的病因、病机、证候及治则方药等内容。东垣指出脾胃虚衰，元气不足，故内伤热中为虚性或本虚标实的火热病证。阴火上冲，就会产生内伤热中以热象为主要表现的病证，其临床表现错综复杂，或为全身性症状，或为局部症状，或为形似外感热病表现，但可概括为脾胃气虚和火热亢盛两大证候群，并与外感病有着明显的不同。

李杲依据升降浮沉之理，针对脾胃内伤之脾胃气虚、清阳下陷、阴火上冲三个环节，提出甘温除热、升阳散火等治疗方法，创制补中益气汤（黄芪、炙甘草、白术、人参、升麻、柴胡、橘皮、当归）、升阳散火汤（人参、甘草、防风、柴胡、升麻、葛根、羌活、独活、白芍）等传世名方。其中补中益气汤的用药特色如下：①用黄芪来益肺气，解决畏寒、自汗等；用人参补中气，解决少气懒言等；用甘草来泻心火，除烦热。②善用升麻、柴胡升阳。升麻为足阳明胃、足太阴脾经行经药；柴胡为足少阳胆经之引经药。胆者少阳春升之气，春气升则万物化安，故胆气春升，则余脏从之。升麻、柴胡用量一般为一钱左右，即使余药加至三至五钱，二药也不得超过一钱，多用则使本方成了升散剂。③补中益气汤少佐苦降泻火之品如知母、黄柏等。明代医家赵献可曾说："凡脾胃，喜甘而恶苦，喜补而恶攻，喜温而恶寒，喜通而恶滞，喜升而恶降，喜燥而恶湿，此方得之。"升阳散火汤的特点如下：①升阳散火。升麻、柴胡、羌活、独活、葛根、防风，皆辛温上行之物也，升举其阳，使三焦畅遂，而火郁皆散矣。明代医家吴崑在《医方考》中说道："李杲圣于脾胃者，其治之也，必主于升阳，俗医知降而不知升，是扑其少火也。"②酸敛甘缓，散中有收。人参、甘草益脾土，芍药敛阴。③忌用苦寒清热。汪绂《医林纂要》说"热盛如此，何以不用寒凉？曰，阳气已为阴所抑遏矣，而更用寒凉，是重为抑遏之"，可见该方有生脾胃阳气、散中焦郁火的作用。这就是该方作为泻火剂却没有一味苦降药物的原因。

东垣的脾胃内伤论，上承《黄帝内经》及张元素脏腑辨证和脾胃病治法之源，下启温补学派、胃阴学说之流，后代的王好古、薛立斋、赵献可、张景岳、叶天士等在此基础上对脾胃学说都各有发挥。东垣的学说，在历史上有很高的评价。如元代的朱丹溪说"夫假说问答，仲景之书也，而详于外感；明著性味，东垣之书也，而详于内伤。医之为书，至是始备，医之为道，至是始明"；明代的张景岳亦言"东垣发明内伤一证，其功诚为不小，凡其所论，有的确不易者"；清代的叶天士更说"气分本虚，卫少外护，畏寒怯冷……历举益气法，无出东垣范围"。

二、张介宾医案（肾）

[案一]

朱翰林太夫人，年近七旬，于五月时，偶因一跌，即致寒热。群医为之滋阴清火，用生地、芍药、丹皮、黄芩、知母之属，其势日甚。及余诊之，见其六脉无力，虽头面、上身有热，而口则不渴，且足冷至股。余曰：此阳虚受邪，非跌之为病，实阴证也。遂以理阴煎加人参、柴胡二剂而热退。日进粥食二三碗，而大便已半月不通，腹且渐胀。咸以为虑，群议燥结为火，复欲用清凉等剂。余坚执不从，谓其如此之脉，如此之年，如此之足冷，若再清火，其原必败，不可为矣。经曰：肾恶燥，急食辛以润之，正此谓也。乃以前药更加姜、附，倍用人参、当归，数剂而便即通，胀即退，日渐复原矣。（《景岳全书·杂证谟》）

[**直接病因**] 误用苦寒，损伤阳气。

[关键病机] 病位在脾、肾。病性属虚。

[证候分析] 阳虚外感，误用寒药，重伤阳气，肾阳虚衰，症见六脉无力、足冷至股。

[治则治法] 温补阳气。

[处方用药] 先理阴煎（熟地黄、当归、炙甘草、干姜、肉桂、人参）加柴胡；后理阴煎加姜、附，倍用人参、当归。

[临证特色] 阳虚外感，真寒假热，理阴煎（熟地黄、当归、炙甘草、干姜、肉桂）温元阳、滋真阴，更加人参大补元气，柴胡解表退热。至于腹胀、便秘，《兰室秘藏·大便结燥》云，"肾主大便。大便难者，取足少阴"。对于老年便秘患者，尤须关注肾。"肾苦燥，急食辛以润之"，故以前药加姜、附温肾元，倍人参益气，当归养血润肠，便通胀消。

[案二]

省中周公者，山左人也，年逾四旬，因案牍积劳，致成赢疾，神困食减，时多恐惧，自冬春达夏，通宵不寐者凡半年有余，而上焦无渴，不嗜汤水，或有少饮，则沃而不行，然每夜必去溺二三升，莫知其所从来，且半皆如膏浊液，尪赢至极，自分必死。及余诊之，岂其脉犹带缓，肉亦未脱，知其胃气尚存，慰以无虑，乃用归脾汤去木香及大补元煎之属，一以养阳，一以养阴，出入间用至三百余剂，计人参二十斤，乃得痊愈。此神消于上，精消于下之证也，可见消有阴阳，不得尽言为火，姑记此一按，以为治消、治不寐者之鉴。（《景岳全书·杂证谟》）

[直接病因] 劳神过度，心脾气血两虚，肾精亏损。

[关键病机] 病位在心、脾、肾。病性属虚、寒。治疗得当，病势向愈。

[证候分析] 思虑过度，劳伤心脾，气不摄精，神消于上者，则出现时多恐惧、通宵不寐；精消于下者则出现每夜必去溺二三升，且半皆如膏浊液。

[治则治法] 益气养血，滋补肝肾。

[处方用药] 归脾汤（白术、当归、白茯苓、黄芪、龙眼肉、远志、酸枣仁、炙甘草、人参）合大补元煎（人参、熟地黄、当归、枸杞子、山茱萸、杜仲、甘草）。

[临证特色] 大补元煎用人参和熟地黄相配伍达阴阳相济，精气互生之意。故景岳曾称此方为"救本培元第一要方"。

[按语]

张介宾（1563—1640），字会卿，号景岳，会稽（今浙江绍兴）人，因其室名通一斋，故别号通一子，同时因为他善用熟地黄，故又称他为"张熟地"，明末杰出的医学家，温补学派的代表人物，也是实际的创始者，时人称他为"医术中杰士""仲景以后，千古一人"，其学术思想对后世影响很大。张介宾的代表作品有《类经》《景岳全书》《质疑录》等。张氏有多个学科的丰富知识，又有丰富的临床经验。因此，他不仅在中医理论方面很有研究，而且在临床方面亦颇有造诣，成为明代一大医家。大文学家黄宗羲于《南雷文定前集》卷十为之作传曾说："是以为人治病，沉思病原，单方重剂，莫不应手霍然。一时谒病者辐辏其门，沿边大帅，皆遣金币致之。其所著《类经》，综覆百家，剖析微义，凡数十万言，历四十年而后成。西安叶秉敬，谓之海内奇书。"这个论述充分说明了张氏学经两富的成就。

张氏在《类经·阴阳类》阐释《素问·阴阳应象大论》"阴阳者，天地之道也"时，首先提出"阴阳者，一分为二也"的著名观点，认为这是一种普遍规律。张氏认为"阳非有余"，他说："夫阴阳之道，以纲言之，则位育天地；以目言之，则缕析秋毫，至大至小，无往而非其化也。若以清浊对待言，则气为阳，精为阴，此亦阴阳之一目也。若以死生聚散言，则凡精血之生皆为阳气，得阳则生，失阳则死，此实性命之化源，阴阳之大纲也。"这说明属于"天癸"的阴精，是由"天一"之阳气化生的，所以称为"天癸"。"天癸"的来迟，正是由于阳气生机的未至；"天癸"的去早，亦正是由于阳气生机之早衰。在生理上，张氏特别强调阳气之重要，故在治疗上也特别注意温补阳气。张氏强调"阳"的同时，并不否定"阴"的重要地位。"不知此一阴字，正阳气之根也。盖阴不可以无阳，非气无以生形也，阳不可以无阴，非形无以载气也。故物之生也，生于阳，物之成也，成于阴，此所谓元阴元阳，亦真精真气也。"他认为单言"阴以阳为主"只是问题的一面，必须兼言"阳以阴为根"，才能说明问题的全面。

景岳以重视阳气闻名，他对补益阴阳有精辟的见解。"善补阳者，必于阴中求阳，则阳得阴助而生化无穷；善补阴者，必于阳中求阴，则阴得阳升而泉源不竭"；"善治精者，能使精中生气；善治气者，能使气中生精"。此外，景岳还提出凡病有不可正治者，当从阳以引阴，从阴以引阳，各求其属而衰之，此即水中取火，火中取水之义，如左归、右归四方即体现了阴阳相济的特点。

三、叶天士医案（胃）

[案一]

王，数年病伤不复，不饥不纳，九窍不和，都属胃病。阳土喜柔，偏恶刚燥，若四君、异功等，竟是治脾之药。腑宜通即是补，甘濡润，胃气下行，则有效验。麦冬一钱，火麻仁一钱半（炒），水炙黑小甘草五分，生白芍二钱，临服入青甘蔗浆一杯。（《临证指南医案·卷三》）

[直接病因] 久病不复，胃阴受伤。

[关键病机] 病位在胃。病性属虚、热。

[证候分析] 不饥不纳，九窍不和及口干燥、目干涩、便燥结等症状为胃阴虚证表现。

[治则治法] 濡润养阴。

[处方用药] 麦冬一钱，火麻仁一钱半，水炙黑小甘草五分，生白芍二钱，青甘蔗浆一杯。

[临证特色] ①药味少，切中病机。徐灵胎曾评此案"方极灵妙"。②药量轻。蒲辅周很欣赏叶桂用量少的特点，说"脾胃已弱，药量宜轻，宁可再剂，不可重剂，用之

欲速不达，反伤中气"。

[案二]

某，病后胃气不苏，不饥少纳，姑与清养。鲜省头草三钱，白大麦仁五钱，新会皮一钱，陈半夏曲一钱，川斛三钱，乌梅五分。(《临证指南医案·脾胃》)

[直接病因] 湿温后期，湿邪黏滞，胃阴不复。

[关键病机] 病位在胃。病性属虚实夹杂。

[证候分析] 知饥而少纳为胃阴虚，不饥而少纳则为脾胃湿邪为患矣，为胃阴不足兼有湿滞证之表现。

[治则治法] 清养醒胃。

[处方用药] 鲜省头草三钱，白大麦仁五钱，新会皮一钱，陈半夏曲一钱，川斛三钱，乌梅五分。

[临证特色] 本案属于湿邪阻滞胃气不苏，故以佩兰化湿醒脾，麦芽芳香开胃，半夏曲、陈皮豁痰理气降气。湿热病后，必然伤津，再予石斛、乌梅酸甘化阴，盖胃气宜润恶燥，润则下行也。

[按语]

叶桂（约 1666—1745），字天士，号香岩，江苏吴县人，清代著名医学家。

叶桂对脾胃学说有重要发挥，不仅提出脾胃分论，且对胃阴虚证治有独到经验。他认为："脾胃当分析而论，盖胃属戊土，脾属己土，戊阳己阴，阴阳之性有别也。脏宜藏，腑宜通，脏腑之体用各殊也。"脾胃之脏腑阴阳属性决定了脾胃生理特点的差异，即"纳食主胃，运化主脾。脾宜升则健，胃宜降则和"。因此，脾胃升降失调就成了脾胃病变的关键环节。脾胃病机特点的差异决定了其在治疗上决不能混同而治。叶氏援引前贤脾胃异治的先例指出："仲景急下存阴，其治在胃；东垣大升阳气，其治在脾。"并根据"太阴湿土，得阳始运；阳明燥土，得阴自安"的原理，阐明"脾喜刚燥，胃喜柔润"的特点，创立了以柔润之剂通降阳明的养胃阴之法，指出："所谓胃宜降则和者，非用辛开苦降，亦非苦寒下夺，以损胃气。不过甘平或甘凉濡润以养胃阴，则津液来复，使之通降而已。"

纵观叶氏医案，形成胃阴虚的因素，大概有以下几种：①情志所伤。禀质木火偏盛，情绪易怒，五志过极，阳升火炽，化火劫阴，燔灼胃阴。②外感温热燥邪。温热燥均为阳邪，最易耗伤人体阴液。正如叶氏所说"热邪不燥胃津，必耗肾液"，温热病最易见到胃阴虚证。③饮食不当。五味偏胜，或过食辛辣温燥，醇酒厚味之品。④误治。如误服辛散药物，助火灼津，伤及胃阴。⑤素体阴虚，或年老液衰，复加外感温热燥邪，劫耗胃阴。

胃阴虚治则治法如下：①治疗原则：以甘平或甘凉濡润之品养胃阴，使津液来复，通降自成。②常用药物：沙参、麦冬、石斛、玉竹、天花粉等。③适应证：叶桂不仅将养胃阴法运用于温病，也运用到杂病上。他将养胃阴法运用于虚劳、肺痿、血证、咳嗽、失音、呕吐、肝风、便秘、不食等多种病证。

四、张锡纯医案（肝）

[案一]

一人，年二十余，于孟冬得伤寒证，调治十余日，表里皆解。忽遍身发热，顿饭顷，汗出淋漓，热顿解，须臾又热又汗。若是两昼夜，势近垂危，仓猝迎愚诊治。及至，见汗出浑身如洗，目上窜不露黑睛，左脉微细模糊，按之即无，此肝胆虚极，而元气欲脱也，盖肝胆虚者，其病象为寒热往来，此证之忽热忽汗，亦即寒热往来之意。急用净萸肉二两煎服，热与汗均愈其半，遂为拟此方，服两剂而病若失。（《医学衷中参西录》）

[直接病因] 伤寒瘥后不能自复，元气外脱。

[关键病机] 病位在肝、肾。病性属虚。治疗得当，病势向愈。

[证候分析] "汗出浑身如洗，目上窜不露黑睛，左脉微细模糊，按之即无，肝胆虚极，而元气欲脱也"，肝体阴而用阳，肝虚则风动，元气脱而津外泄。

[治则治法] 益气固脱。

[处方用药] 萸肉二两（去净核），生龙骨一两（捣细），生牡蛎一两（捣细），生杭芍六钱，野台参四钱，甘草二钱（蜜炙）。

[临证特色] 山茱萸酸涩微温，能补益肝肾，以其酸而能敛，张锡纯谓其得木气最厚，酸敛之中大具条畅之性，故善于治脱，推为固脱之首。萸肉既能敛汗，又善补肝，是以肝虚极而元气将脱者服之最效。张锡纯认为肝虚可致脱证，他提出："凡人元气之脱，皆脱在肝。"肝主疏泄，能调畅气机，故他认为元气赖之以敷布，肾气亦赖其以行。人之元气根基于肾，萌芽于肝，培养于脾，积贮于胸中为大气以斡旋周身。

[案二]

曾治一人，年三十许，当大怒之后，渐觉腿疼，日甚一日，两月后，卧床不能转侧。医者因其得之恼怒之余，皆用疏肝理气之药，病转加剧。后愚诊视，其左脉甚微弱，自言凡疼甚之处皆热。因恍悟《内经》谓"过怒则伤肝"，所谓伤肝者，乃伤肝经之气血，非必郁肝经之气血也，气血伤，则虚弱随之，故其脉象如斯也。其所以腿疼且觉热者，因肝主疏泄，中藏相火，肝虚不能疏泄，相火即不能逍遥流行于周身，以致郁于经络之间，与气血凝滞，而作热作疼，所以热剧之处，疼亦剧也。为制此汤，以萸肉补肝，以知母泻热，更以当归、乳香诸流通血气之药佐之，连服十剂，热愈疼止，步履如常。（《医学衷中参西录》）

[直接病因] 大怒伤肝，气滞血瘀，肝肾阴虚。

[关键病机] 病位在肝、肾。病性属虚实夹杂。

[证候分析] 张锡纯认为肝虚可以引起四肢的疼痛，因肝主疏泄，中藏相火，肝虚不能疏泄，相火即不能逍遥流行于周身，以至郁于经络之间，气血凝滞，而作热作疼。所以热剧之处疼亦作剧也。另一方面，气血不足者其经络多有瘀滞，气血瘀阻，不通

则痛。

[**治则治法**] 行气活血，调补肝肾。

[**处方用药**] 萸肉一两（去净核），知母六钱，生明乳香三钱，生明没药三钱，当归三钱，丹参三钱。

[**临证特色**] 张锡纯认为，若只补其虚，则使瘀阻愈甚，虚反不得补。若在补剂之中佐以行气活血之品，则有瘀者可除清，无瘀者亦可借其流通之力，以行补药之滞，使补药之力愈大。所以他在补肝的同时，也注重调畅肝之气血。诸病之中，皆以疏为要，气血顺畅则诸病皆除。

[**按语**]

张锡纯（1860—1933），字寿甫，河北省盐山县人，中西医汇通学派的代表人物之一，近现代中国中医学界的泰斗。1916 年，张锡纯在沈阳创办了我国第一所中医医院——立达中医院。1928 年，张锡纯定居天津，1930 年在天津创办国医函授学校，培养了不少中医人才。

张氏代表著作《医学衷中参西录》是其一生治学临证经验和心得的汇集。《医学衷中参西录》全书逾百万言，其内容多为生动详细的实践记录和总结，而绝少凿空臆说，学者多感百读不厌。其中张锡纯自拟方约 200 首，古人成方或民间验方亦约 200 首，重要医论百余处，涉及中西医基础和临床大部分内容，几乎无一方、一药、一法、一论不结合临床治验进行说明。重要方法所附医案多达数十例，重要论点在张锡纯几十年临证和著述中反复探讨，反复印证，不断深化。因此，张锡纯被尊称为"医学实验派大师"。

清末民初，西学东渐，西医学在我国流传甚快。张锡纯结合中医的情况，认真学习和研究西医新说，沟通融会中西医，按他的说法"今汇集十余年经验之方"，"又兼采西人之说与方中义理相发明，辑为八卷，名之曰《医学衷中参西录》"。从其著作命名足以看出作者的用心良苦：衷中者，根本也，不背叛祖宗，同道无异议，是立业之基；参西者，辅助也，借鉴有益的，师门无厚非，为发展之翼。针对当时中西医互不合作的现象，张氏主张"西医用药在局部，是重在病之标也；中医用药求原因，是重在病之本也。究之标本原宜兼顾"，"由斯知中药与西药相助为理，诚能相得益彰"，并验证于临床，典型如石膏阿司匹林汤。张氏自叙："石膏之性，又最宜与西药阿司匹林并用。盖石膏清热之力虽大，而发表之力稍轻。阿司匹林味酸性凉，最善达表，使内郁之热由表解散，与石膏相助为理，实有相得益彰之妙也。"

五、岳美中医案（肾与膀胱）

[案一]

高某，女性，干部。患慢性肾盂肾炎，因体质较弱，抗病能力减退，长期反复发作，经久治不愈。发作时有高热、头痛、腰酸、腰痛、食欲不振、尿意窘迫，排尿少，有不快与疼痛感。尿检查：混有脓球，上皮细胞，红、白细胞等；尿培养：有大肠杆菌。选张仲景《伤寒论》猪苓汤服用，处方：猪苓 12g，茯苓 12g，滑石 12g，泽泻

18g，阿胶 9g（烊化兑服）。水煎服 6 剂后，诸症即消失。另嘱患者多进水分，使尿量每日保持在 1500mL 以上。此病多属正气已伤，邪仍实的虚实兼证类型，故嘱其于不发作时，服用肾气丸类药物，以扶正而巩固疗效。（《岳美中医案集·猪苓汤治疗慢性肾盂肾炎》）

[直接病因] 湿热内蕴，熏蒸于肾，下注膀胱。

[关键病机] 本案病位在肾和膀胱。病性属虚实夹杂。

[证候分析] 本案为肾虚湿热下注证。患者体质较弱，抗病能力减退，肾炎长期反复发作，则湿浊留恋，故腰酸、腰痛；湿热下注膀胱，故尿意窘迫，排尿少，有不快与疼痛感。

[治则治法] "急则治其标，缓则治其本。"发作期：清热利湿。缓解期：补肾助阳化湿。

[处方用药] 急则用猪苓汤，缓则用肾气丸。

[临证特色] 岳老研究肾病的治疗，强调扶正为主又权衡标本，采取急则治标，缓则治本，或标本兼顾的原则。急用猪苓汤疏泄湿浊之气而不留其瘀滞，亦能滋润其真阴而不虑其枯燥，缓用肾气丸补益肾阳，固其根本。

[案二]

于某，女性，46 岁，江苏人，干部。于 1963 年 11 月发病，开始时，发热，多汗，尿频，每夜多至十几次，少则 4～5 次，无尿道热痛感。腰痛，四肢颜面轻度浮肿。化验检查：尿中多数红白细胞，蛋白（＋），两次出现管型，多次尿培养未发现细菌。放射科检查：右侧输尿管狭窄。曾采用中西药进行多次治疗，至今年 7 月复查，尿中仍有少量红细胞，微量蛋白，肾盂造影发现输尿管狭窄已消失。1964 年 8 月 5 日来京就治，自述：经长期治疗，服过大量中西药物，症状虽有所减而不显。现在仍感腰部酸痛，且畏冷，不欲久坐，溲频，多汗，全身无力，晨起尤甚。上肢浮肿酸胀，胃纳不佳，夜寐较少，惟所苦者，上午颜面阵阵潮热，此时，心中烦闷不适，曾服黄芪复合剂多日，汗虽稍止，颜面潮热未减。诊其脉：浮而无力，左关微浮弦，舌净无苔，左边红紫。给予右归丸服用，处方：熟地黄 9g（砂仁 1.5g 同捣），紫油桂 3g（研末冲服），山萸肉 9g，怀山药 9g，炒杜仲 9g，枸杞子 9g，菟丝子 9g，鹿角胶 6g，当归身 9g，茯神 9g，炒枣仁 9g，肉苁蓉 9g，水煎服，令进 7 剂。8 月 12 日二诊，患者述：药后，颜面潮热已霍然而愈，未再发，汗出减，小便通畅，其他症状亦有所减轻。药证合拍，其效验真如桴鼓之应。（《岳美中医案集·肾病阳虚的辨证论治例》）

[直接病因] 肾精不足，命门火衰。

[关键病机] 本案病位在肾。病性属虚寒。

[证候分析] 本案为肾阳虚证。辨证关键是腰部酸痛畏冷，尿频，脉浮而无力。肾阳不充，则虚阳上浮，故每值上午颜面阵阵潮热、心烦。阳虚则腰部酸痛畏冷，不欲久坐，晨起尤甚，此为病之本。命火既病，不能温养全身，病变必将丛生。如脾阳虚不能健运，则胃纳不佳；心肾不济则夜寐不安；且肾气虚不摄则小便数。统观患者一系列的

症状，均系真阳不足之表现。

[**治则治法**] 温补肾阳，补益精血。

[**处方用药**] 右归丸。

[**临证特色**] 右归丸为金匮肾气丸减去淡渗及辛凉之品，增加补益肾精之品，另加茯神、炒酸枣仁以安神助眠。

[**按语**]

岳美中（1900—1982），我国当代杰出的中医学家、教育家。他医德高尚，医术精湛，享誉海内外；他倡导专病、专方、专药与辨证论治相结合，疗效卓著，多次受命为外国元首诊疗，为我国医疗外交做出了突出贡献；他开创中医研究生教育，培养了大批中医精英人才。岳美中给我们留下了巨大的精神财富和学术财富，值得我们努力学习，发扬光大。

岳美中重视肾虚在肾病形成中的主导作用。他认为：肾为先天之本，真气之源；既为水脏，又藏龙雷真火，为命门之所在。肾受五脏六腑之精而藏之，主水，肾之开阖失调，膀胱气化不利；又脾阳失于温煦，则水湿运化受阻。肺为水之上源，肾为水之下源，肾水失养，肺气不畅，或肺受外感，不能清肃，即所谓"北牖不开，南风不畅"。《丹溪心法》云："惟肾虚不能行水，脾虚不能制水，于是三焦阴阳气道不畅，四海闭塞……于是结滞，经络壅塞，水渗皮肤，渗于肌肉而发肿矣。"《中藏经》云："水者肾之制也，肾者人之本也，肾气壮，则水还于肾；肾虚，则水散于皮。"由上可知，岳美中的观点是：肾病的形成，肾虚是关键。一是肾本虚，导致开合失司，膀胱气化不利，影响水液代谢，形成肾病；二是因肾虚，导致脾、肺、三焦功能失调，形成肾病。

岳美中不仅认识到肾虚是导致脏腑功能失调、水液代谢障碍引起水肿的重要因素，而且还认识到，外感所致的风水证，也是先有"肾先亏损"，后感外邪。他把风水的病因归为两种：其一，始病由于房劳过度，或持重远行，勇而劳甚，使汗出于肾，逢于风，则酿成"风水"。其二，由于患者素有肾虚，医者以实证误治，导致小便黄、目下肿等症而形成"风水"。二者均因肾先亏损，再遇不同外因，而成是病。他在《岳美中医话集》"谈治疗肾炎水肿的经验"一文中，将肾炎分为六型，即风水、肾阳虚水肿、脾肾阳虚水肿、肾阴虚水肿、肾虚三焦气滞型水肿、肾虚肺气不宣型水肿，除了风水外，其他五型证型名里都有"肾虚"两字，而风水的形成病因基础亦是肾虚。故岳美中常言："肾炎多虚。"

在对肾病的治疗上，岳美中以扶正为先，"水肿轻者，缓则治其本，宜补肾制水为主；重者，急则治其标，以利水、攻水为先；体质极虚者攻补兼施"。纵观《岳美中医案集》中肾病的病例，大多数是较重或西医疗效不显的，从这些病案中可以看出，岳老治肾病虽始终体现了同病异治的辨证论治思想及权衡标本缓急的具体治疗法则，但细细阅读还是能体会他治肾病重在扶正的原则，其中或补肾阳为主，或补肾阴为主，或补肾气为主，或补脾胃，或补肺肾，或补脾肾等。

总之，岳老重视肾在人体水液代谢中的根本作用，但也不忽视其他脏腑在水液代谢中的作用。肾病的治疗，强调扶正为主又权衡标本，采取急则治标，缓则治本，或标本兼顾的原则，同时，结合食疗和生活起居进行扶正的整体调理。选择方药时，注重学习和发掘前人的经验，有效的运用经方，且不拘泥于经方。因此，他治疗肾病，常可使沉疴痼疾有可愈之机，使垂危之人有起死回生之时。先生治疗肾病的宝贵经验值得我们很好地总结、研究和继承。

第二节　其他病机及证治

一、张从正医案（情志病机）

［案一］

息城司侯，闻父死于贼，乃大悲哭之，罢，便觉心痛，日增不已，月余成块，状若覆杯，大痛不住，药皆无功。议用燔针炷艾，病患恶之，乃求于戴人。戴人至，适巫者在其旁，乃学巫者，杂以狂言以谑病者，至是大笑，不忍回。面向壁，一、二日，心下结块皆散。戴人曰：《内经》言，忧则气结，喜则百脉舒和。又云：喜胜悲。《内经》自有此法治之，不知何用针灸哉？适足增其痛耳！（《儒门事亲·内伤形·因忧结块》）

［**直接病因**］情志过极，气滞血瘀。

［**关键病机**］病位在脏腑。病性属实。

［**证候分析**］悲伤过度，气滞血瘀，可见心痛，日增不已，月余成块，状若覆杯，大痛不住，药皆无功。

［**治则治法**］以情胜情。

［**处方用药**］以喜胜悲。戴人至，适巫者在其旁，乃学巫者，杂以狂言以谑病者，至是大笑，不忍回。

［案二］

一富家妇人，伤思虑过甚，二年不寐，无药可疗，其夫求戴人治之。戴人曰：两手脉俱缓，此脾受之也，脾主思故也。乃与其夫，以怒而激之。多取其财，饮酒数日，不处一法而去。其人大怒汗出，是夜困眠，如此者，八、九日不寤，自是而食进，脉得其平（《儒门事亲·内伤形·不寐》）

［**直接病因**］思虑过甚，脾胃气滞。

［**关键病机**］病位在脾、胃。病性属实。

［**证候分析**］思虑伤脾，症见不寐，二年不愈。

［**治则治法**］以情胜情。

［**处方用药**］以怒胜思。多取其财，饮酒数日，不处一法而去。

［**按语**］

张从正（1156—1228），字子和，号戴人，金朝睢州考城人，金元四大家之一。

张从正性豪放，嗜读书，好吟诵，幼承庭训，精通医术，金兴定年间（约 1217），召入太医院，旋即告去。从正学宗《黄帝内经》《伤寒论》法，私淑河间之学，兼采百家之长，对汗、吐、下三法情有独钟，积累了丰富经验，为攻邪学说的发展做出了重要贡献。《金史·列传第六十九·方伎》称其"精于医，贯穿《素》《难》之学，其法宗刘守真，用药多寒凉，然起疾救死多取效"。张从正被后世称为"攻下派"的代表，著有《儒门事亲》。

张氏以祛邪为其治病的主要手段，还在《黄帝内经》情志五行相胜理论的启示下，善于运用以情胜情的治疗方法，巧妙地治愈某些疾病。

《素问·五运行大论》有"怒伤肝，悲胜怒""喜伤心，恐胜喜""思伤脾，怒胜思""忧伤肺，喜胜忧""怒伤肾，思胜恐"之论，张氏据此拓展了五行相胜的临证应用："悲可以治怒，以怆恻苦楚之言感之；喜可以治悲，以谑浪亵狎之言娱之；恐可以治喜，以遽迫死亡之言怖之；怒可以治思，以污辱欺罔之言触之；思可以治恐，以虑彼志此之言夺之。凡此五者，必诡诈谲怪，无所不至，然后可以动人耳目，易人视听。"另外，张从正还阐发《素问·至真要大论》"惊者平之"的治法，并提出"惟习可以治惊，《经》曰：惊者平之，平谓平常也，夫惊以其忽然而遇之也，使习见习闻则不惊矣。"

二、叶天士医案（络病病机）

［案一］

秦，久有胃痛，更加劳力，致络中血瘀，经气逆，其患总在络脉中痹窒耳，医药或攻里，或攻表，置病不理，宜乎无效，形瘦清减，用缓逐其瘀一法。蜣螂虫一两（炙），䗪虫一两（炙），五灵脂一两（炒），桃仁二两，川桂枝尖五钱，蜀漆三钱（炒黑），用老韭根白捣汁泛丸，每服二钱，滚水下。（《临证指南医案·胃脘痛》）

［**直接病因**］久病入络，气滞血瘀。

［**关键病机**］病位在胃。病性属实。

［**证候分析**］久痛是络病的主要表现，为久病入络、络中血瘀所致。

［**治则治法**］行气活血通络。

［**处方用药**］蜣螂虫一两（炙），䗪虫一两（炙），五灵脂一两（炒），桃仁二两，川桂枝尖五钱，蜀漆三钱（炒黑），用老韭根白捣汁泛丸。

［**临证特色**］本病属久病入络，瘀血阻滞所致。络病日深，则非峻攻可效，故用虫蚁之类辛咸之品，以搜剔络邪。络脉以流通为要，治络病亦以疏通为要。对于久病、顽病、痹痛、癥瘕等多种病程长、久治不愈的络脉疾患，叶天士认为，此非草木之品所能奏效，惟有虫类药物方可搜剔逐邪，且配活血化瘀之品，再佐以桂枝辛温通络之品，共奏疗效。

[案二]

王（三七），骑射驰骤，寒暑劳形，皆令阳气受伤。三年来，右胸胁形高微突，初病胀痛无形，久则形坚似梗，是初为气结在经，久则血伤入络。盖经络系于脏腑外廓，犹堪勉强支撑，但气钝血滞，日渐瘀痹，而延癥瘕，怒劳努力，气血交乱，病必旋发。故寒温消克，理气逐血，总之未能讲究络病工夫。考仲景于劳伤血痹诸法，其通络方法，每取虫蚁迅速飞走诸灵，俾飞者升，走者降，血无凝著，气可宣通，与攻积除坚，徒入脏腑者有间。录法备参末议。蜣螂虫、䗪虫、当归须、桃仁、川郁金、川芎、生香附、煨木香、生牡蛎、夏枯草，用大酒曲末二两，加水稀糊丸，无灰酒送三钱。（《临证指南医案·积聚》）

[**直接病因**] 血伤入络，瘀痹成瘕。

[**关键病机**] 病位在血、在络。病性属实。

[**治则治法**] 行气活血通络。

[**处方用药**] 蜣螂虫、䗪虫、当归须、桃仁、川郁金、川芎、生香附、煨木香、生牡蛎、夏枯草，用大酒曲末二两，加水稀糊丸，无灰酒送三钱。

[**临证特色**] 络病强调以辛为治，盖辛则通。如辛香之品，宣通气机，具有将诸药领入络中的作用，故治疗络病，常常选用小茴香、青皮、陈皮、延胡索等；辛润之品当归须、桃仁，柏子仁等，具流通之性，能入络通脉；辛温之品如乌头、桂枝、吴茱萸等善散络中沉寒；辛咸之品如牡蛎、鳖甲等善能入络软坚散结。辛味药功效大体可分为两方面：一为基础功效，即能散、能行；一为引申功效，如能润、能通、能化等。能通，包括通窍、通经络；能化，则指其能化湿浊、痰饮、瘀血等。叶天士强调，"络以辛为泄"，"攻坚垒，佐以辛香，是络病大旨"。虫类药是活血化瘀、息风化痰药中之峻剂，具有无孔不入、擅于走窜之特点，可破久瘀、散癥结，临证应用得当，可起到事半功倍之效。叶天士有言"每取虫蚁迅速飞走诸灵，俾飞者升，走者降，血无凝着，气可宣通，搜剔经络之风湿痰瘀莫如虫类"；"藉虫蚁血中搜逐，以攻通邪结"。从功能特性区分，虫类通络药物基本可分为两大类：一为化瘀通络药，常用药物有水蛭、土鳖虫、虻虫等；一类为搜风通络药，常用药物有全蝎、蜈蚣、蝉蜕、露蜂房、乌梢蛇、白花蛇等。

[**按语**]

叶桂的"久病入络"说，是极具特色的临证突破。"络"指血而言。久病入络是指某些慢性疾患迁延日久，病邪深入，血络受病。在叶氏医案中，络病的含义有二。一是指血分疾病的一部分（血络）；一是指邪气深居隐伏之处。在《临证指南医案》中，叶氏多次提到诸如"初病湿热在经，久则瘀热入络"，"大凡经主气，络主血，久病血瘀"，"初病气结在经，久则血伤入络"，"经年宿病，病必在络"等精辟论断，都体现了络病辨证特色。

络病的病机特点是久病入络，络脉瘀阻。疾病传变的一般规律是由气及血，由经至络。但气与血、经与络之间的转变并非一蹴而就，而是经过了一个较长的渐变过程。邪气一旦入络，就会形成"瘀"，即络脉瘀阻。可见，一个"久"、一个"瘀"，准确地揭示了久病入络的病机特点。

络病的病证表现如下：①其特征性证候是证积有形，著而不移。邪入血络，瘀阻成形，故望之高突有形，触之著而不移，是为络病的显著特征。②络病的另一个特征性证候是久痛。血络瘀阻不通，故作痛。然初作之痛未必就是络病，只是久延之痛才有可能是络病之痛。正如叶氏所说"久痛必入络"。络病之痛又有虚实之分，瘀实则痛而拒按，络虚则痛而喜按。叶氏所谓"络虚则痛"，"痛而重按少缓，是为络虚一则"。应当指出，所谓络虚，并非指纯虚无邪，应当理解为虚中夹瘀，虚瘀夹杂。

久病入络的治法为通血脉，攻坚垒，佐以辛香行气。①通血脉是治疗络病的主要方法，用药与一般的活血化瘀药有所不同，须借助于虫蚁飞走之属，如水蛭、虻虫、土鳖虫、穿山甲、地龙、全蝎等。②强调以辛为治。如辛香之品，宣通气机，具有将诸药领入络中的作用，故治疗络病，常常选用小茴香、青皮、陈皮、延胡索等；辛润之品当归须、桃仁、柏子仁等，具流通之性，能入络通脉；辛温之品如乌头、桂枝、吴茱萸等善散络中沉寒；辛咸之品如牡蛎、鳖甲等善能入络软坚散结。③补虚通络。叶天士临证重视疾病的络病机制，辨治络病以虚实为纲，结合疾病的临床发展转归，进一步提出"络虚致病""络虚则痛"学说，针对阴阳气血的亏虚程度，或以补气通络为主，方药选用人参、黄芪、白术等补益气血之品，并配合当归、川芎、赤芍、红花等活血药物，将补气与活血相结合，应用于久病久痛、脉络瘀滞伴元气虚弱者；或以补阳通络为主，方药选用鹿茸、桂枝、肉桂、干姜等温补阳气之品，配以当归、川芎、延胡索、柏子仁等活血通络之品，将温阳补虚与化瘀通络相结合，应用于络脉久瘀伴中阳虚惫者；或以滋阴养血通络为主，选用生地黄、熟地黄、麦冬、阿胶、白芍、枸杞子等滋阴养血之品，加用牡丹皮、丹参、泽兰、赤芍、桃仁等活血化瘀药物，将养阴（血）与化瘀相结合，能补能润、寓通于补，适用于虚实夹杂，以"阴血虚"为主，表现为瘀血久留伴络脉枯涸者。此外，血肉有情之品如鹿角胶、紫河车、猪羊脊髓、牛胫骨髓等，亦是叶天士补虚通络的常用药物。

三、谢星焕医案（湿热、痰火）

[案一]

徐伯昆，长途至家，醉饱房劳之后，患腰痛屈曲难行。延医数手，咸谓腰乃肾府，房劳伤肾，惟补剂相宜，进当归、枸杞、杜仲之类，渐次沉困，转侧不能，每日晡，心狂意躁，微有潮热，痛楚异常。卧床一个月，几成废人，余诊之，知系湿热聚于腰肾，误在用补，妙在有痛，使无痛，则正与邪流，已成废人。此症先因长途扰其筋骨之血，后因醉饱乱其营卫之血，随因房劳耗其百骸之精，内窍空虚，湿热扰乱，血未定静，乘虚而入，聚于腰肾之中。若不推荡恶血，必然攒积坚固，后来斧斤难伐矣，以桃仁承气汤加附子、延胡索、乳香数剂，下恶血数升而愈。（《得心集医案·卷四》）

[**直接病因**] 长途劳累，加上饮酒、房劳，湿热结聚，损伤血络。

[**关键病机**] 病位在肾。病性属实。

[**证候分析**] 腰痛屈曲难行，转侧不能，痛楚异常为湿热瘀血搏结腰府。

[**治则治法**] 泻热逐瘀。

[**处方用药**] 桃仁承气汤加附子、延胡索、乳香。

[**临证特色**] 方中用滑利之品桃仁活血祛瘀；大黄苦寒，芒硝咸寒，泻热破结，祛瘀生新；乳香调气活血、定痛，玄胡活血散瘀、行气止痛，两者使气血通顺，通则不痛；附子、桂枝辛温通阳。诸药合用，共奏破血下瘀逐热之功。

[案二]

傅定远，得痰膈病，发时呃逆连声，咽喉如物阻塞，欲吞之而气梗不下，欲吐之而气横不出，摩揉抚按，烦惋之极。医治两月，温胃如丁、蔻、姜、桂，清胃如芩、连、硝、黄，绝无寸效。延余诊视，其气逆上而呃声甚厉，咽中闭塞，两肩高耸，目瞪口张，俨然脱绝之象，势甚可骇。然脉来寸口洪滑，上下目胞红突，辨色聆音，察脉审症知为痰火上攻肺胃。遂处四磨汤加海石、山栀、芥子、瓜蒌、竹沥、姜汁，连投数剂，俾得气顺火降痰消，再以知柏地黄汤，加沉香以导其火而安。（《得心集医案·卷四》）

[**直接病因**] 痰火郁结。

[**关键病机**] 病位在肺胃。病性属实。

[**证候分析**] 呃逆连声，咽喉如物阻塞，欲吞之而气梗不下，欲吐之而气横不出为痰火上犯肺胃。

[**治则治法**] 理气、消痰、降火。

[**处方用药**] 四磨汤加海石、山栀、芥子、瓜蒌、竹沥、姜汁连投数剂，再以知柏地黄汤，加沉香以导其火而安。

[**临证特色**] 四磨汤能够行气疏肝解郁，配山栀以清火，芥子以理气，海石、瓜蒌、竹沥以化痰，姜汁温中降逆，后因痰火日久伤阴，故投知柏地黄汤加沉香以滋阴降火、行气。

[**按语**]

谢星焕（1791—1857），字斗文，号映庐，江西省南城县人，清代著名医家。谢氏三世为医，祖父谢士骏著《医学数学说》，父谢职夫著有《医卜同源论》，惜均毁于兵燹。星焕自幼读书，颖悟异常，因家道中落，弃儒攻医。子谢甘澍（字杏园）继其业，著有《医学集要》，并辑其父验案《得心集医案》六卷。谢星焕治崇李东垣、喻嘉言之学，施治数十年，颇富经验，对于痿躄、拘挛、痰饮等辨识清晰；对于疑难奇险、误治失治之症，诸医束手之病，他能立辨病源；临诊处治，善探求病理，推勘精细，立方治理，善用成方，慎用自方，应手即愈。他以"下笔虽完宜复想，用心已到莫多疑"为座右铭，对危重病不惧，对疑难病不惑，当机立断。道光十一年（1831），南城饥荒致时疫大作，诸医专事发表攻里，患者久治不愈，谢星焕认为"荒年肠胃气虚，何堪攻伐，宜于温补托邪"，经他救治，活人无数。谢星焕治病救人，崇尚医德，对因疾求诊者，不论路途远近或雨夜，从不推辞，立即应诊，对无钱看病和买药的贫苦患者，不计酬金。他家世代从医，兼营药铺，店铺后设有制药作坊，每年从端午至重阳都要自制时令成药"金不换正气丸"布施于人，受益者不计其数。《得心集医案》书中有述治、答问两类，载医案 250 例，分伤寒、杂症、疟症、产后、小儿等 21 门。原著在兵乱时散失过半，后经其幼子谢甘澍于咸丰十一年（1861）整理成书，由浒湾旧学山房刊行，风靡于世。1936 年，绍兴裘吉生将其收入《珍本医书集成》中，更名为《谢映庐医案》。

谢星焕治疗喉症颇具特色，其俎豆《黄帝内经》，法宗张仲景，并承喻嘉言之学，注重先议病后用药，每投必应。其中对于喉风急疾，灵活运用散火、甘缓、涌吐等法，救急救危；对于梅核症，提倡察其因、乘其机，临证治以理气、清火、消痰、平肝等法，且不忘精神调治；对于喉痹，仿喻嘉言之法，议病必分阴阳虚实，不仅关注肺肾更注重脾胃。谢星焕是旴江喉科流派的代表人物，其治疗喉症的独特见解及宝贵经验，对指导临床实践及发展中医喉科有重要意义。

四、周仲瑛医案（癌毒病机）

[案一]

冯某，男，63 岁，2003 年 9 月 18 日初诊。2003 年 6 月 18 日晚，患者突发头痛，住院多次经 MRI 检查发现脑内多发性占位，右上肺低分化癌，纵隔淋巴结肿大，已进行放化疗治疗 1 个疗程。目前自觉症状不多，稍疲劳，视力模糊，纳可，大便次多而不稀，苔淡黄腻、质暗、边有齿痕、舌体胖，脉细滑。处方：炙鳖甲 12g，土鳖虫 5g，失笑散 15g，生黄芪 20g，南沙参 12g，北沙参 12g，天冬 10g，漏芦 15g，红豆杉 20g，山慈菇 15g，泽漆 12g，炙南星 10g，炙僵蚕 10g，猫爪草 20g，露蜂房 10g，白花蛇舌草 20g，羊乳 15g，仙鹤草 15g，鸡血藤 15g，薏苡仁 20g，鬼馒头 15g，灵芝 5g，每日服 1 剂。2004 年 3 月 11 日来诊，诉目前头痛不显，间有头昏，自觉疲劳无神，腰酸，微咳，痰多色白，咯吐不利，最近复查 CT 3 次均提示脑部病灶缩小，肺部病灶无变化。仍以前法加减出入。2005 年 5 月 11 日再诊，诉体重较去年增加 4kg，最近复查脑 CT 示颅内病灶消失，肺部病灶同前。仍常见疲劳乏力，无胸闷，稍咳嗽，尿频，夜寐易醒，仍守前方加入补益肝肾之品，目前患者情况良好。（《周仲瑛治疗脑瘤经验》）

[**直接病因**] 痰瘀互结，酿久化毒引发脑瘤。

[**关键病机**] 本病病位在肺、在脑，涉及肝脾肾脏。病性属虚实夹杂。病势较重。

[**证候分析**] 本案为热毒痰瘀蕴肺。苔淡黄腻、质暗、边有齿痕、舌体胖，脉细滑均是痰热瘀毒互结的表现；易疲劳，视力模糊则为气阴两虚之表现。

[**治则治法**] 扶正抗癌，化痰消瘀，清热解毒。

[**处方用药**] 炙鳖甲 12g，土鳖虫 5g，失笑散 15g，生黄芪 20g，南沙参 12g，北沙参 12g，天冬 10g，漏芦 15g，红豆杉 20g，山慈菇 15g，泽漆 12g，炙南星 10g，炙僵蚕 10g，猫爪草 20g，露蜂房 10g，白花蛇舌草 20g，羊乳 15g，仙鹤草 15g，鸡血藤 15g，薏苡仁 20g，鬼馒头 15g，灵芝 5g。

[**临证特色**] 本病以热毒痰瘀互结、气阴两伤为主，标本同治，故采用黄芪、南

沙参、北沙参、天冬、羊乳益气养阴，漏芦、山慈菇、猫爪草、白花蛇舌草清热解毒，炙南星化痰散结，土鳖虫、失笑散、鸡血藤活血消癥等药物组方，后期融入补益肝肾之品。

[案二]

蒋某，男，66 岁，1994 年 4 月 30 日初诊。患者 20 年前有脱髓鞘病史，用激素治疗，控制向愈。1994 年 3 月初，突然头痛，左侧瞳孔放大，眼睑下垂，不能睁开，伴有呕吐，头颅 MRI 报告提示斜坡及鞍区块状异常信号，斜坡膨胀，轮廓消失，视神经受压上抬，肿块占据蝶窦，考虑脊索瘤可能。患者因体虚，畏惧手术，来我院就诊。来诊时头痛，左侧瞳孔放大，眼睑下垂，复视，时有恶心呕吐，面色少华，神疲乏力，舌质红、苔黄薄腻，脉细滑。处方：赤芍、天麻、僵蚕、天南星、炮穿山甲、地龙、枸杞子、石菖蒲、泽兰、泽泻各 10g，生黄芪 20g，葛根 15g，炙全蝎 5g，制白附子 3g，制马钱子 0.25g（另吞）。服药 15 剂后，头痛明显缓解，瞳孔恢复正常，眼睑狭窄有所改善，仍有复视，神疲乏力，口干，舌质红、有裂纹，苔黄腻，脉细。证属痰郁化热、阴液耗伤。处方：上方去天南星、石菖蒲、泽兰、泽泻，加胆南星、石斛、天花粉各 10g。服药 30 剂后，复视、眼睑下垂进一步改善，稍有头昏，左眼视力模糊。转从标本同治，加用补益肝肾之品，上方改黄芪为 30g，加制首乌 10g，石决明 30g。连续服药 40 剂后，左眼睑闭合基本恢复正常，视力模糊，畏光，复视，右耳鸣响，舌质暗红，苔黄薄腻，脉细。患者 11 月 2 日住某医院准备手术，以图根治，11 月 12 日复查头颅 MRI 并与 4 月 9 日的 MRI 片比较，肿瘤缩小 1/3，该医院认为半年内肿块缩小明显，且症状改善，建议暂不手术，用原法继续治疗。患者于 12 月 7 日复诊，治以滋养肝肾，益气升阳为主，配以化痰消癥，解毒抗癌法，处方：生地黄、枸杞子各 12g，炙鳖甲、天冬、天花粉、天麻、胆南星、炮穿山甲、炙僵蚕、山慈菇各 10g，生黄芪 30g，葛根 15g，炙蜈蚣、制白附子各 5g，制马钱子 0.25g。服药半年余，畏光头昏等症消失，惟感有时耳鸣。1995 年 5 月 27 日头颅 MRI 示鞍区斜坡脊索瘤术后，有少许残留，与 1994 年 4 月 9 日 MRI 片比较，肿块缩小 2/3。原方加炙水蛭 5g，路路通 10g，磁石 30g，调治 1 个月后，诸症皆除，目前继续服药，巩固疗效。2003 年 12 月复查 MRI：左侧脑室体旁可见小片状长 T_1 及长 T_2 信号影，余脑质未见异常，脑沟裂增宽，鞍区未见异常肿物影，斜坡及蝶鞍部未见异常。(《周仲瑛治疗脑瘤经验》)

[**直接病因**] 肝、脾、肾脏功能失调，痰、瘀、热、毒而致瘤。

[**关键病机**] 本病病位在脑，涉及肝脾肾脏。病性属虚实夹杂。病势较重，较急。

[**证候分析**] 本案为痰瘀上蒙，清阳不展。头痛，左侧瞳孔放大，眼睑下垂，复视，是因肝脾肾脏腑功能失调，气、血、津液运行不畅而生痰、生瘀，痰瘀阻滞经脉所致。时有恶心呕吐，面色少华，神疲乏力，乃脾虚运化失调。舌质红、苔黄薄腻，脉细滑，是痰瘀日久化热的表现。

[**治则治法**] 化痰祛瘀，扶正解毒，升阳益气。

[**处方用药**] 赤芍、天麻、僵蚕、天南星、炮穿山甲、地龙、枸杞子、石菖蒲、泽

兰、泽泻各 10g，生黄芪 20g，葛根 15g，炙全蝎 5g，制白附子 3g，制马钱子 0.25g
（另吞）。

[临证特色] 本案用祛风化痰之药，配升举清阳之品，使药物直达病所；用虫类息
风搜剔之药，配化痰软坚之品引药上行，疏通络脉、消肿散结；用益肾养肝之药，配解
毒抗癌之品，扶正祛邪，标本兼顾。

[按语]

周仲瑛为全国老中医药专家学术经验继承工作指导老师，擅治疑难杂病，对脑瘤的
病因病机、发病特点、证治思路及用药特色等方面具有自己独特的见解。周仲瑛认为脑
瘤的病位虽然在脑，但与肝、肾、脾等脏腑有关，三脏功能失调，可内生风、痰、瘀、
毒诸邪。其中肝肾亏虚为本病的发病基础。一则肝肾亏虚易于动风，水不涵木，阳亢化
风，风生邪动，上入颠顶；二则肾主骨生髓，诸髓者属于脑，肾精不足，则脑失所养。
肝脾肾功能失调，影响气、血、津液的正常运行敷布，因而湿、痰、瘀邪内生，日久化
热，积久酿毒，痰瘀毒邪互结，夹风上窜，格阻脑内，引发瘤患。脑瘤的发生与风关系
密切，"颠顶之上，惟风能到"，痰瘀毒邪不独致脑瘤，但虚风一生，再与痰、瘀、毒、
热诸邪胶结，即可循经上扰清空，结聚于脑。因此，内风与脑瘤的发病有着重要的关
系。周仲瑛教授在治疗脑瘤时立足于证同治亦同、证变治亦变的基本原则，以上两案即
体现了周仲瑛教授调治脑瘤的临证特色。

五、颜德馨医案（血瘀病机）

[案一]

张某，女，26岁，陕西工人。

病史：患者始头痛头昏，全身不适，发热 38℃左右，四肢、胸背疼痛，约经 1
月，体温逐渐正常。此时患者发现脉搏跳动不能触及，遂来沪求治。患者精神萎靡，
软弱无力，咽部充血发红，两侧颞、颈、桡、肱动脉搏动不能触及，两足背、腋动脉
搏动微弱，惟两侧股动脉搏动尚清楚有力。上肢血压不能测出。心肺检查无异常，肝
脾未触及。化验检查，除病变初期血沉加快外，其余均在正常范围。胸片、B 超及心
电图等检查均无异常发现。诊断为多发性缩窄性大动脉炎（无脉病）。

初诊：气瘀交搏，心阳帅血无权，脉沉微或无脉，舌淡紫苔白，巩膜瘀斑，睑下苍
而不华，通阳化瘀为先。

方药：全当归 12g，炒赤芍 15g，川桂枝 15g，红花 10g，桃仁 10g，丹参 15g，川
芎 15g，麻黄 10g，熟地黄 10g，炙甘草 6g。另加服大黄䗪虫丸，每次 9g，每日 2 次。
服 3 帖后原方加鸡血藤 30g，地龙 15g。经服药 10 天后，病情略有好转，上述动脉部
分微弱搏动可触及。上肢血压仍测不出。治疗 3 周后，病情明显好转。上述各动脉搏动
都可触及。上肢血压（80～90）/（70～80）mmHg。持续治疗 3 月以上，自觉症状
消失，精神体力恢复。所有动脉搏动清楚，上肢血压恢复正常，一般在（110～120）/
（70～90）mmHg。在治疗过程中，所用中药虽时有增减，但基本上均以活血化瘀药物

为主。(《活血化瘀疗法临床实践》)

[直接病因] 瘀血痹阻心脉。

[关键病机] 本病病位在心。病性属实。若日久心血瘀阻，瘀血不去，新血不生，最终导致脏腑气血阴阳俱虚，日久不复而成虚劳。

[证候分析] 本证为心脉痹阻证。精神萎靡，软弱无力，两侧颞、颈、桡、肱动脉搏动不能触及，两足背、腘动脉搏动微弱，脉沉微或无脉，上肢血压不能测出，舌淡紫苔白，巩膜瘀斑，睑下苍而不华，皆是因瘀血痹阻经脉，血液不能运行四肢百骸所致。

[治则治法] 温经活血，化瘀通脉。

[处方用药] 全当归12g，炒赤芍15g，川桂枝15g，红花10g，桃仁10g，丹参15g，川芎15g，麻黄10g，熟地黄10g，炙甘草6g。另加服大黄䗪虫丸，每次9g，每日2次。服3帖后原方加鸡血藤30g、地龙15g。

[临证特色] 方中以桂枝温通心气，配甘草通经脉、利血气为主，麻黄以散遗留在体内之寒气，使阳气得以恢复；并以桃红四物汤加丹参、鸡血藤、地龙以及大黄䗪虫丸搜剔经络，意在化脉中之瘀。全方以活血化瘀为主。

[案二]

陈某，男，42岁。顽固性失眠2年余，彻夜难眠，少睡则乱梦迭作。患者性情忧郁，头晕且痛，面色黧黑，胸背部汗斑累累，下肢肌肤甲错，舌略紫，苔黄腻，脉细弦，肝郁日久，以致气滞血瘀，神魂失养。药用：柴胡9g，生地黄15g，赤芍15g，当归9g，川芎15g，红花9g，桃仁9g，枳壳5g，桔梗5g，牛膝5g，磁朱丸9g（包），生甘草3g。服药二剂，自觉精神舒畅，入夜亦能稍安睡。续进七剂，头晕头痛明显好转，每夜睡眠可达5小时以上，乱梦亦平，上方去磁朱丸再服两周，失眠告愈，肌肤甲错、汗斑亦见消退。(《中国百年百名中医临床丛书·颜德馨》)

[直接病因] 情志不畅，气滞血瘀。

[病机特点] 本病的病位在肝。病性属实。若瘀血羁留日久，全身气血运行不畅，肢体官窍得不到濡养，则易导致心神失养，不得安宁，神识昏蒙。

[证候分析] 本案为气滞血瘀证。头晕且痛，乃因肝郁日久，导致气血运行不畅，不通则痛。面色黧黑，胸背部汗斑累累，下肢肌肤甲错，是气血运行不畅，不能濡养肌肤所致。舌紫脉弦均是气滞血瘀的表现。

[治则治法] 疏肝行气解郁，活血化瘀。

[处方用药] 柴胡9g，生地黄15g，赤芍15g，当归9g，川芎15g，红花9g，桃仁9g，枳壳5g，桔梗5g，牛膝5g，磁朱丸9g（包），生甘草3g。

[临证特色] 此方以疏肝活血化瘀为主。方用柴胡以疏肝解郁，枳壳以调畅气机，佐以桔梗引药上行，外加桃红四物汤与牛膝活血化瘀，再加磁朱丸镇静安神，帮助睡眠。

[按语]

颜德馨（1920—2017），全国著名老中医，1920年出生于江苏省丹阳市的中医世家，幼承家学。1939 年夏，颜德馨毕业于上海中国医学院，悬壶后屡起沉疴，不坠家声。历任中华中医学会理事、国家中医药管理局科技进步奖评审会委员，上海中医药大学客座教授、成都中医药大学名誉教授、上海师范大学及长春中医药大学特聘教授。

颜德馨教授长期从事疑难病证的研究，学术上推崇气血学说，诊治疑难病证他以"气为百病之长""血为百病之胎"为纲，根据疑难病证的缠绵难愈、证候复杂等特点，倡立"久病必有瘀，怪病必有瘀"的理论，并提出"疏其血气，令其条达而致和平"是治疗疑难病证的主要治则，倡导"衡法"观点，为诊治疑难病证建立了一套理论和治疗方法。颜教授善于总结经验，勤于创作，已出版《餐芝轩医集》《活血化瘀疗法临床实践》《医方囊秘》《气血与长寿》《中国历代中医抗衰老秘要》《颜德馨医艺荟萃》《颜德馨诊治疑难病秘笈》等著作，并著有《衰老合瘀血》一书已译成英文在全世界发行。

颜德馨教授所指的"衡法"，是通过治气疗血来疏通脏腑血气，使血液畅通，气机升降有度，从而祛除各种致病因子。王清任谓："周身之气通而不滞，血活而不痛，气通血活，何患不除。"清代程国彭《医学心悟》曾提出汗、吐、下、和、温、清、消、补八种治疗法则的理论，在当时，对继承和总结中医治则起到了推动作用，但沿习迄今，中医治疗学已大有进展，"八法"已不能包括中医所有的治法。血液循经而行，环流不息，濡养全身，若因各种原因（气、寒、热、出血、外伤、久病、生活失宜等）而出现血行不畅，或血液瘀滞，或血不循经而外溢，均可形成血瘀。瘀阻脉道内外，既影响血液正常流行，又干扰气机升降出入，以致机体阴阳气血失衡，疾病丛生。衡法调整阴阳，平衡气血，改善内环境，扶正祛邪，不是"消法"，也不是"攻法"，又有异于"补法"，所以称其为"衡法"。所谓衡者，《礼记·曲礼下》谓"大夫衡视"，犹言平。《荀子·礼论》谓："衡诚悬矣"，系指秤杆。可见衡有平衡和权衡之义，能较全面地反映其疏通气血、平衡阴阳的作用。衡法以活血化瘀、行气益气等药味为主，畅利气机，净化血液，具有扶正祛邪、固本清源的作用，适合于阴、阳、表、里、虚、实、寒、热等各种病证。且衡法以"气为百病之长，血为百病之胎"为纲辨治各种病证，或从气治，或从血治，或气血双治，处方用药多从"通"字着眼，以调气血而安脏腑为治疗原则。若病邪阻遏气血属实证者，则用疏通法，若因脏腑虚弱致使气血不通者，则用通补法，通过调畅气血，以达到"疏其血气，令其条达而致和平"的治疗目的。

参考文献 ▷▷▷▷

［1］黄自元.中国医学与《周易》原理—医易概论［M］.北京：中国医药科技出版社，1989.

［2］孙广仁.中医基础理论［M］.北京：中国中医药出版社，2007.

［3］郭霞珍，王键，周安方，等.中医基础理论［M］.上海：上海科学技术出版社，2006.

［4］陶汉华.中医病因病机学［M］.北京：中国医药科技出版社，2002.

［5］赵存娥，李明奎.中医病因病机学［M］.北京：科学出版社，2000.

［6］周仲瑛，周学平.中医病机辨证学［M］.北京：中国中医药出版社，2015.

［7］王新华.中医基础理论［M］.北京：人民卫生出版社，2001.

［8］宋鹭冰.中医病因病机学［M］.北京：人民卫生出版社，1987.

［9］吴敦序，沈庆法.中医病因病机学［M］.上海：上海中医学院出版社，1987.

［10］陈潮祖.中医病机治法学［M］.成都：四川科学技术出版社，2010.

［11］方药中.辨证论治研究七讲［M］.北京：人民卫生出版社，2007.

［12］成肇智，李咸荣.中医病机论从基础到临床［M］.北京：中国医药科技出版社，1997.

［13］梁华龙.中医辨证学［M］.北京：人民军医出版社，2009.

［14］张登本.中医辨证2.0讲［M］.西安：西安交通大学出版社，2010.

［15］廖世煌.《金匮要略》的辨证方法与临床应用［M］.北京：人民卫生出版社，2006.

［16］孙其新.谦斋辨证论治学［M］.北京：人民军医出版社，2015.

［17］刘时觉.解读中医理论关键问题十讲［M］.北京：中国中医药出版社，2006.

［18］吴勉华，周学平.周仲瑛临床经验精粹［M］.北京：科学出版社，2015.

［19］陈潮祖.中医病机治法学［M］.成都：四川科学技术出版社，2010.

［20］胡冬裴.中医病因病机学［M］.北京：中国协和医科大学出版社，2004.

［21］吴敦序.中医病因病机学［M］.上海：上海中医学院出版社，1987.

［22］郭霞珍.中医基础理论［M］.上海：上海科学技术出版社，2006.

［23］张璐述.本经逢原［M］.上海：上海科学技术出版社，1959.

［24］张伯臾.中医内科学［M］.上海：上海科学技术出版，1990.

［25］周仲瑛.中医内科学［M］.北京：中国中医药出版社，2012.